貓頭鷹書房

有些書套著嚴肅的學術外衣，但內容平易近人，非常好讀；有些書討論近乎冷僻的主題，其實意蘊深遠，充滿閱讀的樂趣；還有些書大家時時掛在嘴邊，但我們卻從未看過……

如果沒有人推薦、提醒、出版，這些散發著智慧光芒的傑作，就會在我們的生命中錯失——因此我們有了**貓頭鷹書房**，作為這些書安身立命的家，也作為我們智性活動的主題樂園。

貓頭鷹書房——智者在此垂釣

內容簡介

每當我們談起世界史，主角總是圍繞在歐洲；一旦談起我們這本書所研究的美洲，卻也往往把它依附在一四九二年哥倫布登陸巴哈馬後歐洲軍事、政治、財富等歷史事件之下。直到本書作者克羅斯比在一九七二年揭開深深影響歐美以及現代世界的關鍵力量後，這段消失五百年的歷史才又重回人類史冊，人類也才意識到，植物、牲畜乃至細菌，才是新舊二個世界交戰的真正火力，而且它們的後果絕不只是一些美洲國家的誕生，更是全球生活文化、飲食風俗的大轉變。對於這段可說是史上最重大的一次「全球化」歷史事件，本書作者克羅斯比切入的角度與其他歷史學家不同，也開啟了史學、人類學和生態史的新領域，將過去人類所忽視的史實重新拉回歷史。

貓頭鷹書房 415

哥倫布大交換

1492 年以後的生物影響和文化衝擊

（三十週年紀念修訂版）

The Columbian Exchange

biological and cultural consequences of 1492

(30th Anniversary Edition)

克羅斯比◎著

鄭明萱◎譯

貓頭鷹

貓頭鷹書房 415

哥倫布大交換：1492 年以後的生物影響和文化衝擊（三十週年紀念修訂版）

作　　者　克羅斯比（Alfred W. Crosby）
譯　　者　鄭明萱
責任編輯　王正緯
協力編輯　劉偉嘉、謝孟蓉
校　　對　魏秋綢
版面構成　張靜怡
封面設計　児日

行銷業務　鄭詠文、陳昱甄
總 編 輯　謝宜英
出 版 者　貓頭鷹出版

發 行 人　涂玉雲
發　　行　英屬蓋曼群島商家庭傳媒股份有限公司城邦分公司
104 台北市中山區民生東路二段 141 號 11 樓
畫撥帳號：19863813；戶名：書虫股份有限公司
城邦讀書花園：www.cite.com.tw　購書服務信箱：service@readingclub.com.tw
購書服務專線：02-2500-7718~9（週一至週五 09:30-12:30；13:30-18:00）
24 小時傳真專線：02-2500-1990~1
香港發行所　城邦（香港）出版集團／電話：852-2508-6231 ／傳真：852-2578-9337
馬新發行所　城邦（馬新）出版集團／電話：603-9056-3833 ／傳真：603-9057-6622
印 製 廠　中原造像股份有限公司
初　　版　2008 年 10 月
二　　版　2015 年 8 月
三　　版　2019 年 3 月／二刷 2024 年 2 月
定　　價　新台幣 480 元／港幣 160 元
I S B N　978-986-262-372-5

讀者意見信箱　owl@cph.com.tw
投稿信箱　owl.book@gmail.com
貓頭鷹知識網　www.owls.tw
貓頭鷹臉書　facebook.com/owlpublishing

【大量採購，請洽專線】(02) 2500-1919

城邦讀書花園
www.cite.com.tw

國家圖書館出版品預行編目資料

哥倫布大交換：1492 年以後的生物影響和文化衝擊 / 克羅斯比 (Alfred W. Crosby) 著 ; 鄭明萱譯 . -- 三版 . -- 臺北市 : 貓頭鷹出版 : 家庭傳媒城邦分公司發行, 2019.03
面； 公分 . -- (貓頭鷹書房 ; 415)
譯自：The Columbian exchange : biological and cultural consequences of 1492, 30th anniversary ed.
ISBN 978-986-262-372-5 (平裝)

1. 醫藥地理學 2. 環境病理學 3. 生物地理學 4. 印地安族

412.8　107022286

本書採用品質穩定的紙張與無毒環保油墨印刷，以利讀者閱讀與典藏。

■推薦序

從環境史重新解讀全球化

台大歷史系助理教授 陳慧宏

在歐洲史的觀念中，十五世紀是「世界史」的開端，歐洲是到了十五世紀才廣泛接觸其他世界。對當時的歐洲人來說，最驚人的事蹟當然不外乎發現「美洲新大陸」。第一位踏上美洲土地的哥倫布則被認為是歐洲認識美洲的指標性開創者，「哥倫布發現新大陸」，已是十五世紀歐洲的最重大歷史事件之一，而且十六世紀以來，歐洲人甚至讚揚其為「世界誕生以來最偉大的事件」。

傳統歷史陳述中對哥倫布偉大事蹟的讚揚，源自於歐洲十六世紀舊學術體系對海外探險的英雄式贊同。這其中對異地的想像，深受基督宗教的世界觀，和開發非基督宗教地區的使徒精神之影響。誠然，若僅止於哥倫布的開拓性和「發現」意義的強調，免不了有種歐洲中心思維之嫌。二十世紀下半葉西方學界著力於批評歐洲中心觀，並試圖脫離基督宗教的一元概念，歐洲與美洲早已不只存在著舊世界發現新世界的單向認知。舊和新兩個世界到底如何接觸，接觸後又發生了什麼事，這些問題愈來愈成為學界關注的核心。隨著西方歷史學愈來愈偏向非主流思潮，和聆聽第三世界的聲音，哥倫布英雄般的開拓者形象，已成了一道可質疑的問題。因「發現」美洲而帶來全球文化和地區之交流，十五世紀後的歐洲史研究更需要各地區之間的視野比較，歐洲史家因此有更多的空間檢討傳統論述的侷限。本書作者克羅斯比為權威環境和生態史學者，這本完成於一九七二年的經典著作《哥倫布大交換》，二〇〇三年修訂再版，顯示「哥倫布大交換」的概念在這三十年間有相當重要的回響。

本書關心的是一四九二年後，哥倫布首次登上美洲而開啟新舊世界生命形態的交流，以及這種交流所產生生態上決定性的影響。從哥倫布的時代出發，主軸雖是歐、美兩洲，但亞、非兩洲的相關討論也無法避免，因為在此之後全球經濟體系已漸漸成形，現代意義的世界交往體系也出現了。此三十周年版收有歷史學家麥克尼爾的序言，其中即指出，克羅斯比提出的「哥倫布大交換」即是一種「生物學的交換」，這個概念提供歷史學家一種新視野、新範例，以檢視世界其他地區的生態交往，比如亞洲內部各地或歐、亞兩洲之間。所以本書提供洲際或國際間環境生態交往互動的討論，對世界史、跨文化，或世界性社群研究有興趣的讀者而言，是相當具有閱讀趣味且發人深思的。

「生物學的交換」，其中當然包含了人類和動植物等。不過作者在初版序言中特別強調，人類的生命體無法遠離食物及衣物等而存在，因此，想要了解「人」，最重要的即是視其為一生物性的實體，這個實體會和其他的生命有機體互為影響。這種以生態和環境切入的觀察角度，與傳統歷史學從「人」，以及和人相關的種種機制來看歷史，是一種相當不同的新嘗試，也因此得到了和傳統史學完全不同的結論。作者指出，十六世紀的史料清楚說明，因哥倫布的航行所帶來的「最重要」改變，在本質上是屬於生物性的，並不在於政治或社會等層面。因此，歐洲人因歐美航路的開始而將天花帶入美洲，造成美洲人口急速的下降，該人口因此致命衝擊，是歐洲人能在幾場對決中輕易致勝的主因。這個結論，與傳統說法中，因西班牙入侵者的暴行而造成的高死亡率，是完全不同的。再者，克羅斯比的研究顯示，一四九二年以來三百多年世界人口的成長，與美洲原生的食物，像馬鈴薯和玉蜀黍，進入世界人口的日常生活飲食有絕對關係。以上天花和食物的實例，說明了生態與環境演變角度的歷史研究，所展現的長遠之時間結構和跨洲的世界史視野。如果人類生命體需要依賴動植物而存，那人類社會中動植物轉換成任何人類所依存的物質性，就有相當重要的意義。此書的研究及寫作，雖然出於七十年代，但其結論所顯示的重要性卻能與近數十年的歷史研究取徑呼應，以動植物的物質性之重要來說，就和物質文化的研究有相當的謀合處；天花或梅毒所顯示的生命體交流的複雜度，是一種多層次的「交換」概念，也和近年來文化研究所關注文化接觸的複雜性相契合。

克羅斯比的結論相當有撼動力：「哥倫布大交換」時至今日都還持續著，它破壞了新大陸原有的生態穩定性，而新世界的人口也持續受到舊世界病菌的侵襲。唯一正面的意義，也許只有一四九二年後人口及食物生產的穩定成長。作者認為「哥倫布大交換」所引發的種種生態及環境上的改變，從自然演化的角度看來，即是一種暴力。人類在這個新舊世界的交往中，為了當下的需求及便利而移植或運輸了動植物，是以人的力量試圖改變自然，所造成的生態破壞，即是「劫掠了未來」。

克羅斯比這種先進的言論，在環境史才剛萌芽的一九七〇年代遭遇到相當多的反對意見。然而在二十一世紀的今天，人與自然的關係重新獲得了重視，克羅斯比的角度因此能在當今世界獲得正面的回響。其也代表了生命史，可以是相對於人類文明和文化史的一門潛力學科。這也相當呈現出歷史學研究的廣度，和對人類社會發展省思的高度價值。

知識菁英一致好評推薦《哥倫布大交換》

王文霞
成大歷史系教授

王琄嬋
輔仁大學生命科學系副教授

周雪舫
輔仁大學歷史學系教授

周惠民
政治大學歷史學系教授

林美香
政治大學歷史學系教授

邵廣昭
中研院生物多樣性兼任研究員

侯平君
成大生科系教授

宣大衛
前東華大學生命科學系教授

秦曼儀
台灣大學歷史系副教授

翁玲玲
佛光大學文化資產與創意學系副教授

莊英章
前交通大學客家文化學院院長

彭鏡毅
（故）中研院生物多樣性博物館館長

程建中
前高雄醫學大學生物學系副教授

程樹德
前陽明大學微生物及免疫學研究所副教授

楊照
資深媒體人

楊倍昌
成功大學微生物及免疫學研究所教授

楊肅獻
台灣大學歷史學系教授兼系主任

（以上依姓名筆畫排列）

編輯弁言

本書括號內以楷體呈現之內容，皆為譯者注。本書翻譯過程承蒙吳繼文先生、台大園藝系林宗賢教授的協助，針對譯文裡某些名詞，給予翻譯上的指教，謹此致謝。

哥倫布大交換：1492年以後的生物影響和文化衝擊

目次

■三十周年新版前言

以生態觀點重新解讀歷史

美國名史學家　麥克尼爾

美洲博物學家、評論家，以及現代環境主義之父李奧波德，在他一九四九年出版的《沙郡年記》中呼籲，應該以生態觀點重新寫作歷史。一整代史家都未理會他的呼聲。然後在一九六〇年代的社會騷動與混亂之中，本書作者克羅斯比來了，通過他自己另一條路，也抵達了與李奧波德相同的結論。可是接下來他更進一步，真的動筆寫了這樣一本著作，嚴肅看待生態在人類事物上扮演的重要角色。就是你現在手上拿的這本書。

李奧波德一定會很感欣慰；克羅斯比那些專業同行則不見得。《哥倫布大交換》一書，一直找不到出版社願意出版，直到一九七二年才終有綠林出版社接手。學術刊物上的書評反應，從嚴厲苛評到客氣禮貌均有，許多甚至不屑一顧懶得評論。克羅斯比任教大學的同事則抱持懷疑態度，不能確定這種寫法真能算是歷史。這本書卻不肯就此消失。它的文字清晰簡潔，它的主題似乎愈來愈形重要，因此它不斷在全美許多大學書單上出現。而且還譯成西班牙文與義大利文。

我自己與這本書初相逢，是一九八二年一個雨天。在我暫用的某間研究室裡，隨手從齊肩高的架上取下它來。然後一口氣就讀完，連晚餐也全忘了。任何許久之前所讀的書，我都很少能精確憶起當時的情境因由，只有《哥倫布大交換》是例外，連那時心中激起的興奮刺激，都一起深深刻蝕在腦海裡。從那一刻開始，歷史對我而言，就再也不大一樣了。或許，當時的我特別容易接納此書，因為已在大英國協的憲法史堆內，埋頭苦幹了好多好多個月了。

許多人都在克羅斯比這本書中發現了新視野，用以觀看美洲、拉丁美洲、歐洲、非洲，以及整個世界歷史。它也成為建立環境史領域根基的文本之一，這項新學門於一九七〇年代在美國開始興起。主流史家也漸漸注意此書，及至一九九〇年代，「哥倫布大交換」的觀念，已開始進入好幾本美洲與世界史教科書內。

「哥倫布大交換」一詞本身，也如同它的同名書表現極佳。歷史家並不是常常能有這種機會，可以新鑄出一個簡單新詞，成為涵蓋某些複雜現象的標準用語。可是今日美國幾乎所有專業史家，以及海內外許多學者，都聽過「哥倫布大交換」一詞。許多甚至能做出相當正確的概述，解釋克羅斯比此詞用意——即使未曾讀過此書。克羅斯比提出的這些概念，三十年前飽受史學界漠視、出版界忽略，甚至某些評論界敵意對待，如今卻成為近代史標準論述的重要一環。

克羅斯比的理論，當然也是建立在前輩學人的研究成果之上。他並未親入檔案庫藏搜索，未在故紙堆中挖出有關痲疹、綿羊、牧草的文獻。地理學家對農作的傳播分布有興趣。人類學者及少數歷史學者，則想弄清楚一四九二年後發生在美洲的多起疫疾與人口大災難的現象。讀者可以在克羅斯比書中注腳尋見這類著作。可是在克羅斯比之前，卻沒有任何人把這些不同面向結合起來，也沒有任何人把這些主題寫得如此風趣生動。[1]

因此對史學界來說，克羅斯比構架出了一個新的主題。他在一九八六年的著作《生態帝國主義》中繼續追探生態因素議題，焦點轉向世界其餘地區，包括澳大利亞、紐西蘭兩地；並主張過去幾世紀來，歐洲人之所以能夠獨霸世上大部區域，就是因為背後有這種有系統而不對稱的生物交換衝擊相助。其他學者也進一步豐富他的理論，指出哥倫布大交換中的某些西非元素，比方一六九〇年後鞏固了卡羅萊納低地大栽植場型經濟的稻米，即可能來自非洲。[2]

克羅斯比在本書中對非洲著墨不多，並非沒有理由。回到一九六〇年代，有關非洲的史觀史論方才正在成形，因此他需要的那類資訊，當時並不似後來那麼容易取得。他雖然探討了美洲作物對現代非洲的重要性；可是在舊世界對美洲提供的生命貢獻上，非洲的作物、疾病、人民，其實也同樣舉足輕重——在某些地區甚至占有支配地位。別忘了，一八八〇年之前跨越大西洋來到美洲的人，絕大多數是非洲人。一八二〇年之前每五名橫渡大西洋的移居者，就有四名來自非洲。雖然他們是繫著鎖鍊而來，他們的某些動植物也跟著他們來了：包括非洲的稻米、秋葵、山藥、黑眼豇豆、小米、高粱、芝麻，以及那些引發黃熱病與瘧疾的病原。咖啡也來自非洲，雖然不是搭奴隸船而來。此外，非洲人也帶著他們極有效的稻作技術，以及他們不怎麼有效的黃熱與瘧疾療法來到美洲。

克羅斯比提出的哥倫布大交換概念，價值不在其完整全面，卻在他建立了一種新的視角、新的模式，用以了解生態與社會事件。的確，只要稍用一點想像力，就可以發現克羅斯比楬櫫的那類交換幾乎無處不在，卻遮蔽在時間迷霧之中，永遠無法像克羅斯比為哥倫布大交換提供的細節那般，詳細為人了解。早在哥倫布之前，印度洋上的水手就知道順著季風航行，在東非與印度之間往來。他們載著作物、蟲害、雜草，疾病，來回返復兩地，也帶著高粱、珍珠粟、龍爪稷來到印度。順著季節風而去的其他類似交換，也在東南亞群島與中國之間發生。某種早熟型的稻品種：占城稻（占城即今日越南），令中國糧產自十三世紀起變得豐足甚多，也為宋明兩朝的國力與繁榮作了保證。亦如克羅斯比在《生態帝國主義》書中指出，另一場時間上離現在較近，但是規模同樣浩大，卻相當單方面的生物交換，也在另一處新舊世界之間發生：一方是太平洋上諸島與澳大利亞，另一方是歐亞大陸。也就是十八世紀後期，隨著英國庫克船長在太平洋上的多次航行之後，前此各自存在的生態系統從此結合，後果之戲劇驚人，直可與哥倫布大交換齊驅。雖然這些兩極相逢事例，並沒有馬鈴薯或玉米等級的禮物送給世界（它們最成功的生物出口，大概要數桉樹屬植物），可是對澳大利亞、紐西蘭，或大溪地等地的居民與生態系統來說，這個或可稱之為「庫克大交換」的事件，絕對震撼衝擊到了極點。

與哥倫布大交換平行發生的事例，也在陸上出現。西元前一百年，商旅車隊首度確立中國與地中海世界之間的商業交換。種籽、胚芽，搭著顛簸之旅而去。櫻桃，或許連同天花、痲疹，來到了羅馬世界；中國則換得了葡萄、苜蓿、驢子、駱駝，或許其中也包括了天花、痲疹。

當駱鈴叮噹，商隊穿越撒哈拉沙漠來往於馬格里伯（摩洛哥、阿爾及利亞、突尼西亞）與西非之間，類似的事情也必然同樣發生。西元五百年之前，也有過一位非洲的哥倫布，他的名字我們永遠無法知曉，為定期的交通來往正式揭幕。於是馬兒來到西非，造成的革命性政治後遺症，與馬兒在北美印地安大平原上帶來的衝擊效應若合符節，雖然在西非養馬的難度令情況稍有不同。儘管如此，馬的軍事用途，尤其是用來對付那些無馬之族，也幫忙重組了西非的政治版圖，遂有迦納、馬利、桑海等大帝國於焉興起。

跨撒哈拉沙漠行走的商隊，也在西非與地中海世界之間交換病原。一四九〇年代梅毒爆發，或許係自美洲輸入，但也代表西非雅司病某種突變。反向而去，歐亞大陸某些人類群體型與動物群體型疾病，或也藏在駱駝客身體組織內進入西非。老鼠、跳蚤，可能也是以這種方式穿越了撒哈拉，於十四世紀疫疾大流行時期，將淋巴腺腫鼠疫帶到了沙漠南方半乾旱區域薩赫耳。

種種生物大交換事件，如果確如上述所形容般曾經發生，它們對歐亞大陸與非洲歷史的塑造影響，必如哥倫布大交換一般確定。雖然衝擊規模或許較小，而且，至少在目前如此，記錄的資料文獻也不及克羅斯比聚光凸顯的完備。但是或許，有一天，它們也終將找到它們的克羅斯比，為它們寫下專書，不但令李奧波德在天之靈欣慰，也會在一個潮濕午後，改變某個人的歷史視界。

■三十周年新版作者序

自大陸冰河融化以來人類的全本演義

作品一旦問世，我從來都不再看自己寫的書，因為出版就如零下凍結，所有不精確、不正確、不到位處，都立時變為固定，成了永遠不去、難以碰觸的痛。但是這一回，為了寫這篇新序，我把《哥倫布大交換》從架上拿下來，還真的重新看了一遍。缺失？毛病？噢是的，我會跟大家詳細、坦白地討論幾項。可是，它仍然是本好書；這方面我也會談上一些。

首先，是道歉。三十年前，我用「man」（男人）這個字意指現代智人所有成員。當時大多數人也都如此用法；但這事那時候蠢，現在也同樣笨。而且，我竟然還用「種族」（race）這個字眼，好像自己真知道它是什麼意思。我又說，馬雅人是所有原住民族中，最「敏感」的一族；卻完全沒意識到這種口氣有多麼高高在上、教人領情的味道。難道，我是在暗示大征服者科爾蒂斯，當時可能曾邀馬雅人來喝上幾杯雞尾酒，但鐵定沒請過阿茲特克族嗎？（此版本沒有相關段落）

如此這般，還有許多。我請各位讀者自己斟酌，從我的書頁之中，挑選出昨日壓扁的塑膠黃花。

當然，我也犯了一些明明白白的錯誤，有些還真的錯得挺不錯呢。比方先前從未感染過天花的人口，一旦流行爆發，「並非」一律都會導致高達百分之三十的死亡率；只有最嚴重的疫疾如此。而安地列斯群島的居民，也未在十六世紀中期之際即已全數滅絕；只有「大」安地列斯群島如此，小安地列斯群島則有加勒比族繼續堅持不去。小麥的老祖宗，也不似玉米的老祖宗那般，產效遠遜於人為培育改良的徒子徒孫。野生小麥雖然難以收割，但同樣豐饒多產。西南亞民族之所以能夠領先其餘人類，率先在農事、城市化上有所表現，或許這正是其中一項原因。

我最大的錯誤，則是當時大家普遍都很無知的一項；我還真喜歡這個錯呢。我在第六章宣稱，而且是出於權威姿態：五億年之間，沒有發生過任何極端、永遠、影響及於全球的重大自然改變事件。但自《哥倫布大交換》出版之後，地質學家、古生物學家已經積累證據顯示，大約在六千五百萬年前左右，曾有過一顆小行星之類的東西撞擊地球，一舉滅絕了恐龍，為哺乳類開路清場，同時也使我成了個大大笑柄。

表現最欠佳、最無法抵擋過去三十年風雨的一章（雖然也未被完全替代作廢），則是第四章關於梅毒的重新評估。當年我寫這章的時候，有關此病的地理原鄉還是個大謎，其實今天也仍然未解——不管報上怎麼宣稱，而且至少每五年就表示有最新發現。一四九二年之前，梅毒即已在新世界存在嗎？在那裡，變形、留疤的骨骸還真不少，似乎顯示它老兄確曾光顧。可是這個「它」，是指性病型梅毒嗎，還是非性病梅毒中的一種？或者無論這種那型，它們根本都只是同一個傢伙的不同表現？

「它」，一四九二年之前也已在舊世界出現了嗎？舊世界裡，也有一些哥倫布年代之前的骸骨，類似那些被冠上梅毒病狀的新世界夥伴，可是為數極少。當然，數字雖小，並不能證明它們的倒楣原主就「沒有」梅毒；可是如果他們真有梅毒，這病的性質也一定異於十六世紀歐洲爆發的性病疱症，起碼傳染力較低。否則，若不是這個情況，那麼一四九二年之前的舊世界眾人，就一定幾達百分之一百的守身如玉，或完全地單一交配。如此人事，真屬難能可貴值得讚佩，也因此不太可能。

就我所知，及至目前為止，以實際證據顯示確有梅毒螺旋體在其組織內存在的最老一具古屍，是那不勒斯貴族女子亞拉岡的瑪麗亞。她死於一五六八年，離哥倫布出航年代已經很久，因此她的組織所能透露給我們的訊息，也不過就是在她生時，歐洲正流行此病；而此事我們本來就已經確知[1]。可惜密螺旋體留下的痕跡，隨時間會慢慢褪去，所以即使有哥倫布之前的任何遺骨可用，上面的印記恐怕也淡微到不行，很難藉目前科技進行調查。

我們不知道性病型梅毒到底始於何處。它可能來自此處、彼處，也可能既來自此處、也來自於彼處；而且原本溫和的眾螺旋體株，在一四九二年會合，跨越了大西洋，致命性於是出現三級跳。又或許，此疫毒性在一五〇〇年左右的突然劇增，與哥倫布完全扯不上關係，根本就只是巧合而已。這種說法也不無可能。

反正，我當初不該這麼尊崇梅毒，竟給它獨家一整章的地位，簡直就當成了阿茲塔克皇帝蒙特祖瑪的復仇記。誠然，梅毒在舊世界首次登場亮相，氣勢實在壯觀；而且，一如所有性愛之事，也令人神魂震懾。但總不至於像十四紀世紀那場黑死病，或十六世紀天花疫情，一舉創造、改變了時勢、歷史吧。我之所以把它奉為要角，是因為看到這麼多疾病跨海西去，卻不見任何東來回敬，老覺得哪裡不太對勁。我就像過去好幾代地理學家一般，他們在庫克船長證明其實不然之前，一直堅信在極遠、極遠的南方，必定對稱著某塊大陸，一個稱做澳大利斯的未知之地，巨大到可以平衡歐亞、非、美三大陸所有加起來的面積。第四章，便是本人針對流行疫疾，所做的某種地理對稱式平衡嘗試。結果，那些地理學家錯了，我也錯了。新舊世界之間的疾病交換，幾乎根本不成對稱。而過去五百年間，也鮮有其他任何因素，對歷史有過如此重大的影響力。

所以，對於這個法國佬的痘病，我當初應該只是略微致意。反之，卻該以一整章的篇幅，而非僅區區數頁而已，研究後哥倫布時代的大規模奴工栽植場；尤其是東南亞蔗糖與美洲菸草農園現象。歐洲人嗜甜之習（或許「糖癮」一詞更為恰當），竟成動機誘因，促使數百萬非洲人被強運過大西洋為奴。而菸草殺人之數，比梅毒更眾，才真是蒙特祖瑪的大復仇呢。

到此，自貶自謙得差不多了，用意再高尚也可以停了。讓我們轉而看看這本書值得一閱之處。本書的價值正在所談的對象，巨大到我們經常忽略了它的存在——正如我們往往未意識到自己時刻呼吸的空氣一般。本書內容，即是自大陸冰河融化以來，我們這個物種的全本演義。這整個故事是在述說：各個生態系統與其相關社會，在升高的海平面阻隔之下，各自發展的分異演化；以及當它們乍然相逢，對彼此造成的激烈影響。而且這些影響如此浩大，甚至無法用我們慣常的智識分類：考古學、歷史學、植物學、醫藥學、人口學等等，單獨圈限涵蓋。

三十年前，我實在太過天真，以為自己可以在所有這些領域之中涵泳效力。但是初生之犢的瀾漫，如果堅持不懈，卻可以導引你穿過株株單樹，走到某些極具意趣的群林。它便是這般帶領了我。

若沒有一九六〇年代的動盪混亂，我懷疑自己會出發進行這場遠足（這場所謂「六〇」年代的混亂，其實一直延續到「七〇」年代初期的水門事件為止，公然反抗十進位年代系統的限制）。當時的我，已在刻板僵直的一九五〇年代修得美國史博士學位。給予我學術訓練的（毫無例外都是男的）人，多數是二次世界大戰的老兵；對於自己曾經奮戰衛護的社會基本良善，他們鮮少有過懷疑。對這些人來說，美國史就是政治史，其他都是其次；美國史的定義與意義，就是四年一期總統的區塊，偶爾或間以戰爭火炬點綴，而且好人一定打贏。至於好人是誰，那可都是由長得頗像本人的人士組成。歷史呢，就是關於我這類人的故事（當然是美國人，或者福氣差一些，至少也是個歐洲人）。而且，總而言之言而總之，在過去，歷史是一頁頁進步之史的記錄，未來也將依然如是。

然後，就在我自己也步上講台之際，民權與黑權的奮鬥開始了。這些運動教導了我，使我明白原來那些長得不像我的人，過去一直被長得像我的人恐怖虐待。然後是越戰，又教導我看見世界並不只是北美與歐洲而已，長得像我的人也不見得總是打勝仗；有很大一些歷史、很多一些層面，竟然都遺失在我自己正在教導的歷史之外。

因此六〇年代「全球化」了我的心智，這可是早在「全球化」一詞進入新聞術語的二十五年之前。比方說，如果越共竟能成功對抗了美國武裝部隊，儘管後者船堅炮利有著一切科技上的優勢；又如果非洲人先前多少擊退了歐洲帝國主義的進逼，堅持好幾個世紀之後方才屈服；那麼為什麼，美洲印地安人，整體而言，卻這麼輕易就被征服了呢？難道科爾蒂斯只是重重吹了幾口氣，就把蒙特祖瑪的屋子吹倒了？或還是其實另有他因在發生作用？

六〇年代掀起的風潮，令某些人走上意識型態的論述，卻把我驅向了生物學。我一向就對生物方面感到興趣，雖然程度上只需翻翻「自然史」雜誌，或看看電視節目「新星」，就已經可以滿足了。然而正是這稍許興趣，在那個節骨眼上成了我的救星。因此，我鼓勵年輕的歷史學者，也應該有些與本行專業毫無關聯的愛好——語言學、建築、爵士樂等等。在你厭倦了同樣的老問題時，它們或能為你帶來可以提出的新問題。好問題，比好答案更難得呢。

於是我逃離意識型態式的歷史詮釋，轉回頭搜尋基本事實：生命、死亡。活就是活，死就是死，管它亞當·史密斯、卡爾·馬克斯、理查·尼克森、布里滋涅夫說些什麼名堂。到底是什麼事物，令人的壽命活到可以生殖繁衍，又是什麼東西，致令他們於死？或許，是食物與疾病？

提出這種大哉問，就好像把你相機裡的一般膠卷抽出，換成紅外線或紫外線底片。你開始看見以前從未看見的影像：大安地列斯島嶼的原住民現身了，然後又消失了。吃著玉米，而不是稻米的中國農民，隱隱在鏡頭中出現了。

大哉之問，當然，可能會引向過度簡化之答。或許我自己就犯過這個毛病：談到天花登陸美洲，以及第一次在此地傳播感染的經過，我就表示：獨獨根據這項事實本身，歐人當然會在美洲大獲全勝。的確，沒有免疫準備的人口，一旦爆發疫疾（通常稱之為疫疾處女地型的流行），常常會導致高死亡率。可是若無其他外力介入干擾，他們的人數久之自會慢慢恢復。

比方歐洲人口，即曾在十四世紀因黑死病失去三分之一，卻隨著時間重新恢復。但如果黑死病襲擊的同時，成吉思汗的蒙古牧族也湧到歐洲，故事就會很不一樣了。事情的發展，說不定如同美洲，在天花及其他疫疾蹂躪了先前從未見過它們的印地安人之後，歐人又接踵而至，如此這般的類似命運。

順便提一句，如果黑死病和蒙古人當年真的聯袂而來，我想，本人此刻也就不可能使用筆下正在用的這種印歐文字，來寫這篇序文了。

又如果，哥倫布當年真能從歐洲大陸的最西端，成功直抵這同一塊大陸的極東端——就好像兩端之間沒有美洲存在——那麼西班牙與歐洲，可能會因此更富，而鄂圖曼帝國則可能變得更窮一些。權力、科技，甚至連同宗教，都可能發生重大移轉變動。但縱使如此，後哥倫布年月的種種發展，可能只會比事實上已然發生的情況更甚。不過總而言之，哥倫布當年畢竟到不了亞洲——中間有一南一北兩塊大陸，充斥著完全意想不到的生物、文化，擋在他的路上——而隨著東西兩半球開始交換生命形式，總體、個體，宏級、微層，我們這個星球上的生命，也從此徹底並永遠地改變了。

■初版前言

人類和其環境長遠互動的史實

美國人類學家 **梅令**

克羅斯比教授，屬於一群優秀特異的社會歷史學家。他將自己特殊的學術才能，投入一門新的領域，重新檢視哥倫布發現新世界後，人類行事與其周遭環境之間長遠互動的紀錄。這門學問，我想可以稱之為「人類醫藥學」史觀史論，身為此學的倡導與闡述者，克羅斯比以洗鍊精粹的文筆，向我們介紹這條由生命與生命健康環境更替改變組成的多面向鏈。他的舊事新說，為人類鍥而不捨、就是要去探索自己與自己棲息地的那股欲望毅力——雖然不總是明智之舉，有時甚至做得太過——提供了一篇強有力的證言。

在此書中，讀者將啟程展開一場令人全神貫注的智識之旅，途中引人入勝，航過一四九二年以來所引發的文化、生物社會重大後果，包括事實與其詮釋。讀者將取得一個平衡觀點，審視種種範圍遍及全世界的新舊大陸交換，以及社會、政治的後遺症：形形色色的疾病、梅毒、各式主要傳染病如流行性感冒、天花、痲疹、肺炎。讀者也將針對種種因素之間的複雜關係連性，獲知了重要的歷史答案，包括疾病與人類在洲際間的移動、世界糧食供應的累積性轉型，以及有關世界人口成長某些值得注意的變化現象。

對於新舊世界之間農作品種、家禽牲畜的散布全球與相互交換，克羅斯比教授的刻畫精確仔細，值得稱道（前者如玉米、馬鈴薯、甘薯、豆類、樹薯。後者如稻米、小麥、大麥、燕麥、水果；牛、豬、綿羊、山羊、雞、馬）。我們也被他以下的主張說服：國家、區域、地方性農業經濟上出現的漸次重組改造，其實與當地食物供應上發生的歷史性衰減有所關連，也與世界糧食基本來源的品質、供應、產量息息相關。

在農作物品種、微生物機體的環球交換之下，人類、生態，都發生歷史性的重大改變；作者於此議題所做的細密推敲考量，應能引起嚴肅關注當前人類狀況的學者共鳴。他不疾不徐，描述了哥倫布大交換的歷史，最後更以一篇發人深省的文字，重新檢視一四九二年之後，時間上距今最近、長遠觀點上意義也可能最屬重大的人為「後遺症」：亦即一八〇〇年後波瀾壯闊的洲際移民潮現象。

世界性的人口移動，大規模地影響了我們的每日生活；我們卻只對動物的遷移知之甚詳，對它們這種行為的原因、意義、後果，比對人類的類似行為知道得多上許多。這豈不諷刺可笑？如果我們繼續這樣下去，如同現在一樣，茫然於其中的前因後果；那麼這些遷徙移動，在人與人之間未來路途上將會扮演何種角色，我們也必將懵懂愚昧。這方面的知識，我們實在欠缺；當前暫時的矯正之法，就只希望讀者能與我一起，共同來尋思克羅斯比教授提出的觀察：「地球上有兩個歐洲，一如也有兩個非洲：各分據大西洋的兩岸。」

■初版作者序

把人當做一個生物性實體的歷史考察

要了解任何事情，都不能脫離其所處的環境脈絡；人，也不例外。人是一個有生命的實體，而且依存於其他許多生命實體，才能取得食物果腹、衣裳蔽體，常常也包括遮風避雨的住處在內。同樣地，許多生命物也依存於人類，以取得同樣事物。人，先是一個生物性的實體，然後才是一位羅馬天主教徒、資本家，或其他任何身分。除此之外，人的歷史，也並非只從他首次開始做紀錄方才開始，更不只限於唯有智識份子學者階級才有興趣的存在面向。若要了解人，第一步，必須先把他視為一個生物性的實體進行考量；這個生命體，已在這個星球上生存了千千萬萬年，影響著同在此星球的其他同伴，同時也受它們影響。

一旦把人放在這個恰當的時空脈絡之下，我們就可以開始較有把握地——或至少抱著希望——去審視他的個別歷史面向或事件；也就是如此審視的結果，或將與背後的脈絡產生一種意義關係，而不只是把我們送進雜草叢生的眾多小徑，從這位古文物家的眺望亭台，再走向另一位古文物家的眺望亭台而已。

對於人類社群的政治技巧、人類經濟體的力量、人類文獻的意義，歷史學者若想要明智做出裁斷，首先必須知道：這些各個群體的成員，能以令自己存活、繁殖的成功表現為何。對於他們為達成這些任務所付出的努力，又如何受到所處環境的影響，歷史學者也必須有所認識。他應該向生態學家，而非集郵愛好者，尋找他的學術價值範本。

小時候，大人也許教你背誦過這首詩：

哥倫布出航藍海
時間在一千四百九十二年……

除去類此描述之外，我們中間卻很少有人，真正領會到那一年到底發生了什麼事。我們習得了更多的相關事實，讓我們為此大事件繪出了更多的精細畫面，以及那些很快便隨之而來的大征服者，他們種種的聳動成就。這些有趣的畫面，具有如此催眠效果，很多人永遠都未曾從這些表象的迷魅驚奇甦醒過來，前去尋找圖像背後的真正意義。

傳統，也局限了歷史學者，使他們發掘新舊世界重新接觸的意義之際，眼光受到蒙蔽。任何一位生態學者或地理學者，在略略瀏覽過十六世紀的原始基本資料之後，都會立刻看見一樁事實：那就是哥倫布航行帶來的改變，最重大的一項，乃是屬於生物式的改變。可是這明明可見的事實，甚至連經濟史家偶爾也會漏看。

闡明這項生物事實，正是本書的「存在理由」。本書篇幅不長，而且，也不虛張矯致

（希望如此）；不過我自己要先承認：各位歷史學家、地質學家、人類學家、動物學家、植物學家、人口學家，諸先進們，一定會把我視為他們各自專長領域的門外漢。我知道他們一定會有所批評，而我也部分同意他們的見解；但是在此同時，我也要如此答覆：雖然文藝復興的年月已遠，文藝復興式的綜合整理，卻依然亟需嘗試；將各行專家的發現整合起來，建立我們對這個星球上的生命的整體認識。

我要對美洲原住民表示歉意，因為書中一再使用「印地安人」（Indian 與「印度人」同字）這個模糊又欠準確的歧義詞。我知道哥倫布當年用這個字，實在是惡劣到極點的謬誤；也知道現在繼續沿用，沒有其他任何理由只除了慣性懶惰。然而，「亞美印地安人」（Amerindian）這個說法，更令我覺得偷工減料；而我預期的讀者當中，又很少有人在用「美洲原住民」（Native American）這個稱謂。因此，我只好繼續沿用那個確立已久卻混淆的舊名：印地安人。

我要感謝華盛頓州大學，為本書提供研究與寫作經費。我也一定要對「西班牙美洲歷史評論」與「美洲人類學家」表示謝意，容我使用當初初次刊登在這兩份刊物上的二、四兩章。吾妻芭芭拉對文體風格提出許多敏銳意見，感激不盡。最後，我尤其要感謝家人——芭芭拉、凱文、卡洛林——忍受聽我這麼多一閃一閃亮晶晶的小趣聞——有關玉米與天花的故事。

第一章 新舊大陸，對比分明

一四九二年十月十一日晚間，哥倫布站在聖瑪利亞號主艦上，覺得似乎看到大西洋遠處有微弱亮光。幾小時後，在同行輔翼艦品塔號前甲板上值夜守望的塔利安那，果然望見了陸地。次日早上，一隊人登岸；哥倫布，抵達了巴哈馬。一萬年以來，新、舊世界之間的聯繫，最多僅有過維京遠渡、漁船飄流，以及經由波里尼西亞可能發生過的神祕模糊接觸，終在一四九二年十月十二日這一天，兩大洲展開了密切結合，意義之重大，不下於曾經存在過的白令地峽[1]。

上帝散擲的兩塊大陸，於焉重逢，而兩處原本大異其趣的世界，也在那一天開始變為類似。這個邁向生物同質化的大趨勢，是自大陸冰河退卻以來，地球行星生物史上最重要的面向之一。

當時，這批歐洲人以為自己到達了亞洲外海——也就是從另一頭又重返了歐亞大陸——可是卻發現這些島上的動植物相，異常陌生奇特。哥倫布本人的紀錄便充滿下面這一類觀察：

不見綿羊，也不見山羊，更不見其他任何野獸，不過我才登岸不久，半天而已；可是如果真有任何這類動物，不該一隻也沒遇上才是……

這裡有狗，可是一聲都不吠。

這裡的樹木，和我們那裡完全不同，就像白晝、黑夜之別。水果、草葉、石頭，所有東西，統統都不一樣[2]。

島上的住民也令哥倫布覺得非常獨特。他發現這些「印度人」跟他之前見過的人類完全兩樣，甚至比非洲黑人還奇特。他們的頭髮「不捲，卻粗直如馬毛；整個前額與頭形都很寬闊，比我見過的任何人種都寬。」而當地的阿拉瓦克印地安人，對這些歐洲來客的印象也深刻至極——後者的船隻、衣著、火器、身形、眼珠、頭髮與膚色，無一事不奇特——甚至把這些西班牙人視作神人，聚攏過來「吻手吻腳，又驚又嘆，認定他們乃是從天而降……而且伸手觸摸，想看看他們是否和自己一樣，也是血肉之軀。」[3]

於是自一四九二年以來，兩大世界的生物形式差異，便一直令眾人這般驚異。但由於植物學家以外的人士多把注意力放在動物相上，以致東西兩半球的植物之差引發的興趣，往往不及動物之差。其實，前者之間的對比也相當醒目。誠然，美洲植物雖非絕無僅有——比方同屬北美、日本兩地原生的植物就有四百五十六種——其獨特性卻不容忽視，如仙人掌即完全源自北美。再看美國東北部與鄰近加拿大地區，雖說時至今日已與世界其餘各地有過幾百年的接觸，如今生長在美洲這一帶的植物物種，也依然只有百分之十八不是美洲原生種[4]。

哥倫布時代之前的美洲農業人，開發出了美洲食用植物，但是他們取材的野生植物，與舊世界農業人取材的野生植物極不相同。當年維吉尼亞的早期殖民就算再樂觀，也必須承認：此地的陌生植物遠比熟悉為多。而且愈往南入墨西哥甚至更遠，這類差異就愈發明顯。一五五〇年代，里約熱內盧曾有一處後遭棄守的法國殖民地，其中某位成員李約便發現自己只認識當地三種植物：馬齒莧、羅勒，以及某種蕨類，其他則全然陌生。因此引發了各式各樣棘手問題：比方沒有葡萄，歐洲人如何製酒，以紀念主設立的晚餐呢？是乾脆免了這道儀式，待得設法從歐洲取得葡萄酒後再行恢復；還是可以這麼假定：當初耶穌之所以用葡萄酒，只因它是巴勒斯坦尋常可見之物，因此我們紀念主在十字架上的犧牲，也不妨改用當地的印地安飲料？[5]

新舊世界性物相的差異，更令橫渡大西、太平兩洋來到美洲之人各個難忘。某些物種兩地皆有，尤其在北緯一帶。可是這種共相有時卻正凸顯出其中對比。比方中南美洲最大的四足獸是貘，東南亞雖然也有此物，卻決非當地最令人肅然起敬的動物。[6]哪像舊世界的大象，尊鼻不但用處多多，身軀更大上好幾倍。至於熱帶美洲的四腿食肉獸，模樣確比吃草的貘威風，可是新舊世界哺乳動物之奇異對比，於此又再度展現——美洲豹固非可以小覷之物，但是與舊世界的獅子、老虎比起來，就只是中型的小山貓了。

早期探險人士初探美洲，多限於酷熱地帶，往往驚異於自己所見哺乳類身量之小。真正

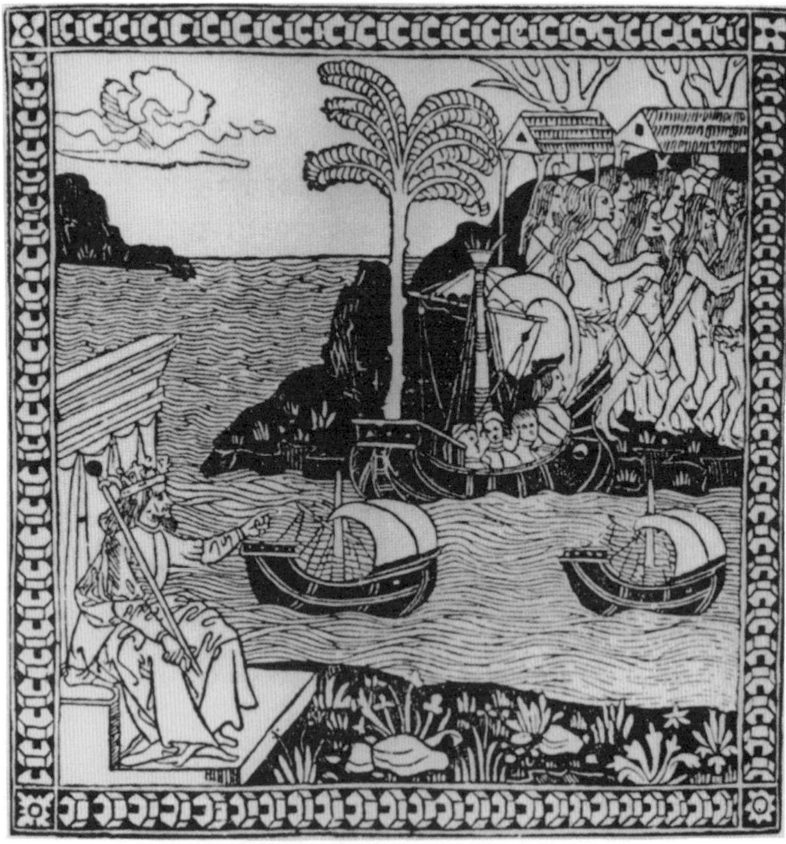

哥倫布登陸西印度，斐迪南國王望向大西洋彼岸。
（Courtesy Houghton Mifflin）

令他們大開眼界的則是蜥蜴、蛇、鳥、昆蟲。歐洲沒有大如美洲綠鬣蜥的蜥蜴，恐怕也沒有這般醜陋之物。這個鬣蜥，令義大利探險家亞美利哥（美利堅之名即源自其名）想到傳說中大飛蟒的故事，就只差沒有翅膀。亞美利哥一行人初見鬣蜥的反應，正如大自然設計的本意，就是要牠的敵人退避三舍，他寫道：「這些傢伙整個長相簡直怪異到不行，令我們以為有毒，不敢接近。」綠鬣蜥看似恐怖，實則無害，牠那些同居於叢林的左鄰右舍也不遑多讓，個個奇形怪狀，長相嚇人，而且常常比牠更加危險。河裡有會放電自衛的鰻魚，有魟魚和水虎魚。還有猴子，這倒不稀奇，可這些猴兒，竟會用尾巴吊著盪來盪去！此外，誰又曾看過模樣這麼古怪的鳥兒，那大喙犀鳥，全身根本就只是一張大鳥嘴！更別說安地斯山區的兀鷹，竟有這等龐然大物的陸地鳥，而且，還真的會飛嗎？再來，除了做噩夢，誰在真實生活裡見過飲血的蝙蝠，或長如森蚺巨蟒的蛇啊？[7]

歐洲人發現，比起南方，氣候溫和的北美真是好太多了，這裡的動物沒有那麼奇異陌生，但仍和老家很不一樣。河川魚類繁多，不論西班牙的厄貝羅河還是瓜達幾維河都遠遠不及。密西西比河裡有一種大魚，竟然還有鬍鬚，活像隻貓：「第三是牠的頭，整個蓋滿魚鰓，沿邊還長著如同鋒利尖鑽的脊刺。」還有一種蛇，尾巴帶著響板（響尾蛇，毫無疑問），若不幸被牠咬上一口，那就只剩下足供臨終懺悔的時間，其他什麼都來不及了。最奇怪的是，當大探險家可羅那多進發到大平原上，不見黃金，卻見到一種多如海中魚兒的巨型牛群（可能是美洲水牛或稱美洲野牛）。身量如一般公牛，有時更大，牛角短而粗厚，背如駝峰隆起，奔跑時尾巴像蝎子般直直翹起。西班牙的馬兒一見可嚇壞了，「因為這些牛的臉又窄又短，額頭從這眼到那眼有兩掌之寬，眼珠子在兩側突出，可以邊跑邊瞧見誰在追它。還像山羊一樣長著長長的鬍鬚，跑起來把頭向後甩，長鬚拖在地上。」[8]

從美洲回來的人，帶著各式神話怪獸故事歸來——比方有種墨西哥怪鳥，終其一生從不落地，甚至在空中產卵、孵蛋[9]——但其實美洲之奇，根本無需借助虛構想像。那裡的獨特動物種類之多，比任何憑空想像都更豐富。一八五〇年代英國地質學家斯科雷特根據他當時所知的鳥屬地理分布，推斷我們這個星球共可分為六大區域，每區各有一型獨特的鳥類分布：新世界內即包括兩

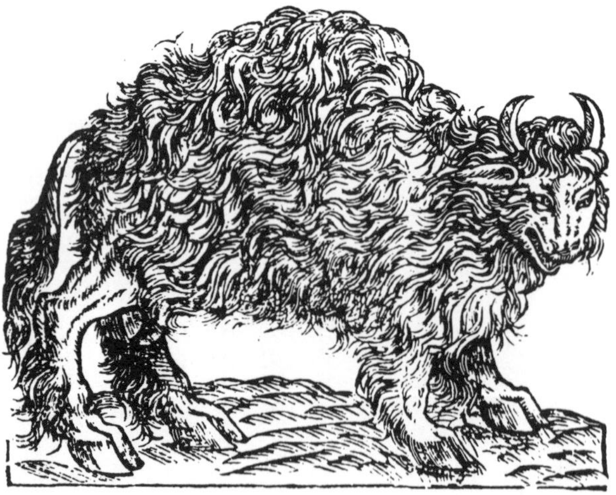

十六世紀所繪的美洲水牛圖：André Thevet 所繪，試圖根據曾在美洲親見此務人士的傳述，重塑其形貌。

區。二十年後，曾與達爾文同時提出現代演化理論的英國博物學家華萊士，看出斯科雷特依據鳥類所做的劃分法也可以用於動物。六大地理區域的動物因受海洋、山脈、沙漠、溫差之隔，無法混合摻雜，至少因此受限。這些區域的動物相並非絕對互異——比方熱帶美洲、亞洲俱都有貘；美洲豹、響尾蛇、蜂鳥，亦同屬南、北美兩地原生——可是，借用某位現代動物地理學家所言：「整體而言，同一動物相區域內不同地帶的動物，牠們之間的關聯，必高於牠們與其他動物相區域內動物的關聯。」舉個例子來說，比方儘管緬甸的伊洛瓦底江、非洲的下尼日河，與美洲的亞馬遜三河谷地的動物相有許多類似之處，動物學家卻一眼就能分辨出其中不同。[10]

南美、中美，加上西印度群島，以及墨西哥部分地區，合起來組成斯－華二氏六大區域中的一區。墨西哥其餘地區，加上美國、加拿大、格陵蘭，又組成另一區。兩大區內，又以最南端的動物群相最為多彩多姿，根據華萊士的統計，獨有此區別無分號的四十五種脊科動物。（不過後來的研究發現，無論是新世界這塊最南之地，或其他五大區域任何一地，都沒有他所以為的那般特色鮮明——資料數據的累積，往往會凸顯特例而非常態——不過大體而言，斯－華二氏的分類系統至今依然有效。）即使外行人也可以明明看出，有著食蟻獸、樹獺、尾巴善於盤捲抓握的猴子、吸血蝙蝠、碩大如狗的齧齒動物、各式各樣野生昆蟲與鳥類的南美洲，必然自成一區。南美之獨具一格，只有澳大利亞可以匹敵。

北美的面目就沒有這般特色分明。至多，華萊士只恩准了十三科歸屬它原生獨有的脊椎動物；不過，此地的確也有其獨特之處。有好幾種哺乳屬動物只此一家，包括幾型鼴鼠，以及洛磯山脈山羊與美洲羚羊。它與南美兩地，也同是蜂鳥與有袋類動物澳大利亞之外的唯一家園。北美爬蟲類、兩棲動物種類豐富，雖然溫和偏冷的氣候通常會使這類動物的數目受限。此地的河川湖泊體系更是舉世無匹，淡水軟體動物與魚類之富，位居全球之冠。[11]

華萊士仔細匯整資料、嚴謹爬梳綜論，證實了在他之前三百多年之時，那位李約先生根據一次巴西之旅便推出的猜測：美洲與歐亞非三洲確乎「不同，從住民的生活習俗、動物形態，一直到土地產出，如此大異其趣，真可以稱之為新世界」……[12]

新舊世界對比迥異，激發了歐洲人的好奇心。不過倒也不是事事殊異。比方美洲棕櫚即與非洲棕櫚類似，美洲豹與亞非的豹子也非常相像。可是，為什麼會有這些即使甚微卻畢竟不同的差異呢？又為什麼會有那些更巨大的差異？為何南、北美兩地，到處都不見牛馬蹤影？為什麼西印度群島的四足獸，最多只有狐狸大小？甚至連去過非洲運奴、到過遠東取香料的人士，都覺得美洲極其陌生，許多事物奇異無比。

此時的歐洲人，已帶著兩套智識體系自中古時代走出來：亦即基督教與亞里斯多德智識體系。正統思想號稱（事實上正統之外，少有人想到還有其他任何可能），世間一切事物，從歷史開始一瞬到最後剎那、從小雞孵出之前的雞蛋到底怎麼回事，這兩大體系都可以予以解釋。但是新世界一出現，兩大體系立時左支右絀。亞里斯多德曾經很合邏輯地假設：地球赤道區如此炎熱，不可能有任何生命在那裡生存。然而一五七〇年耶穌會傳教士阿科斯塔直接在大太陽下橫渡航向美洲，卻「感覺如此寒冷，必須走到陽光下才能取暖：不由得我只能大笑亞里斯多德那所謂流星乃大氣現象，還有他的那些所謂科學……」古羅馬博物大家普林尼的《自然史》共有三十七卷，沒有一卷提及南美駱馬。從巴格達到牛津到非洲的伊斯蘭學術重鎮廷巴克圖，十五世紀但凡像樣的圖書館架上，莫不排放著希波克拉底、蓋倫、耶維森那的著作，可是這三位分別為古希臘、古羅馬、阿拉伯古典醫學巨擘的大學問家，對梅毒全都未提一字。古代或中古的地理學者，先後製作過精美的世界地圖，但哥倫布那一代人卻發現：「托勒密等人所知，根本不及事實真相一半。」[13]

若依照古代與中古時代對人類與人類行為的看法，歐洲人別無其他選擇，只能把印地安人視作魔鬼同謀。比方說，基督徒奉行一夫一妻異性婚姻，認定這是解決人類性關係的唯一手段。印地安人卻雜交、一夫多妻、亂倫、雞姦，行事之放縱無忌，簡直連最坦白的舊約章節也瞠乎其後。歐洲人只能回以兩種反應：一是憑空想像出所謂世間文化天生多元說，並發明出對異文化的容忍；要不然就只能認為印地安人根本是地獄一族。多數人選擇了第二項反應。唯一例外，當然只有蒙田，他不覺得自己聽得的美洲異聞有何野蠻，只除了「人人都只會把任何不合自己作為之事，冠上野蠻之名……」[14]

《聖經》是當時多數知識智慧的來源。有關諸天與地、天使、動植物、人類等等之始，這方面的知識，但凡一個人所該知道的，創世記都已經明明白白告訴我們了。只有一位神，也只有過一次創造；然後人觸犯了神，神令大水興起，所有地面生命，包括人在內，俱無倖存，只除了那些保留在挪亞方舟內的生物。這個說法似乎相當概括，足以涵蓋及至十五世紀之末，歐洲人所能認知的所有生命類型——各式動物、植物、人類。然後卻只見第一位航行到印度的葡萄牙探險家達伽馬和哥倫布先後把全新世界帶至他們眼前，直接衝撞歐洲人的認知領域。

先前靠著這套理論，解釋起亞、非兩地就已相當吃力，但畢竟還是可以勉強應付。因為一向以來，歐洲人就知道有這兩處地方存在。而且就算他們從未見過大象，至少總知道有這種動物。可是美洲，誰做夢想過竟有這個地方？新世界的獨特，令基督教的宇宙源起說整個出了問題。如果神在一周之內，在一地創造出世上所有生命形式，然後從那裡它們散布全地，那麼為什麼東西兩半球的生命形式如此不同？又如果陸上所有動物、人類都淹死了，只有方舟內得以倖免；而且既然世上現有生命，都是當時那些少數得揀選者的後裔，為什麼大西洋兩岸會出現不同的人與動物呢？為什麼熱帶亞非沒有樹懶，又為什麼祕魯那些異教之徒崇奉印加神話的創世之神維拉科喜，而不是古希伯來人熟知的巴力一類神魔呢？為維繫希伯來版的生命與人類源始說，簡直就是「迫使基督教許多有學之士去把這整件事情好好想個清楚。」[15]

這個難題，遂使少數一些歐洲人開始設想：也許曾有過不只一次創造？可是多數人仍緊抱著單一源祖論不放。他們必須如此，因為這是基督教世界運作的根本。比方說，除非土著男女確屬「人類」，因此亦歸教宗所轄，否則教宗於一四九三年授予西班牙的慷慨頒賜，還能有效嗎？教宗有令：「西大西洋上所有已發現、未發現，或將被發現的島嶼、大陸，」全歸西班牙所有。還有一五一二年那份知名文件，西班牙君王規定西班牙征服者一定要宣讀給美洲印地安人恭聽的轄治令——好叫後者明白：接下來他們被屠、為奴，都是師出有名，正當之舉——開宗明義就說：「主我們的神，永活永存的神，創造了天地，以及一男一女二人，你與我，以及世上所有的人，過去與現在，都是他二人的後裔……」既為亞當、夏娃之後，美洲原住民臣屬於教宗，但因為他將美洲贈予西班牙，所以他們現在臣屬於斐迪南與伊莎貝拉。

若說在一五一二年這件事上，單一源祖論對印地安人不利，一五三七年那一回倒是轉而對他們有利。當時西班牙征服者普遍認為，應該把印地安人「當成專門為服侍我們而創造出來的愚昧畜生」，教宗怒斥有這種想法的人是魔鬼附庸。教宗宣示「印地安人確屬人類，不但有能力了解天主的普世信仰，而且，根據我們獲得的資料顯示，他們也非常想要領受這個信仰。」[16]

因此羅馬方面決定，美洲眾原住民值得征服，而且太值得了，決不可當成養馴的家畜對待。於是數世紀歐洲帝國主義期間，基督教這種世人皆兄弟的觀點，導致非歐洲人一再遭到迫害——他是我兄弟，但是竟罪惡到與我完全相左；同時也使帝國主義一再摻以慈悲得以中和——他是我兄弟，所以配得兄弟之愛。

教廷當局則始終信心篤定，認為創世記提供了身為基督徒所需有的一切古生物學知識。

可是美洲根本就是一枚方到不行的榫頭，無論如何也塞不進創世記那個圓榫眼。一五二〇年，心中不受任何教條壓罩的毒理學之父帕拉塞爾蘇斯，應該這麼說過：誰會輕易相信「那些遠在世外島嶼被人發現的傢伙……也是我們亞當夏娃的子孫啊……最有可能的是，他們乃是來自另一位亞當。」[17]那位耶穌會士阿科斯塔本是教會中人，然而新舊兩世界的生物對比如此強烈，何況又是他自己親眼所見，亦不免令他走向異端邊緣。他寫道，在美洲這裡：

千百種不同的林中鳥獸，形貌、名稱，皆屬前所未聞；無論拉丁人、希臘人，或世上其他任何國家，從未提及過這類鳥獸。

為此，他提出的解釋是「或許，神又重新造過一批鳥獸。」[18]

美洲造成的問題，同樣也困擾著十七世紀，害得極少數幾位人士被領著偏離了「正道」，而且至少有一位仁兄因此真的進了監獄。如果說，伊甸園與方舟停泊地點亞拉拉特山都位於亞洲，那人類與動物怎麼會在美洲出現呢？在這個題目上，反正統觀點人士之中，影響力最鉅的是法國人培伊埃爾。不過他之所以走向異端，並非受到美洲生物現象之奇而激發，主要是因為聖經說法太過隱晦，以及古代文件中曾提及的某些埃及、腓尼基之事，時間上明明先於亞當。但是他的說法卻很有用，為三大困惑一起提出解套：亞當其人，其實是二度創造的產品，他也只是猶太一族的祖先。真正的首次創造，發生在亞當之前很久，那一次創造的內容，包括世上所有非猶太之人的先祖──也就是「前亞當」的遠古人──而且大洪水波及的範圍，只限巴勒斯坦一地，並未影響到第一批受造者。「前不久哥倫布發現的墨西哥人，」就屬於這類前亞當人的後代。培伊埃爾的書被燒，本人亦被捕，可是多源祖論卻一直流傳甚久。[19]

一八五七年，斯科雷特向倫敦博物分類命名學會宣讀一篇論文，他是不列顛動物學大家之一，先前提及的六大動物區分類，即是由他提出。這篇論文顯示，他也是一位抱持多次創造想法的人士。這個理論，可以解釋那些經他分門別類的鳥兒（以及所有其他陸地動物，包括人類在內），是如何如此這般地分布於世界各地。正如所有多源祖論人士的論述，這篇論文開宗明義就是一項錯謬前提：

> 每種動物，當初一定就是在它們當前所在的地域內被造出來。既然動物如此，那麼若可以顯示當前各主要人類所居的區域分布，恰恰吻合地球上主要的動物區域分布，那麼必可如此推論：這種種不同人類，也都源始於他們當前所在的各個不同區域。如此一來，也可以避開下列這一類彆扭假設的必要：紅人是由白令海峽進入美洲、馬來人像椰子一樣，一對對飄流海上迷失方向，因而到了波里西尼亞落戶。

也就是在這篇論文裡，斯科雷特提出他的假設，認為全世界鳥類係分布於六大不同區域。他將這六區再分為新、舊世界兩組，分別取名，從兩個名稱（「新創造與舊創造」）[20]可以看出，他還真是阿科斯塔修士的好兄弟。

斯科雷特是最後一代值得尊敬的多源祖派。到了一八五八年，達爾文和華萊士在分類學會上宣讀論文，提出了現代的演化理論。一年後達爾文出版《物種源始》，一擊粉碎了多次創造的概念（同時也敲鬆了傳統猶太、基督教信仰的很大一部分根基）。一旦演化新論為人所接受，多源祖論只能以種族主義的立論身分存活，而且一直到今天，依然在這項功用上效力。[21]

多源祖派人數雖少卻堅持己見，基督教正統思想則認定一次創造；同屬基督徒，之所以出現這種意見衝突，真正原因出在基督教人士對「演變」一事向來欠缺恰當概念，無法以此為準發展出一套解釋，說明地球與地球上的生命到底是如何走到眼前這種狀態。演化概念，其實至少自亞里斯多德時代即已存在，不過不普遍也非正統：身為基督教一脈的哲學家與生物學者，必須為大家提出合乎智性的說法，將現實時空凍結為穩定不變的系統，不能任令它順著時間之坡，無特定目的方向地一路翻滾、溜滑下去。當時一般相信接受的看法是，世上所有動、植物，連同最早的那兩個人，都是時間之始第一周造出來的；並且到了那第一個周日，所有物種各從其類俱已齊備，沒有再發展出新物種的任何可能。

而且，就算當時的歐洲人已有演化觀念，可以用來幫他解釋新舊世界為何如此大不相同，但是若問大自然的演化力，到底已在地球各種生命身上進行了多久，他卻毫無概念。生物演化說，必須以數百萬年計的光陰為長度來看待才是有用的理論。一五一二年的轄治令，把創造日期定在這份教會文件執筆時間的五千年前。及至下個世紀，計算得更精細了。一六五一年，西班牙教士暨美洲學大專家科博神父指出，神是在「祂獨生子與救世主我們的耶穌基督誕生的五一九九年前」，創造出這個世界。與他同時代的愛爾蘭主教額西爾則認為，創造日期應在主出生之前的四〇〇四年。宇宙的年紀到底多大，眾人意見愈形分歧，不過大家倒都是同意：亞當去世距今，應只有幾千年而已。這麼短的時間，幾乎勉強只夠人類從圖形記事進展到字母，但若要單峰駱駝分異演化成駱馬，亞非豹分異演化成美洲豹[22]，那簡直就太不夠用了。一直要到一八三〇年代，地質學家賴爾爵士的著作出版，世人才開始了解世界究竟多老，自然的力量已經花上多少時間，才把生命模造成各種不同形式。

大約是在六千萬年以前，世界開始長成我們今天所知的模樣。草、灌木、落葉木，以及所有開花植物，此時都早已擠進蕨類與針葉木縫隙之間，在它們旁邊成長，而且也早已開始分異演化成現存的二十五萬種[23]。恐龍忽然一下死光，哺乳類當道，分異出蝙蝠、鯨魚，樹懶、羚羊，然後在六千萬年將盡之時，人類出現了。

這段六千萬年時光，地史上稱作「新生代」。如果我們對此時期以及期間的演化過程稍有認識，就無需借助創造之說以解釋新舊世界性植物相的差異了。這段演化過程，深受地球各處洲際大地峽之浮現、沒入的影響，因而連接或隔離了大陸之間的聯繫；此時各型生命正在這些陸塊上進行各型實驗。地峽之重要，最明顯的例子是澳大利亞；在此，或許應該說：正因為此地「沒有」地峽，而愈顯出「有」地峽的重要。自新生代方始之際以來，澳洲就與亞洲兩地隔離，有袋類哺乳動物在此稱霸，幾乎不受任何挑戰，直到歐洲人及其胎生類哺乳動物（馬、羊、兔等）到來方才改觀[24]。

中美地峽是現有唯一的洲際地峽，新生代時期可能長潛水下。新生代初期開始，好幾千萬年的光陰裡，南美洲事實上等於另一個澳大利亞。在那裡繁衍的哺乳動物，若遇上牠們居住舊世界與北美的堂親表戚，絕不可能是其對手。但是時間過去，與北方的陸面聯繫重新再現，生存效率技高一著的北美哺乳動物大軍壓境，許多原生於南美的物種遂告消失。而極少數倖存的那些物種：犰狳、樹懶、美洲食蟻獸，也和十六世紀歐洲對哺乳動物的預設看法天差地遠[25]。

從中美地峽向遙遠的西北方看去，有一座所有洲際地峽之中，最會忽隱忽現的地峽，在新生代期間對演化造成的影響也最鉅。如今這座地峽沉在白令海峽下方，可是有一度卻曾是南北全長一千五百公里的一道乾地，千百種動植物，超微型、次微型，都通過這道地峽在不同大陸之間移動。如果今天水位低落四十公尺，白令海峽又會再為乾地。[26]

新舊世界之間地峽「存與不存」的議題，令歐洲人大為著迷；而且這份著迷，是在他們一明白哥倫布發現的地方並非亞洲，卻是一處新的大陸之際立即開始。南美洲尖端阿根廷火地島與亞洲之間，是否有道南極地峽？這題目激起的興趣，程度一向不及或許有個北極地峽濃厚。由於從南方海面通往中國與香料群島的路徑是西班牙的禁臠，因此英國人一心打算另外能有水路前進東方，如此渴望之下，他們說服自己相信：美洲與西伯利亞之間，決無這樣一道地峽存在，也因此英格蘭與東方之間，必有西北、東北航道可通。英國大航海家吉爾伯特爵士甚至引述柏拉圖、亞里斯多德、普林尼、古希臘史地學家史特拉博，以及好幾位當代地理學者，證明「美利堅是個島；而且它與中國、格陵蘭之間，隔著一座大海……」——雖然這些位古聖先賢，每一位所在之處，距白令海峽都至少有半個地球之遠。爵士大人不但引述權威，而且還動用邏輯：如果美洲與亞洲之間真有陸地相連，那麼美洲西北的住民與西伯利亞的韃靼人，一定早就找到路，互往對方的大陸而去了。因為前者「希望發現自己的同類……」，後者則逃離了家鄉的寒冷貧瘠。更有甚者，「在美洲那裡，從未發現過任何適於中土或韃靼等地生長的獸類。反之亦然；任何適於美洲之物，也從未在中土或韃靼等地，或亞洲任何地區發現。」於是英國人揚帆遠航，從俄羅斯北方的新地島到北美的哈德遜灣，紛紛跑去凍掉自己的腳趾，送掉自己的性命。[27]

英國海上英雄德雷克爵士基於本身的實務經驗，是第一批對吉爾伯特之說提出異議的人士。德雷克在一五七〇年代沿加利福尼亞岸向北航行，可能是想找條便道，好帶著他從西班牙人那裡擄來的戰利品回鄉，結果並未見到有任何海峽的蹤跡。最後只好放棄搜尋，因為「亞、美大陸延伸甚廣，就算並非完全接壤，（向北這一帶）也似乎非常接近。」[28]

阿科斯塔修士又提出另一個理論，與先前他自己那套說法有所不同，他把吉爾伯特已經從地圖上抹掉的地峽又造了出來：如果說，神只創造過一次生命，又如果陸上動物只登過一只方舟，那兩塊大陸怎麼可能一直是分離的呢？否則東西兩半球怎麼可能都有動物呢？「長久以來我都相信，這兩個世界一定連在一起，在某處相互延伸，至少非常接近。」[29]

這類爭論一直延續到十八世紀，丹麥航海探險家白令等人發現了白令海峽方止，結果證實雙方看法都各有正誤。而他們之間的歧異，正足以反映他們對北太平洋的無知，同時也顯示一項簡單事實：亞、美兩大陸到底是連是離，其實各有證據。地峽區的歷史，是一頁反覆沉埋浮現的變化史。沉埋時期，新舊世界各自獨立發展；浮現時期，生物演化席捲兩地，各種生命形式，原生於此大陸、陌生於彼大陸，紛紛跨過陸橋而去，相互進入對方的處女地域。[30]

這一類相互遷移的現象，對新世界影響之深遠，可能往往甚於舊世界。因為舊世界占地較廣，所以隔離期間產生的生命形式通常也較多樣。不過美洲也的確發展出此地獨有、而且生命期長久的生命形式。比方現代的駱駝與馬，就是源自北美。駱駝西遷，成為亞非的單峰與雙峰駱駝；南去，成為祕魯的駱馬。馬蹄也隨同駱駝一路進入亞洲，然後再至非洲、歐洲。兩種動物卻都在老家消失，最後碩果僅存者，則在新生代最後一紀的最後幾千年間（更新世）死去。[31]

馬與駱駝在北美的亡佚，只是過去數百萬年間最神祕篇章中的一章。大約在四萬年到一萬年前左右的一段時期裡，至少有二百餘種動物消失。這個變動，借用華萊士的說法，使我們繼承了「一個動物物種變得貧乏的世界，所有最巨大、最兇猛、最強壯的形式，都已經消失不見……」長毛象、乳齒象、巨樹懶、劍齒虎、毛犀牛、巨野牛，以及其他種種古生獸，都徹底宣告消失。絕種者通常都屬最大型的動物，雖然生活在海洋中的巨鯨未受影響。植物方面則沒有戲劇性的銳減。而這些大型陸地動物，也無類似體積尺寸的對手起而代之。這是一場沒有替代興起的滅絕事件，因此實在奇怪。[32]

有人認為，因為更新世結束時氣候改變，造成了這些物種的滅絕，但如此解釋不盡合適。氣候變遷是漸變，有足夠時間容許動物在適者生存繁衍的法則下調適。不然它們也大可向他處遷徙，幾代之間，逐步搬到氣候較為適宜的地區。疾病、太空射線、「種族老化」，以及其他種種諸如此類方便解圍式的解釋都先後有人提出，可是這些作用為什麼就只影響體型最大的動物呢？[33]

大型哺乳類之中，最後一批取得現有形態、也是最後一批來到美洲的動物，就是人類。因此當前有個流行看法：造成更新世絕種的殺手正是他。人類，為尋求大量食物，會選擇大型草食動物獵殺。一旦草食動物數量下降，以攝食牠們為生的大型肉食或腐食型動物也會隨之減少。但是這項理論若要成立，必須先假設四散存在的石器時代人類，竟有本事獵絕了地球上數以百萬計想來必定非常兇險的巨獸。可是自有歷史紀錄年代以來的印地安人，從未曾將美洲野牛群消滅淨盡，即使後來在毛瑟槍、來福槍相助之下也未能如此。史前時代的人類，就算他們有幾千年時光練其身手，真有可能滅絕體型與野牛不相上下的各型動物嗎？[34]

把更新世絕種現象的大劊子手罪名，怪到史前獵人頭上當然比較容易，但要想出其他更好的解釋則難上許多。而且這項理論似乎比較適用美洲，套在舊世界就行不大通。澳大利亞、馬達加斯加、紐西蘭、美利堅——都是人類原生地區很難及於的地域——絕種發生時間距今較近，約在過去一萬五千年間。而這些地域之中，或許除紐西蘭外，又以美洲最難接近。[35]

更新世後期，白令地峽有很長一段時間地勢既高且乾。而且另外又有一道未受冰封的長廊，貫穿加拿大多條冰河之間，從阿拉斯加而下直通至此。一般認為，就是在這幾段時期裡面，人類從西伯利亞越地峽來到美洲。第一批的抵達時間可能早在二萬八千年前，或許甚至更早，因為目前並沒有證據否定在此之前即已有人東來。早先在舊大陸老家，他們已有好幾千年時光精進其獵獸技巧；而那裡的野獸，也擁有同等漫長的時光適應這些二足的掠食一族。雙方交手對陣經驗豐富。如今這批獵人卻轉移陣地，遷入一個的新獵場，滿地盡是從未見過半個人類的動物。這場獵殺，簡直太過癮了。[36]

美洲大地上最後一隻大哺乳獸，是否便是如此這般，被某位原型印地安先民的長矛刺穿胸膛而告終，實情當然沒有定論。不過人類的到來，與美洲大型動物的消失，時空上的確大略重疊。人類因突然出現美洲而獲致上風，這項「奇襲」效果顯然有助於解釋一個奇異現象：為什麼新世界大型動物之滅絕，比舊世界徹底許多。

西半球的大型動物遠比東半球為少，當年也確令十六、十七、十八世紀的科學家深感奇怪。十八世紀的法國博物學家蒲豐便立刻跳出結論：既然新世界四足動物的體型不及舊世界，那麼美洲所有其他事物，想必也幾乎都遜於它們在舊世界的同類吧。最能強烈顯示「美洲劣勢」的一個例子，根據蒲豐的說法，就在美洲印地安人身上反映。不論科技、政治組織、軍事上的驍勇與戰法、對疾病的抵禦力、智慧才能，以及——最重要的一項——「對女人的激情」[37]，印地安男士都低人一籌。身處二十世紀的我們，或許看事老到精進許多，足以承認印地安人性生活之豐富多樣，決不輸其他任何人士；而且也願意承認：所謂的印地安人「愚昧」，其實只是歐洲人與印地安人兩者之間的文化溝。不過蒲豐這位舊世界勢利佬的其他推估，大致而言還算正確。哥倫布來到新世界之時，就算最先進的印地安人也才脫離石器時代不久，印地安戰鬥部隊被小小一撮西班牙征服者強風掃落葉般擊潰。他們的農業文化相當出色，但鮮少將動物馴養成家畜家禽，僅有的少數也乏善可陳。歐洲人把印地安人家裡的狗、火雞、鴨、駱馬、天竺鼠，與自家的馬、驢、牛、羊、豬、雞、鵝一比，當然就只會露出得意笑容，哪能有其他任何反應？歐洲人、非洲人、亞洲人早在很久很久以前就已經習慣適應的一些疾病，現在令印地安人一批批大量死去。正如某位西班牙人憤慨表示，印地安人「就像魚落桶中必死無疑」。[38]

有一件事實，不論在當時或現代人眼中都很明顯：那就是美洲印地安人與世上其餘人等有好幾處重大差異。不幸的是這些差異毫無好處，反令他們與哥倫布以及後來之人正面遭遇交手之際大吃其虧。回到一四九二年之際，印地安人可說是舉世最與眾不同的人類，這種說法可算相當正確。唯一可能例外或許是澳大利亞的原住民，後者與世上其他人類隔離長達數千年之久。

美洲印地安人的獨特性，其實是可以測量的。但是其獨特處並不在膚色、身高、骨架，或其他任何生理特徵有何出奇——正如亞美利哥所指出，他們顯然是蒙古利亞種的某類表親。出奇處卻在從哈德遜灣一直到火地島，各地印地安人的生理特徵竟然如此一致。三百年前，科博神父就討論過這項一致性，廿世紀許多人類學者也對此表示同意。[39]印地安人中間，沒有非洲瓦圖西族與小矮人族之間那種強烈對比，也不似歐洲金髮白膚普魯士人與黑髮暗膚西西里人的大異其趣。當然，這並非表示「如果你見過一名印地安人，就等於見過所有印地安人」——任誰都不會把一名巴拿馬的聖布拉斯印地安人誤認為美國紐約州內的易洛魁族——可是，借用體質人類學家赫爾斯的說法：「與大西洋之東各式人等五花八門的身量體型、基因組成比較起來，美洲印地安人呈現的一致程度令人稱奇。」[40]有些人類學者更極端，甚至把印地安人單獨成立，而不納入蒙古利亞種為其次群。[41]

再看美洲原住民血型分布，其獨特的一致性更形突出。血型分布不似其他膚淺表面的種族或文化特徵，確可以用以區分不同人類群體，是一種合乎科學的分類方式。血型由遺傳決定，後天無法改變。鍛鍊、食物、氣候，或任何因素都不能改易一個人的血型；一群O型人不可能忽然生出許多B型小孩，除非有來自本群之外的基因素材湧入。一群六成O型、三成B型、一成A型的人口，除非與外族交配，也極不可能生出血型分布與父祖輩極不相同的兒孫輩。

附圖顯示，印地安人的血型分布是多麼獨特且一致[42]。當然這幾張血型分布地圖並不能證明美洲印地安人全然同質，也沒有人會認為愛斯基摩人就是印地安人。而且就印地安人生理特徵而言，其他也有一些測量方法，其結果並不似這幾張分布圖那般一致[43]。若比較血型A、O兩張分布圖，甚至似乎意味著加拿大與美國最北區的印地安人，與他們住在美國西南部的血源兄弟（確屬兄弟）阿薩巴斯卡，也猶如美國其他各地原住民般，並非真正源自同一批先祖。儘管以上種種，只要謹記任何一概而論說法均屬謬誤的原則前提之下，我們還是可以很安全地指出：若不是有什麼事情剛好令A、B型的印地安人死了大半，就是所有印地安人在血源上都非常接近。

再拿來和舊世界人口的血型分布對照，印地安人血型分布之齊一就愈形突出了。東半球分布零散組成複雜，這裡是一型，區區百英里或千英里之外是另一型。顯然，舊世界人口經過大量混合。美洲則不然，印地安人如此「純種」，人類學家史都華甚至主張：「世上再沒有其他任何數量相當的人口，在擴散於如此廣大地域之後，無論其間經歷時間長短，竟然還能保有如此的一致。」[44]

印地安人本身的一致性，以及他們與蒙古利亞種相類或相異的程度，再配合我們對白令地峽的了解，三項資料加起來，可以如此詮釋印地安人的史前史：好幾萬年之前的某個時期，白令海峽是一片乾燥無水的地域，亞洲有人開始橫跨地峽進入美洲。這些人並非蒙古利亞種，可能卻與今日中國人、日本人，以及美洲印地安人的共同祖先同族。遷移人口為數甚小，隨後而來者也不多。西伯利亞氣候酷寒，住在白令地峽附近的人口原本就不太多，因此長途前往美洲的人數也相當少。但是如此稀少的先民，怎麼能衍生出一四九二年那麼一大批印地安人口？答案很簡單。舉個最極端的例子，只需要四百名男女，每二十年一次以每代只繁衍百分一．四的比率，一萬五千年後就可以生出百萬名兒女來。[45]

然後在一萬年左右之前，白令地峽又沉到海面以下。從此，地球上能夠從此世界尋往彼世界的生命種類極少。無論是智人、麋鹿、榆

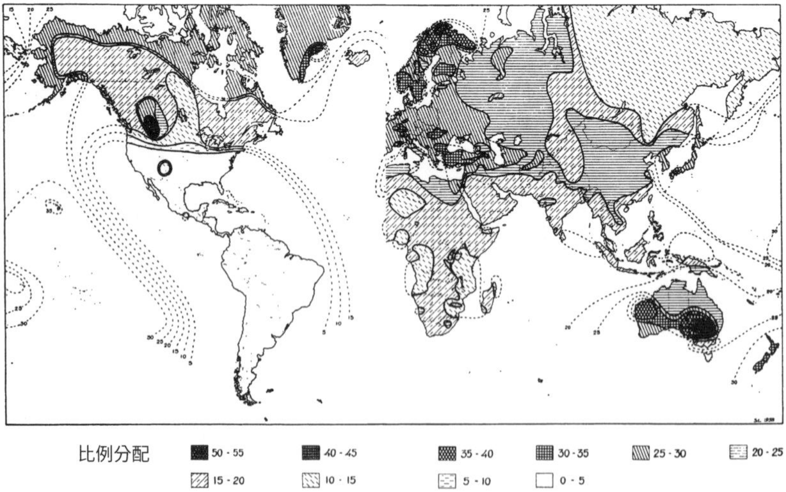

全球原住民人口 A 行血型基因分布圖。
（Courtesy Blackwell Scientific Publications LTD）

樹，或是兩大世界內其他所有生命形式，都被留在原大陸兩地隔離，如此地理相隔的生命形式，差異開始變大。少數幾群零星散布的人類，繼續從西伯利亞找到路進入阿拉斯加，正如也必定有過一些屈指可數的亞洲人、波里尼西亞人、美洲人，曾設法漂越太平洋而去，或許，隨身還帶著一些創意點子和幾把種籽。這個可能性已經實地驗證：一八一五年際，有艘日本平底船從大阪出港，本來是要前往江戶，不幸桅舵俱損，在海上漂流了十七個月，才終於在加州聖巴巴拉外海被一艘美國雙桅船救起，原本至少十七名船員只餘三名[46]。但是由量的觀點來看，從西元前八千年

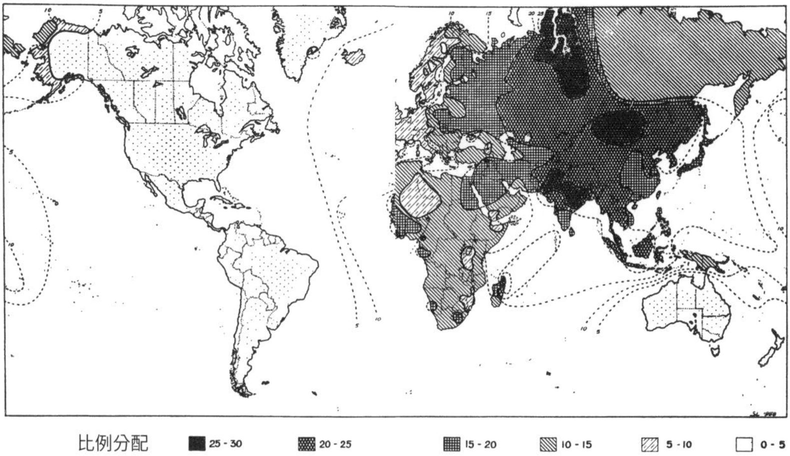

全球原住民人口 B 行血型基因分布圖。
（Courtesy Blackwell Scientific Publications LTD）

開始，直至一四九二年止，這期間的美洲基本人口組成，早在西元八千年前即已宣告完成。接下來漫漫近萬年間，將要與人類共存，並且被人類拿來摸索、改造，以適合己用的美洲動植物亦然，也都是在西元八千年前即已完成主要拼圖。

印地安人的祖先長途跋涉來到美洲孤絕之地，時間或許早在農業發明之前，即或不然，也肯定在西伯利亞居民取得農業技術之前。第一批美洲人口進入這個封閉隔離的新世界之時，人類尚未在野生動物的馴化上完成主要成就，至多剛才有所進展，比方狗的馴化[47]。印地安先民跨洲而去的時日，蘇美人尚未建立他們第一座城市，中國人也

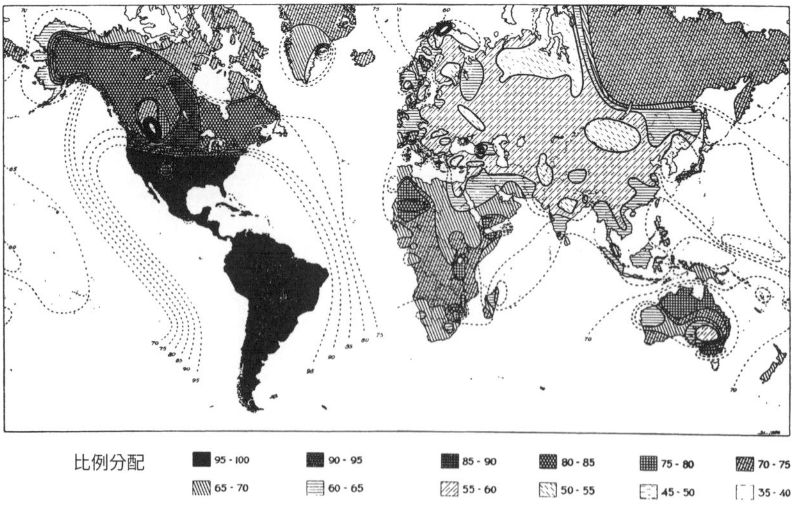

全球原住民人口O行血型基因分布圖。
（Courtesy Blackwell Scientific Publications LTD）

尚未開始書寫，遠遠地早在這一切發生之前。美洲印地安人，便是在近乎全面隔離的如此狀態之下，發展出他們的生活形式。

孤立隔絕，不但阻礙了他們的文明開展，同時也減弱了他們對於人類主要疾病的抵抗力。首先，西伯利亞、白令地峽、阿拉斯加三地的氣候，一起摒除了許多疾病：寒冷的溫度殺死病菌。更重要的是，在這些高緯度地區，冰天雪地與艱苦的生存條件早已將病弱者淘汰翦除。以最殘酷的意義而言，早期美洲人的生存情事，正是適者才能生存。[48]

因此這首批跨洲移民，身上帶著鮮少的疾病而來。到了美洲，亦不見其他任何人類，或病痛或健康，總之空無一人。於是他們生存、死去、生養，與世隔絕地進行著，一代又一代。他們發展出獨特文化，培養出抵抗耐力，卻只是針對美洲本土有限的幾種致病微生物。一旦新世界的孤立狀態遭外界打破，一旦哥倫布的到來使這顆行星上原本分離的兩半球重新相逢，美洲印地安人便有生以來第一次，迎面遇上他最可怕的大敵：不是那個白色的人，也不是這位白色人的黑色僕從，而是那些看不見的殺手，潛伏在這些人的血液內、氣息中，被他們帶上岸來。

第二章　大征服者與奪命疫疾

為什麼歐洲人能夠如此輕而易舉就征服了美洲？在我們的正史、我們的傳奇故事裡面，總是強調印地安人抵抗之激烈、頑強：阿茲特克人、蘇族人、阿帕奇族、圖皮南巴族、阿勞坎族，各部各族，奮起力禦強寇。可是真正令人驚奇的事，卻是他們的種種抵抗竟是如此無效。比較起來，東方人堅拒歐人的戰果就高明許多；當然，東方人人數眾多，科技也遠比印地安人先進。可是非洲也沒有「領先印地安人」浩浩數千年，最多只是他們擁有鐵製武器而已；然而眾多非洲黑人卻也一直要到十九世紀，方才終而屈於歐洲人的征服。

歐洲人之所以能在美洲大陸一舉成功，有許多說法解釋：鋼鐵優於石頭、大砲火藥打敗了弓箭投石；馬匹帶來的驚恐效果，因為印地安徒步戰士從未見過此等怪獸；印地安部族間缺乏統一，甚至在印地安人建立的大帝國內亦如是；以及印地安神話傳講白色神人降臨的預言等等。所有這些因素總加起來，給予印地安人重重一擊，造成的驚嚇，恐怕只有威爾斯描述的《眾世界大戰》才能傳達。其中每一項因素，對於分別征服了阿茲特克人與印加帝國的西班牙冒險家科爾蒂斯、皮薩羅，以及其他眾位屠滅印地安人的大殺手而言，無疑都價值不菲，直等於好幾百名軍士的戰力。

儘管以上種種，但是那些位於墨西哥或安地斯山區高度組織化、軍事化的社會，初與歐洲社會接觸，總該抵擋得住，存活下來吧？成千上萬名印地安戰士，縱使再惶惑、再驚恐，縱使只是揮舞著黑曜石鑲嵌的作戰棍棒，也總該驅得走第一波區區幾百名西班牙人的攻勢吧？事實的發展卻是，只有在他們獲悉來犯原來者並非神祇，也只有在他們也取得馬匹槍支，並開發出對付歐洲人的戰法之後，印地安人才比較有能力捍衛自己與家園。這又是什麼緣故？

西班牙人大征服之後，一位猶加敦半島的印地安人寫下歐洲人來到之前族人的幸福時光：

那時，沒有疾病；他們沒有痠疼的骨頭；那時他們沒有發燒；那時他們沒有天花；那時他們沒有胸疼；那時他們沒有腹痛；那時他們沒有肺癆；那時他們沒有頭疼。那個時候，人事之道整齊有序。可是那些外來者來了，令一切全然改變。[1]

當然，我們很容易把以上說法歸之於懷舊情緒，被征服者總是如此這般緬懷征服者來到之前的時光；然而這段回想，卻也有部分可能屬實。在歐洲人集合了羅盤與三桅船之力，徹底變革了世界史的面貌之前，人類移動得非常緩慢，極少跨越長距離地面，更鮮少越過巨洋。人始終居住在他們父祖所居的同樣幾處大陸，極少引發突烈劇變，顛覆自己與所處環境之間的微妙平衡。疾病也多限於一地一域，鮮見大流行的疫疾爆發。誠然，當時人也尚未與他身上的寄生微物取得充分協調適應。突變、生態變化、遷徙移居，帶來了黑死病，幾乎沒有人能夠活到俗語所言七十之齡，卻從未遇上過任何疫疾流行。然而整體生態的大穩定，畢竟為人類寄主與病毒寄生之間創造出某種粗糙的互耐並存。比方多數歐洲人都能勝過痲疹或肺結核而不死，多數西非人也能打敗黃熱病與瘧疾活下來。

人類遷徙外地，連同他的種種疾病一起跟著移居，是造成疫疾突發大流行的主因。每當遷徙發生，那些隔離獨處最久的物類往往受害最鉅，因為他們的基因原件最少受到世上各種疾病的冶煉。而在智人物種之中，與其他人類隔絕時間最久者首推印地安人莫屬，唯一例外可能是澳大利亞的原住民。醫學史家推測，位列人類頭號殺手的幾項疾病之中，屬於南北美洲原生舊有者幾乎絕無僅有。[2]

這些人類殺手，隨同探險者與征服者來到新世界。於是舊世界的致命疾病在新土地大展身手，格殺更為有力，即使在舊世界原屬較為慈悲的小病痛，到了新大陸也搖身一變動身殺手級。因此一六九九年某位日耳曼傳教士的記載可謂並無誇大：「印地安人這麼輕易就會死去，似乎只消見到、嗅到一名西班牙人，就足以令他們失魂喪命。」[3]

美洲印地安人病死規模最驚人的時期，發生在他們與歐洲、非洲人初接觸的數百年間。癘疫肆虐印地安土著之烈，研究早期殖民開墾區的多位當代史家，從西班牙天主教傳教士卡薩斯，到普利茅斯的英國清教徒殖民者布萊德福，都被這慘狀嚇到。墨西哥與祕魯兩處的歐非人口最多——因此也表示與舊世界的接觸最繁——比起美洲其餘地區，時事的記載保留也最為詳盡仔細。根據紀錄顯示，一五二〇至一六〇〇年間，墨西哥一地就曾發生過十四起瘟疫，祕魯更高達十七起。[4]

早期西班牙帝國的歷史記事，也滿篇類此抱怨：帝國的美洲子民人數發生災難級的大幅衰減。十七世紀初，西班牙大史家埃雷拉寫下他那套卷帙浩繁的帝國史，就指出新舊世界間的一大區別，即在前者的原住民極易染病，尤其是天花。他寫到，印地安女性尤其如此，一染天花即死，反之歐洲血源者卻鮮少受到感染。印地安人見西班牙人如此不受疫疾影響，大感憤怒，甚至把受到感染的病血揉進給主人家吃的麵包，或把死屍偷偷放入主人飲水的井中——卻幾乎不見任何效果。[5]

遭疫疾蹂躪的人數，可能要數人口稠密的新西班牙（即墨西哥）與祕魯兩地山區最鉅，可是就居民比例而言，炎熱潮濕的低地區卻最高。及至一五八〇年代，疫疾已致使大小安地列斯群島（巴哈馬除外的西印度群島總稱）、新西班牙與祕魯低地區、加勒比海濱海地帶的絕大多數人口消失殆盡，不是病死，就是嚇跑；當然背後原因更少不了西班牙統治者的殘暴，也在其中加上一臂之力。「這些沿海地區……一片荒蕪死寂，十室九空。不出多時，很可能僅餘的印地安人也要死光。」[6]

常見的一種說法認為，這些後哥倫布年代疫疾造成的高死亡率，主要是出於歐洲人對待印地安人的手段殘酷，而非後者對新進口的疫疾抵抗力弱所致。可是根據當時人的記載，舊世界來人抵達新世界某一特定地域之後，初爆發的幾回疫疾殺傷力往往最烈，至少名列最烈之一。而出自於歐洲人的剝削利用，此時還來不及毀壞印地安人的健康。

紀錄顯示，接連幾代的印地安人與歐洲人、非洲人接觸之後，似乎並不致帶來全數滅絕，卻只造成人數急速縮減，然後是人口再度新生上升。凡此現象[7]，其間關係太過複雜無法僅以單一理論解釋。不過事情發生的先後次序，卻充分符合印地安人缺乏或毫無抵抗舊世界疾病之力的理論。因此與歐非來人正面相逢，首先是初接觸時大量死去，待得抵抗力最弱者死亡殆盡，餘下耐力強壯的倖存者相互交配生養——同時也與外來者進行交配，雖然為數不可知——人口開始重新恢復。

後哥倫布年代的美洲早期醫療狀況，從未經仔細保存紀錄，至今亦多已不存，可是僅餘的紀錄卻顯示：當地發生的疫癘次數以及每次死亡人數，比起同一時期衛生健康同樣欠佳的歐洲，還要更糟。美洲第一場大疫疾，發生在一五一九年，首先在大安地列斯群島爆發，然後席捲墨西哥、中美洲——祕魯可能也未能倖免。某位專家仔細研究過相關情由之後，認為這場疫疾「非常可能是有史以來，造成原住民人口損失最慘重的一次」[8]，而且也是紀錄最完備的一次。其他早期疫疾最多只有零星資料可循。一五五〇年代初，日耳曼軍人史達登遭巴西的圖皮南巴族所擄——諷刺的是——卻因一場可能屬於疫疾的怪病而逃過死劫。他說服當地酋長相信，印地安人之所以紛紛病死，是因為他們想把他吃掉，因此基督教大神派來懲處。一五五二年一場呼吸器官流行病，取去了巴西的柏南波哥一帶多人性命。同一個十年裡，里約熱內盧的法國飢民爆發疫疾，延及該地教區內的印地安人，病死八百。一五五八年，肋膜炎與痢疾沿著海岸從里約傳到聖埃斯皮里托。一五五八到一五六〇年之間，天花橫掃拉布拉他（阿根廷、烏拉圭之間的海灣河口區），帶走數以千計印地安人的性命，卻未波及半名西班牙人。一五六二、六三年天花抵達巴西，又是數萬印地安人死去，葡萄牙人卻毫髮未傷。有些村落甚至全村病倒，沒有半個健康人可以照顧病患，「甚至連僅餘一絲力氣，走到水泉取一瓢水來飲的人都沒有」。[9]

西歐來的英國人，帶菌傳染的功力也不下於拉丁裔的南歐人。一五八五年，德雷克爵士率領一支龐大的探險隊伍，專去對付西班牙的海外領地。隊中有人在西非外海的佛得角群島染上一種高度傳染力的熱病——可能是斑疹傷寒——然後隨他們一路帶到了加勒比海和佛羅里達，傳給佛羅里達東岸城鎮聖奧古斯汀一帶的印地安人，「野人……很快死去，他們中間並且紛紛議論：這是英吉利大神的作為，令他們死得這麼快速。」[10]

一五八七年，英國人在聖奧古斯汀北方幾百英里處的羅諾克島上建立了一處殖民地。這些英國殖民者為許多印地安人帶來立即的致命打擊，情況與佛羅里達印地安人的遭遇雷同。英國天文學家哈瑞記道：對他們這批外來者，當地印地安村落都不曾表露過任何公開或隱藏的敵意，

可是每當我們離開這樣一處村鎮，不出幾日，那裡的人就開始紛紛死去，許多人

更是在極短時間立即死亡。有些村鎮一下死了二十個，有些四十個，還有的六十個。想想看他們的總人口，這數字其實很高……這病來得這麼奇特，他們完全搞不清是怎麼回事，而且也不知道怎麼治它。根據村中的老人，他們記憶中過去從未發生過這等事情。[11]

加拿大沿太西洋岸的原住民，自十六世紀極早開始便與歐洲人有過接觸，後者包括漁人與毛皮商人——時間遠在英國人試圖在羅諾克島或美洲任何地方建立殖民之前。及至法國人也來到此地開墾落戶，當地部落人口減少的現象已非常明顯。耶穌會《教團海外年報》曾有一篇報導，時間是一六一六年，以下是部分摘要：

印地安人大為驚慌，同時也常常抱怨，自從法國人開始和他們來往、交易之後，他們的族人就紛紛死去，人口銳減。因為他們認為，在他們和法國人建立這些關係之前，各地印地安族都人口繁茂。他們說，但是和我們展開貿易往來之後，沿岸各族就一地又一地飽受疾病打擊，人口相繼減少。[12]

這些印地安人羨慕地望向南方的新英格蘭，因為那裡的部落人口一時並未消滅。然而很快地，相同的不幸命運，也輪到這些被加拿大地區印地安人稱作的「小犬之地」人（因有人說那有很多小狗狗）了，而且時間就發生在上述報告的同一年。一六一六與一六一七年間，一場大瘟疫橫掃新英格蘭，套句清教徒牧師馬瑟的話，「把林中那些有害東西全殺死了，清出位置讓好東西成長。」不管這場病到底為何，總之歐洲人都安然無恙。一六一六、一七那年冬天，少數幾名白人曾與緬因沿岸區印地安人共度嚴冬，雖然「與病死者一同待在木屋內，卻沒有半個白人在那段期間感到一絲頭疼。」麻塞諸塞地區的部落幾乎全族滅絕，普利茅斯灣區的人口銳減——此時也正是五月花號清教徒決定東渡來到美洲之時。同一場大疫疾，又掃過波斯頓灣一帶。一名曾於一六二二年居於該地的歐洲人寫道，那些印地安人

成堆死去，躺在他們家中；沒死的，也就是自己還有力氣移動的，紛紛逃走，讓死者留在那裡風乾。於是只見屍骸曝地，不入土埋葬……屍骨、頭殼遍地，散布在好幾處印地人的聚落區，入眼真是驚心動魄。我行經麻塞諸塞這一帶林地，常看到這種景象，簡直像新發現的髑髏地（耶穌釘死十架處，延伸指受難處）。13

這個陰森景象，實在沒必要一一細述。總之，每一位和美洲原住民有過長期接觸的歐洲人，筆下都充斥這類記載：舊世界的疾病如何地在新世界肆虐為害。俄羅斯人是最後抵達的一批，也和先他們而來的西班牙、葡萄牙、英吉利、法蘭西等前輩經驗一致。阿拉斯加成千上萬的阿留申人、愛斯基摩人、特林吉特人，被這些俄國皮毛商、獵人帶到新世界來的疫疾

打倒，紛紛躺進墳墓；雖然這些俄國佬亦如那些西班牙大征服者，並不是故意把細菌帶來。[14]

舊世界疾病與新世界居民交手的這頁歷史，必須花上數卷之長才能盡述。在此我們只仔細研究美洲史上記載的第一次流行大疫疾，其於美洲歷史影響之深遠、確切，不下於黑死病在舊世界造成的衝擊。

我們知道在美洲早期的多次疫疾之中，最致命的一種是突發性的高熱——天花、麻疹、斑疹傷寒等等。根據當時人的記載，首批抵達美洲，同時也最具致命殺傷力的疫疾就是天花。即使到了今天，我們偶爾也會把天花誤診為流行性感冒、肺炎、麻疹、猩紅熱、梅毒、或水痘[15]。回到四百年前，這類錯誤自然更屬尋常。而當年記載這些事件的人士，想來對正確診斷也沒有任何特殊興趣。可是他們的敘述，卻是我們今天考查早期美洲歷史必須據以參考的資料。早期的歷史學者，也可能將他們的眼光朝上向天，主張這些疫疾大流行實因人類罪深孽重，招致神的怒氣；而不大會去進一步描述疫情細節。在此我們也必須指出，促發一病為患的情況條件，往往也會引發他疫的流行。而且「鮮有單純一種疫疾為害的情況存在」。比方說，肺炎、肋膜炎，就經常伴隨天花而來，進一步擊殺那些已因天花羸弱的人。[16]

更進一步來說，雖然十六世紀記事中一再出現的西班牙文「viruelas」，通常都譯為英文「天花」，嚴格而言，其實它並不是指天花此病本身，卻是指天花病患最明顯的症狀：發炎發紅的水泡。因此西班牙征服者那一代人可能用「viruelas」一字指稱麻疹、水痘或斑疹傷寒。也別忘了，十六世紀的人對統計沒有什麼概念，因此他們對疫疾死亡人數所做的估計，其正確性可能更能反映他們的心情，甚於反映實際數字。

不過，每當十六世紀的西班牙人指出或提到「viruelas」，他真正的意思，以及他真正看見的東西，通常也確是天花。他往往也可以充分準確地分辨不同疾病：比方，他便稱一五三一年在中美洲爆發的疫疾為西班牙文「sarampión」——麻疹——而非天花[17]。因此我們可以基於以下假設進行討論：也就是見於文字記載的美洲早期大疫疾中，天花是最嚴重的一種。

廿世紀工業國家透過疫苗與隔離手段，已經成功地控制住天花傳染，而且如此成功，以致此病幾已在北美、歐洲兩地絕跡。可是天花之為患，是人類的老夥伴了，過去一千年的多數時間裡，始終是歐洲最普遍的疾病之一；過去的人一直將天花視為最具傳染力的疾病之一，並非沒有道理。天花通常經由雨滴、灰塵透過空氣傳染；病毒通過呼吸管道進入新宿主。許多人得病，就只因為在醫院吸入天花患者病房裡的空氣。[18]

正因為天花極具傳染力，十八世紀之前，被視為兒童期必患之惡，一如今日麻疹。所以相對而言，唯一尚未遭其魔爪碰觸的最大人群，有時正是尚無機會曝露在它面前的年齡層——也就是年輕一族。即使在十六世紀的西班牙人當中，天花也如此常見，有位醫學作者伊茲拉即曾記載，他見過一位二十歲男子因天花病倒，「先曾從未得過」。[19]

天花盛行之地，必定奪命無數，占每年死亡人口的百分之三至十。若在某些隔離群體之中爆發，死亡率更為驚人。學者研究過將近二十起疫疾的爆發紀錄，顯示某處未接受疫苗注射的特定人口，死亡率竟高達三成。因此我們可以這樣假定，在從未與天花接觸過的人群之中，天花一旦爆發，凡它所觸必定無人倖免。一七〇七年天花首度在冰島出現，兩年之間，島上五萬人口便因此死去一萬八千。[20]

舊世界的黑白人種，帶著他們的病菌來到新世界，首當其衝第一批撞上他們的原住民，是大安地列斯群島與巴哈馬的阿拉瓦克族。一四九二年長途航行之後終於發現大陸的哥倫布，第一天登陸就注意到「當地人的武器異常落後……我們可以想叫他們做什麼就做什麼[21]。」這些阿拉瓦克人，命長到剛剛好足以為這些西班牙人提供第一代美洲奴隸，也為前者帶來的舊世界病原提供第一批搶灘下的斬獲。

南北美洲最早期的歷史學者之中，有一位奧維耶多，他估計歐洲人初抵聖多明哥（今中美島國多明尼克首都）在新世界首度安置定居移民之際，此地的印地安人約有百萬左右。他寫道：「這些百萬之眾，連同後來陸續出生者，到我們如今也就是一五四八年際，他們的後代，包括大人小孩在內，一般相信已經不足五百名了。」[22]

阿拉瓦克毀家滅族之痛，罪魁禍首主要出在西班牙人的殘暴。持此看法的人，不僅限於日後主張西班牙人殘暴無道的「黑暗傳說」一派的新教史家，也包括當時的西班牙作者如奧維耶多與卡薩斯在內。毫無疑問，早年來到此地的西班牙殖民者，的確殘忍地剝削利用印地安人。可是目的當然並非為殺死他們。因為殖民者自身人手始終不足，需要印地安人上場幫工都來不及，怎麼會刻意要他們死呢？想來比較合理的解釋，應該是疾病造成阿拉瓦克族的消失，因為他們正如其餘印地安人，對舊世界的疾病幾無免疫力。在此同時，我們當然也得承認，西班牙人對他們的虐待，自然也減弱了他們對疾病的抵抗力。

不過值得注意的是：哥倫布首航後二十五年之間，並沒有任何記載紀錄安地列斯群島印地安人當中曾發生大規模的天花疫亂。印地安人人數顯然在慢慢凋零，原因可能出在苦勞過度或其他疾病，以及自身整體文化慘遭外侵破滅之後生存意志喪失[23]。可是，如果美洲印地安人的體質既如此不堪一擊，又如果載著歐洲人、非洲人的船隻，經常從滿是瘟害的舊世界開抵聖多明哥，這二十幾年當中卻不見天花蹤影，這可該怎麼解釋呢？答案在天花一病的性質。天花雖是致命之疾，在每個病人身上停駐的時間卻極短。十二天左右的潛伏期後，病人開始發高燒與嘔吐，三、四天就出現典型的皮膚起泡症狀。有幸未死者，一周到十天之內水泡即收乾、結痂，隨即剝落，留下難看的疤痕，造成一張「花」臉，也就是此病得名的由來。整個發病時間不出一個月；過程結束，病人不是死了就是從此免疫，至少可免疫數年。此外，天花全係經人傳染，沒有如斑疹傷寒跳蚤或瘧蚊等人媒之外的傳染路徑。天花一定得由人過給人。天花也不似傷寒或梅毒一類傳染病，它沒有長期的人類帶原者。因此一個人不是有天花、能傳染人；就是沒有天花、不會傳染人；這種說法大略可以成立，不致太過簡化。

除兒童外，多數歐洲人與他們的奴隸也都出過天花，至少已取得部分免疫力。新大陸發現之後的頭數十年，遠渡重洋由歐赴美者都是成年人，幾乎沒有任何未成年人。航程歷時數周，因此若某個移民或海員在登船出發那天染上天花，等船抵聖多明哥，他多半不是已經死了，就是已經擺脫了它的病毒。潮熱、烈陽，是熱帶海上航行的典型狀況，對天花病毒尤具殺傷力。十六世紀之時，沒有快速跨越大西洋的運輸方法，因此延後了舊世界這項最糟糕的禮物送達新世界的速度。

然而，也只是延後而已。從西班牙到新世界，畢竟是一段相當快捷的航程；只要船上有幾名未免疫的人，就可以在船抵西印度前，把病傳給下一個人。天花雖結痂了，落痂上的病毒卻依然可以活上幾周，不小心包進一綑布裡——天花很可能透過像這樣任何情況，一路帶到西屬美洲。[24]

一五一八年十二月或一五一九年一月間，聖多明哥印地安人中間出現疫情，經認定為天花；根據卡薩斯的說法，係從西班牙卡斯提爾傳入。這場疫疾，只感染了少許西班牙人，印地安人卻災情慘重。西班牙人說這場天花奪去了三分之一甚至二分之一印地安人的性命。卡薩斯語氣一向偏於誇大，還說「這是我們親眼所見，島上浩繁人口」只餘不到千名活口。[25]

這些統計數字無疑有些問題，但是與其他天花疫情的死亡數字比起來，基本上並不太過離譜，也和狄克森的估判相去不遠，他認為世代均未曾面對過天花的人口，對這個疾病的抵抗力往往不及至少有過偶爾接觸經驗的人口。而且，發生在聖多明哥這場疫災，不全然只是單純的天花疫情。通常天花爆發，似乎都會有其他呼吸道疾病同時伴隨出現，可能是痲疹，或其他致印地安人於死命的因素。比方因飢餓致死者恐怕亦不在少數，因為眾人病到沒有足夠的人手在田間工作。總之，雖然這些十六世紀的統計數字無法令二十世紀的疫病學或人口學者全然滿意，粗略而言還算正確。[26]

天花在聖多明哥出現後不到幾天，便旋在波多黎各現身。很快地，大安地列斯眾島上的阿拉瓦克人紛紛死去，而且是一種駭人又陌生的死法[27]。已飽受四分之一世紀殖民剝削摧殘的島民，現在終於又執行了自己在世上的最後功用：他們成為新世界的病原庫，為西班牙征服者進襲新世界大陸區之際，提供了無形的生物武器幫手。

於是天花又從安地列斯群島竄到猶加敦，而且似乎竄得很快。十六世紀的猶加敦主教蘭達為後人提供了很多關於猶加敦的資料，根據這位西班牙裔主教的紀錄，一五二〇年代後期，「猶加敦曾發生一場大疫情，症狀是大膿疱，致使病人身上發出惡臭，四五天內就四肢潰爛。」西班牙人定居猶加敦地區後，有一本以歐洲字母撰寫的馬雅語作品《馬雅諸城記事》也曾記載，「那場膿疱症爆發，也就是天花，約在一五二〇年期間。」有人臆測這場疫疾之來，可能是跟著一五一一年西班牙人在猶加敦海岸那場船難登陸，或隨著一五一七年沿猶加敦海岸而來的西班牙大征服者科多巴探險船隊的戰士、船員上了岸。但是這兩個解釋似乎都不能成立，因為新大陸天花疫疾最可能的來源，是在大安地列斯群島，可是直到一五一八底或一五一九年初，天花都尚未在這些島上露面。不過儘管如此，事情也很難說，因為有證據顯示聖多明哥的天花疫疾，也許在科爾蒂斯侵入墨西哥之前即已傳入大陸。因此這場災情慘重的疫疾，也許從兩條可能路徑進來：一是由西與北，自猶加敦傳入；一是直接從古巴進入墨西哥中部，被科爾蒂斯的部隊帶了進來。[28]

科爾蒂斯其人，以及他征服墨西哥的劇情內容，無需在此重述。總之，他占領了阿茲特克人的首都特諾茲提朗城（今墨西哥市前身），又擊敗了同為西班牙征服者的那位對手納瓦茨的部隊之後，他和他的人馬必須再一路打出城去，跑到特拉斯卡拉蔽身。可是就在西班牙人退走的同時，一個比特拉斯卡拉更難對付的戰友出現了（特拉斯卡拉族印地安人與阿茲特克帝國有仇，因此與西班牙人聯手）。多年以後，一位當年原是科爾蒂斯手下，後入道明會成為修士的阿

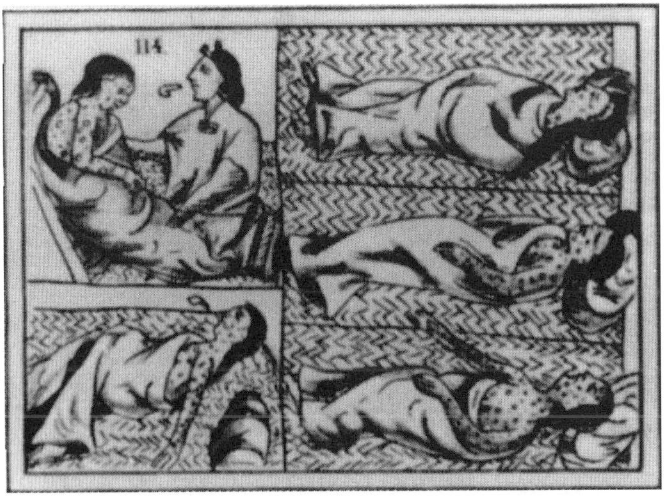

科爾蒂斯侵入期間，天花襲擊墨西哥印地安人。此圖取自方濟會教士薩哈岡十六世紀所著《新西班牙事物概史》。（Courtesy University of California Press）

貴拉，憶起那悲哀一夜的可怕大潰退：「基督信徒因戰爭而力竭之際，神降天花給印地安人，祂認為這是應當的，於是城裡便起了一場極大的致命疫災……」[29]

隨納瓦茨隊伍而來的有一名黑人，當時染上了天花，「他們駐紮在坎波拉，把人家全家都傳染了；於是從這個印地安人傳給另一個印地安人，他們人這麼多，吃睡又都在一起，很快染遍整個國家。」歐洲人至少稍微知道怎麼對付天花，墨西哥人卻不但從未見過此疾，連歐洲人具有的那點粗淺認識亦無。在那位老兵卡斯提羅記錄的筆下：那個黑佬真是「（墨西哥）一劑黑毒藥，他一個人，就令全國俱皆病倒，死亡無數。」[30]

或許，當時其實數疫齊行。撤出特諾茲提朗城後不久，如同多數西班牙人原已對天花免疫的卡斯提羅，「忽然高燒病重，甚至開始吐血」。阿茲特克人也曾提及當時天花患者猛咳不止，顯示同時有肺炎或鏈球菌感染型呼吸道併發症，這是天花病患者常有的現象。一五二〇與一五二一年際，瓜地馬拉的凱奇圭族曾遭重疫肆虐，大批人口病倒，最突出的症狀就是流鼻血，非常嚇人。不論這是什麼怪病，或有可能在墨西哥中部與天花同時存在。[31]

一戰獲勝的阿茲特克人，完全未料到被他們擊潰趕出特諾茲提朗城的西班牙人會捲土重來。然而天花隨之肆虐城中六十天，這期間足以令亟需喘息的科爾蒂斯人馬重整旗鼓準備反攻。於是疫疾方緩，阿茲特克人國都的圍城大戰立即展開。若無這場致命癘疾突襲，當時戰力無損、又因大勝戰志方酣的阿茲特克人，可能會追殺西班牙人到底。科爾蒂斯一條老命，可能就會四肢大張，結束在太陽大神的祭司手上那把火山岩刀鋒之下。但實際的情況卻是，圍城持續了七十五晝夜，直到城內戰死、餓死、病死——或許此時已不再是因為天花——最終高達數萬。城破之際「滿街、滿場、滿屋、滿庭，到處都是屍體，幾至無法通行。甚至連科爾蒂斯本人也因入鼻充斥腥臭而作嘔。」[32]

至於祕魯及安地斯高地，也很早便遭疫疾襲擊；此疫若是天花，極可能必須穿過巴拿馬地峽傳入，正如皮薩羅其人亦是從此路而來。巴拿馬被西班牙人征服之後的初期歷史紀錄，不及墨西哥、印加地區完備，因為地峽一帶物產有欠豐饒，也無原住民文明人口可以向修士學習歐洲文字寫下自身歷史。不過我們確知在十六世紀最初幾十年間，一如安地列斯群島、墨西哥等地，中美洲印地安人也出現過驚人的大量死亡。地峽區最早的醫藥史記載始於一五一四年，記錄了在區區一個月之間，巴拿馬的達里安殖民開墾區就死了七百人，死因是飢餓與不明病症。疫情死亡人數最高之際，奧維耶多正在巴拿馬，他判斷一五一四到一五三〇年間共有二百多萬名印地安人死去。埃雷拉也告訴我們，十六世紀曾有過一段二十八年期間，單單在巴拿馬城與狄奧茲兩地就有四萬人因病身亡。其他也有人寫道：西班牙人初抵達之前曾經人滿為患的「幾千平方公里」之地，如今「人口一空」。[33]

到底是什麼原因，奪去了印地安人的性命？許多歷史學者都怪罪西班牙大征服者達維拉，他不但處決了另一位大征服者巴波亞，並以如此鐵腕統治西班牙在中美洲的第一處移民地，那個時代主要記錄者的筆下，全都恨他入骨。不過卻可以很肯定地說，他對印地安人的殘暴屠殺，並不比皮薩羅更甚。因為在他當權年間，地峽區印地安人的死亡數目較之西班牙人足跡所至任何之處的高死亡率，可謂並無二致[34]。一五二七年對達維拉的罪名進行調查之際，他的辯護師指稱殺害印地安人的最大兇手，其實是天花疫疾而不是他。這項證詞很難駁斥，因為一五二七年另一份文件也曾提及，當時必須從外地引進原住民奴隸，才能濟巴拿馬城、拿他、宏都拉斯港等地奴荒之急，因為天花已使三地的印地安人全數死光。[35]

對於巴拿馬的公共衛生改善，西班牙人可謂始終束手無策。一六六〇年際，巴拿馬城官方曾列出下列致死或不適病症：天花、麻疹、肺炎、化膿型瘍腫、傷寒、發燒、腹瀉、黏膜炎、膿疱、疹塊——而且認為全是因祕魯進口酒而引起[36]！然而，早期巴拿馬所有致命病因之中，天花無疑高居最強大的印地安殺手。

若想描繪舊世界疾病初抵巴拿馬以南地區的情狀，就必須面對含糊模稜，甚至全然的猜測，因為發疹型熱病現在開始以大陸區為基地進行，顯然已趕在西班牙人之前，從地峽一路南奔直抵印加帝國，領先於皮薩羅的入侵。早在後者進攻印加之前，印加皇帝加巴克就已察覺到西班牙人——那些「滿面鬍鬚，坐著大房子在海面四處行動的海上怪獸」——正從巴拿馬沿著海岸向南撲來。事實上天花及各種疹熱的傳染力如此之強，任何「接收」到西班牙人動向訊息的印地安人，都可能也輕易便「接收」到這個歐洲疾病的感染。生理上毫無抵抗力的印地安人，作為這類疫疾的傳染媒介，遠比西班牙人更為有效。[37]

關於哥倫布後印加地區的第一起疫疾，我們手上的證據可謂完全道聽塗說。因為印加民族沒有文字系統，所以只能全憑西班牙人以及西班牙征服之後方才出生的印地安人二手報告。此外還有源於印地安人記憶的傳說，以及一五二〇年代大災疫發生多年甚至數十年之後方才寫就的記事。唯一僅有的疫疾記載，均與印加君主加巴克之死有關。他人生最後幾年時光，都用於征戰位在今日北祕魯及厄百多爾。就是在厄百多爾的基多省那裡，他第一次接獲自家帝國境內有疫疾爆發的消息。然後他自己也被疫疾擊倒，手下軍官亦紛紛死去，速度之快駭人聽聞，「他們全臉蓋滿疤瘢。」

這位印加皇帝和他的眾軍官們，到底因何而死？所有資料來源之中，一般而言最可信的是祕魯出生的西班牙史家德拉維加（母為印加公主），他形容加巴克的死因是「發抖寒噤，印地安人稱作『chucchu』，以及發燒，印地安人稱作『rupu』……」。四百年之下的我們，實在不敢斬釘截鐵斷定此病絕非美洲原生就有。多數記載都稱之為天花，或認為不是天花就是麻疹。天花似乎是最好的推論，因為天花正是在這段時期現身；而此時也正是西班牙人以天花奪命無數的地區為基地，沿印加地區海岸向南進發之際。[38]

二十世紀的讀者，往往會低估天花疫疾對阿茲特克人以及印加兩大帝國造成的重創。長久以來，我們已經被西班牙征服者的驍勇傳說催眠，以致忽略了他那批生物戰友的重要性。現代醫藥成就非凡，也使我們難以接受征服時期留下來的記載：一場疫疾，竟能奪走三分甚至二分之一的性命。方濟會教士暨史家莫托里尼聲稱，在墨西哥多數省份「一半以上的人口因此死去；其餘省份的死亡比率也不遑多讓……他們成堆死去，猶如跳蚤。」

這些比率容或有些誇張，卻不似我們以為的那般離譜。墨西哥人對天花毫無天然抵禦；

又有其他疾病躲在天花肆虐的屏遮後面，可能也扮演了靜悄而迅速有效的殺手角色。再加上食物短缺，最基本的病患照顧亦有不足，結果可想而知。莫托里尼寫道：「許多人是餓死的，因為大家都一起病倒，彼此無力照護，也沒有任何人可以拿麵包或任何食物給他們吃。」我們永遠不能確定當時死亡數字為何，可是從所有證據看來，絕對極高。庫克與包若兩位美國學者推估，無論出於何種死因，全部總加起來，中墨西哥一地人口由征服前夕的二千五百萬，十年之間，驟降為一千六百八十萬。這個估計，加強了莫托里尼所言的整體真實可信度。[39]

位於巴拿馬之南的印加帝國，有關其境內一五二〇年代的疫情死亡人數，我們也只能做基於合理推論的臆測。當地人口稠密，因此利於傳染病滋生、傳遞。假若一五二〇年代的疫疾確是天花——看起來也確乎如此——那麼遭其荼毒者必定不在少數，因為這些印地安人對天花的認識或免疫力，可能和墨西哥人不相上下。我們現在的資料都只說當時有多人死去。征服者迪里昂估計約在二十萬之譜，道明會修士慕拉更完全放棄估計：「千千萬萬，不計其數。」[40]

因此我們只能用猜的。法國學者維拉專門研究疾病對美洲印地安人的影響，他指出西班牙征服的祕魯、波利維亞兩地，疫疾死亡人數低於墨西哥，顯示安地斯山脈的高地氣候是可能原因。但事實上天花通常在乾冷狀況下更為猖獗。或許，哥倫布西來之後發生在印加地區的第一次疫疾，被歷史學者遺漏了，因為事情發生在西班牙征服美洲之前。但正因為是第一次，可能也是災情最慘重的一次[41]。西班牙征服美洲五十年後，利馬附近的印地安人都還一直堅稱：若不是在皮薩羅入侵之前幾年，呼吸道疾病「令絕大多數族人病倒」[42]，西班牙人根本不可能打敗他們。他們指稱的這個疾病，就是一五二〇年代肆虐印加帝國的那個大殺手嗎？或許，將來考古發現可以給我們較確定的答案。

疫疾不僅令印地安眾帝國人口死亡無數，同時也深深影響了他們的權力結構，疫疾擊倒了領導人物，也破壞了原有的權力替換正常過程。墨西哥阿茲特克皇帝蒙特祖瑪死後，其姪奎特拉瓦克獲選繼位。也就是這位新皇，指揮追擊在特諾茲提朗城大潰退的西班牙人，差點改寫了科爾蒂斯及其人馬的命運。可是奎特拉瓦克旋即死於天花。或許阿茲特克及其盟邦裡面，還有其他更多居於決策位階者也在這段時期死去，領導鏈大量斷裂。卡斯提羅亦記載特諾茲提朗城大潰退後不久，印地安人不再進擊，「原因出在墨西哥人與特斯科科人之間發生分歧、黨派[43]。」（阿茲特克帝國係由三大城邦聯盟而成：特諾茲提朗城、特斯科科城、特拉科潘城）同樣重要地，也因為他們的力量被天花疫疾削弱了。

逃出特諾茲提朗城的科爾蒂斯，因印地安統治階層紛紛死於天花，遂有了空隙回頭籠絡位居要津人士，為自己爭取支持。他寫信給西班牙國王查理五世，報告喬魯拉城內：「當地人紛紛邀請我去他們那裡，因為他們很多大人物都因天花死了（天花在此肆虐之重，一如各島情況），希望我在他們同意之下，為他們指派一些繼任領袖。」類似的請求，很快匯集，來自特拉斯卡拉、恰爾高，也來自其他各地。「科爾蒂斯已取得如此大的權勢，」卡斯提羅這位老兵回想：「甚至連遠地的印地安人也來見他，尤其是來請他仲裁，指派領主或酋長的繼任人選，因為當時天花已來到新西班牙，許多酋長都死了。」[44]

同樣地，一五二〇年代的大疫疾對祕魯也是一記意外重襲，直擊印地安社會的神經中樞，將整個祕魯扔進自我毀滅的混亂驚厥。印加帝國政府是絕對獨裁的政體，皇帝是半人半神的太陽之子。失去了皇帝，能對整個社會造成重大折傷。皮薩羅俘虜印加最後一任皇帝阿塔華帕時的狀況，即可以證明這份影響。想來這位印加君王愈受臣民擁戴，造成的損失就會愈慘重。正如皇帝加巴克病死之時，達里昂記載：百姓「哀悼，如此沉痛，哭聲遍地，哀號沖天，連鳥兒也震落掉地。消息傳遍四地，無處不悲。」西班牙人終於破城之日前夕，那末日來臨之前最後幾天的情況，印地安人曾有所傳述，皮薩羅是首先予以記錄之人。據他判斷：「西班牙人到此之時，若這位加巴克仍然活著，我們絕不可能贏得這片土地，因為他極受臣民愛戴。」[45]

印加皇帝死了，連同印加社會許多重要人士也都在這場疫疾中死了。梅塔將軍、眾多軍事領袖、皇帝的總督叔叔海拉奇托、總督弟弟涂派卡、公主妹妹柯卡，還有許許多多王室成員，俱在疫疾下命喪。這些重要人物之死，必定奪去了整個帝國的復原能力。然而令國家面臨最大威脅的損失，則是皇子暨儲君庫由徹也死了。[46]

在一個獨裁政制裡面，最危險或最持久的問題，莫過於王位繼承問題。最粗糙但可行的解決之道，則是讓這位獨裁君主自行選定繼承人選。諸子之中，印加皇帝選出了庫由徹，擔任下一任佩「帝綬」亦即戴冕者，不過必須先經由問神儀式指示此乃吉祥天意。結果第一回請示神旨，諸神不中意庫由徹。第二回再請示，另一子胡思卡亦非更佳人選。大貴族們回覆請旨，要皇帝再選一位，卻發現皇帝大人死了。突然之間，印加社會綻開了恐怖的大裂口：獨裁之主已死，後繼無人就位。其中一位貴族立刻採取行動以彌合裂口：「好好照料遺體，」他說：「我去吐密播帕把帝綬交給庫由徹。」但是為時已晚，當他趕到吐密播帕，卻發現庫由徹也已倒在天花魔掌之下。[47]

印加君王之死，有好幾種不同的傳說版本，其中描述最佳的一版，正好與本章論述若合符節。而且儘管各版紛紜，歧異眾多，卻在一事上頗為一致：亦即加巴克意外病故後繼承無人，國中無主，陷入極大混亂。胡思卡與阿塔華帕開戰，重創帝國，亦為西班牙人得以迅速征服得逞預備了道路。「若非胡思卡、阿塔華帕對立，國家被分成兩半，」皮薩羅寫道：「我們哪能登門進城，奪下這片土地。此事本來非有千人莫辦，而那個時候，我們連找足五百名西班牙人都不可能。」[48]

疫疾造成的心理影響創鉅痛深，更何況是一個聞所未聞、毀容壞肢、迅速奪命的陌生怪病？一旦染上天花，不出幾天，好好的健康人就變成渾身爛瘡、流膿的恐怖形骸，連最親近的家人也無法辨認他的形貌。這種深刻衝擊，可以從下列這篇簡練、淡然，依據當時特諾茲提朗城一帶印地安人口述目擊寫成的報導感受出來：

它在山宴月來到，立如毀滅死神般散臨眾人。有些人全身蓋滿（膿疱）——臉上、頭上、胸前。一片驚慌混亂。許多都因此死了。他們走不動，他們只能倒在床上；他們動彈不得；他們起不來；他們換不了姿勢；他們不能側臥；他們不能俯臥，也不能仰臥。如果稍微動一下，便會大聲呼號。它（天花）的殺傷力極大。渾身遍體都是膿疱，多少人就這樣病死了。[49]

墨西哥有些地方死亡人數如此之高，根據莫托里尼記載，以致印地安人根本無法埋葬如此大量的死者。「他們把住屋拉倒，蓋住死屍，好掩住屍腐臭氣。」他寫道：「所以活著的時候是家，死了就成為他們的墳墓。」特諾茲提朗城的死者則直接扔進水裡，「死人身上發出的臭氣異味沖天。」[50]

那些僥倖未死的，恐怖後果也只稍減而已，因為天花留痕，終身不去。西班牙人回憶那些大病未死的印地安人，因為抓破膿疱，「臉上、手上、身上一片深疤，把旁人嚇得半死。」「有些人的膿百分布得很散；病得比較不重，病死的也不多。可是臉上都難免留下疤痕；有的在臉上，有的在鼻子。」還有人因此失明——這是天花病後常引發的後遺症。[51]

面對新疾病，印地安人的抵抗力極端脆弱，和西班牙人幾乎人人免疫恰成鮮明對照。後者在來美洲之前即已取得免疫力，又在疫疾流行的古巴再度加強。兩下對比，想必令美洲原住民印象深刻。當然，他們很快就了悟到科爾蒂斯和羽蛇神根本沒有任何關聯，而且西班牙人就和任何人一樣，有缺點也有弱處。但是他們深心裡一定也始終有一絲疑問未去：西班牙人可能真是什麼超人之類。他們揮舞的鐵劍、火槍，他們那行動驚人敏捷的大船，尤其是他們胯下的馬匹，更只是超人才能擁有的工具與僕從。而且，他們竟不會被天花擊倒——鐵定只有神，才能有這等護身盾牌！！

我們只能想像，天花對印加人造成何等巨大的心理衝擊，雖然必定比在墨西哥造成的衝擊為小，因為天花與西班牙人並非同時來到此地。可是不管任何環境、景況，大規模的疫疾都非常恐怖，一定深深打擊了印加人的信心，認為自己不再受諸神愛眷。接下來長時間的激烈內戰，令長久習於太陽之真實愛子獨裁君主統治的人民大為惶恐。然後是最後的大災難，西班牙人再度來到。

美洲所有原住民之中，馬雅人可能是最敏感、聰慧的一族，對自身遭受的那份難以承負的疫難荼毒，也比其他各族都表達得更為尖銳沉痛。一五二〇與一五二一年間，有疾病重擊瓜地馬拉，為旋即入侵的阿爾瓦拉多預先開路；他是大征服者科爾蒂斯麾下一名軍官。這個病顯然不是天花，因為現有相關記載並未提及膿疱，只強調鼻血、咳嗽、膀胱病為主要症狀。或許是流行型感冒吧[52]。總之不管是什麼病，為後代族人留下一部大疫年記事的凱奇圭族馬雅人，就只能束手無策。他們的話語，為所有不幸遭舊世界疾病觸及的十六世紀印地安人，道出了心聲：

亡者發出的氣息如此惡臭。我們的父親、我們的祖父都倒下了，然後半數人都逃往田野。餓狗、禿鷹啃噬死屍。死亡人數駭人。你的祖父死了，你的王的兒子死了，他的兄弟、族人也都死了。因此我們都變成孤兒，哦，我的兒啊！因此我們都還年輕幼小之時，便都成為孤兒。我們所有人都成了孤兒。我們生下來就是為了要死去！[53]

第三章　舊世界植物、動物移居新世界

如果病原體可以無拘無束地飄洋過海，從舊世界跑到新世界去；那麼所幸，其他生命形式亦然。一些可以為人類提供糧食、毛皮、勞動力來源的生命形式，亦即農作與家畜，也能遷移到美洲生存。西班牙人、葡萄牙人，以及其後陸續穿越大西洋而來的其他所有人，他們能否順利定居、成功地開發新世界，有相當程度取決於他們能否「歐洲化」新世界的動植物相。及至一五〇〇年際，這項轉型工程已在盛大進行，到了一五五〇年，南北美洲更已經改變得回不了頭了。

在這件事上，一如疾病現象，舊世界對新世界造成的衝擊如此鉅大，如今我們二十世紀之人只能發揮想像力，才能揣測哥倫布來到之前的美洲樣貌。十七世紀的博物學家暨歷史學家科博神父，對東半球對西半球產生的影響，就採取樂觀態度：

地球上所有其他地區，都貢獻出它們的鮮果與豐饒，為這處新世界妝點打扮。西班牙人初來此地之際，便發現儘管金銀礦藏再富，這塊地卻如此貧瘠，供應人類生存養分與勞動所需的動植物如此匱乏。[1]

但是在我們細部檢視上述說法的真實性之前，必須先了解一項事實：亦即當年一波波征服了美洲的兵士與移民大軍，他們的肚腹之內，並非只塞著小麥、豬肉等歐式飲食。想當然耳，來自舊世界的動植物補給，絕對不會都趕在探險家與征服者之前先行抵達（雖然有時確能如此），而美洲有很多地方，根本不容歐洲動植物茁壯成長。舊世界移民別無他法，只能接納多種印地安族飲食，尤其是早期以及居住於濕熱地帶的移民。對歐洲人來說，或許最不容或缺的食物就是小麥做的麵包，但是在那些甚至連彌撒用餅都「像潮軟的紙張般垂下，因為氣候實在太濕太熱」的地區，歐洲來的穀物焉能成長生存。法國海上探險家維爾嘉農將軍寫到：在里約熱內盧，就必須食用「與我們歐洲全然不同的食物」。[2]

西印度群島以及潮熱的低地一帶，西班牙人若要麵包就只有兩項選擇，不是進口他想吃的小麥，就是改用在地的樹薯粉——「做成一種寬而薄的糕餅，幾乎有點像是摩爾人的鏢靶或小圓盾[3]。」巴西濱海不宜種植小麥，樹薯或又常稱木薯很快成為當地主食。巴西歷史學家普拉多便稱此物在巴西為「必備之物」。[4]

玉米在潮濕低地亦有其重要性，可是遠不及較高、較乾、較冷的大陸地帶。在小麥麵包與玉米麵包之間，西班牙人一向偏好前者，可是不總是能夠取得，也不一定負擔得起，因此比較中下階層的西班牙移民，通常就只有選擇後者。[5]

這些來自歐洲伊比利島的新住民，食用各式各樣的美洲食物——南瓜、豆子、馬鈴薯，不一而足——但是重要性都不及樹薯與玉米。移住美洲的歐洲人，與他們留在老家的同胞一般，對馬鈴薯作為主食的接受度進展很慢。即使在白馬鈴薯的原產地安地斯山高地，歐洲人最多也將之視為半食品，雖然頗有人樂意靠種馬鈴薯發財，作為波多錫印地安礦工的伙食。[6]

歐洲人也將這些印地安作物與種籽，傳布到哥倫布來到之前原本並無此物的美洲其他地方，因此也提高了這類植物在美洲本地日益大量生存的能力。白馬鈴薯即為一例，十七世紀之前原本不存於北美，直到一七一八年才被愛爾蘭的蘇格蘭裔帶到新英格蘭區[7]。歐洲人顯然也藉由大規模栽植菸草、可可、辣椒、美洲棉花等作物，不但自己大發其財，同時一手塑造了新世界全地的風貌與歷史。而且他們還切收採集瘉創木、黃樟以及其他美洲本土植物，越過大西洋輸往歐洲。但是儘管歐洲人充分利用了美洲植物，此事的重要性卻遠不及他們自東半球老家輸入的各式動植物食物來源。歐洲人動作很快，立刻盡可能地將新世界改頭換面，打造成舊世界的模樣。這樁改造工程如此成功，他們手下所完成的美洲新貌，或許可謂自更新世以來此地最鉅大的生物革命。

這些在美洲開拓新天地的歐洲先民，後人往往只紀念他們的勇氣與毅力，卻鮮少是因他們的「綠拇指」而流芳。但他們可的的確確真是批農業大家！（雖然西班牙老兄對農業的熱情比較有限）他們遍播種籽，從冰天雪地的北方撒到冰天雪地的南方。至於到底是哪個人將哪種植物帶到哪個地方，就很難正確解答了。十六世紀下半時期那位耶穌會教士阿科斯塔就曾問過，是誰種下我步行、騎馬走過的「那一整大片橘樹林啊？」答覆是「有橘子掉在地上，爛了，籽蹦出來，隨流水帶向四方，有些就在這裡長成這麼茂密一片了……」[8]

所有可以確定的第一批抵達美洲的日期，都少不了艾斯班紐拉島（即西班牙島之意，今海地、多明尼加二國所在之島嶼）——似乎所有人事物，都在這個進入美洲的通關口首先發生。就讓我們從此地出發，探視移民如何首度嘗試栽種歐洲作物，然後一路循著它們的散布到大陸。然後再回返艾斯班紐拉，對歐洲禽畜在新大陸的演進史做同樣追蹤。

一四九三年哥倫布曾留下種籽，供他所建立的殖民開墾區拉納維達得（即基督誕生之意，因在聖誕節那日創立）栽種之用。然而，就算這些種籽當年確曾種下，很可能也從未獲得收成，因為居民全遭阿拉瓦克人殺害，這第一個殖民開墾區也從此失敗廢守。所以歐洲作物在美洲的一頁農藝史，是在哥倫布二度來航才真正發軔。他重返艾斯班紐拉，帶領著十七艘船隻、一千二百名人手，還有各式作物種籽、切枝：小麥、鷹嘴豆、蜜瓜、洋蔥、小蘿蔔、沙拉用生菜、葡萄藤蔓、甘蔗，以及各種果核以備開闢果園。初期栽種成果便令人大受鼓舞，起碼這些熱情興奮的移民如此堅稱：「所有種籽一種下去，三天就冒出芽來，等到第二十五天，就已經可以吃了。果核埋到地裡．七天就發芽。葡萄藤也是不出七天就抽出嫩葉，二十五天結束，晶碧的葡萄就可以採收了。」顯然西班牙式的願望，影響了西班牙人的視力。其實每一處美洲殖民地，早期開發期間都會有一段「饑荒時期」，這項「饑荒傳統」便是於一四九四年在艾斯班紐拉首先揭幕。如果當時歐洲來的種籽真如他們所說，都在破紀錄時間之內，即以成熟作物之姿迫不及待破土彈出，哪可能會發生一四九四年的饑荒呢。[9]

安地列斯群島作為歐洲農業團在美洲的基地營，表現實在有欠理想。小麥與其他歐洲穀物的栽植都宣告失敗，葡萄藤、橄欖樹也步其後塵：所以這意味著無麵包也無酒、無油可食。沒有這些，那可會把一個西班牙老兄給餓死在這裡的！不過菜園果園裡面——白花椰菜、包心菜、小蘿蔔、生菜，還有歐洲蜜瓜——卻成果豐碩。因此，移民者若能忍受以美洲印地安作物為主食，至少就甜點來說，他總有熟悉的老家水果：如橘子、蜜瓜、石榴、桔柚、無花果等等可吃，這些都在西印度長得極好。[10]

早年的安地列斯群島植物相，還有另一項新加入的重要水果，那就是一五一六年自非洲西北岸加那利群島引入的香蕉。奧維耶多如此描述這個外來水果，果皮很容易剝，「裡面全是果肉，極似乳牛腿骨的髓。」這些香蕉樹，他於一五二〇年代寫道：「繁殖如此之速，在各處島嶼以及基督徒已經定居開墾的地峽區（加勒比海南方海岸）繁密茂盛，真是奇景一樁。」[11]

對位於美洲熱帶、半熱帶氣候地區的移民屯墾地來說，最重要的經濟支柱，就是大量栽植某些特定經濟作物以輸往歐洲。這些大型栽植場，包括糖類、棉花、稻米、靛藍染料各型作物，從北美維吉尼亞的菸草地，到巴西的咖啡田，一度先後遍布美洲。曾為殖民時期新世界帶來最可觀利潤的收益固是礦業，但僱用人手最多者卻仍屬大型栽植場，至終也從中產出最大財源。

這一切，都始於艾斯班紐拉栽植糖類作物。這型大規模經濟作物先前在加那利群島及葡萄牙旗下的大西洋島嶼已極有斬獲。哥倫布本身即曾於一四七八年自葡屬的大西洋小島馬德拉運糖往熱內亞，他第一任妻子的母親就在馬德拉擁有一片糖產。一四九三年哥倫布也隨船將甘蔗帶到艾斯班紐拉，結果在美洲地上長得極好，可是作為產業成長卻出奇緩慢，直到查理五世出手干預，下令所有製糖大師傅及作坊技術人員都必須自加那利群島聘來，並批准貸款在艾斯班紐拉建造糖坊。及至一五三〇年代，全島已有四十三座廠房，蔗糖遂成為這處西班牙安地列斯群島島上兩大經濟特產之一（另一項為牧牛場），直至十六世紀下半時期方才開始衰落。[12]

衰落的原因，其一來自大陸區的競爭。任何地方，只要有炎熱的陽光與充足的雨水，西班牙人都種起甘蔗。他們征服墨西哥、祕魯之後不久，蔗糖很快便成為這兩地常見的低地與深谷區作物。於是甘蔗那挺賺錢的枝葉根苗，如雨後春筍躍出，從墨西哥灣直到拉布拉他，冒遍了西班牙帝國全地。比方十七世紀初期巴拉圭的亞森松就擁有高達二百座糖坊，整個西班牙帝國可謂糖滿為患。科博神父便寫道：「全宇宙之內，沒有任何一區消耗這麼多糖，又有這麼多船隻運糖往西班牙。」[13]

可是在整個十六世紀大西洋世界之中，最大的蔗糖生產者雖然也位於美洲，卻非西班牙來人。葡萄牙因為擁有非洲外海的馬德拉、聖多美兩島，十六世紀揭幕之際早已是頭號產糖大國，旋即甘蔗亦被送往葡屬巴西。及至一五二六年，巴西蔗糖就已經開始在里斯本繳稅通關了。接下來的一個世紀是巴西的蔗糖年代，巴西成為大西洋世界最大的產糖地。一五八五年間，單單是東北部奧林達墾殖區一地，就有六十六家糖坊。及至一六一〇年際，巴西共有四百座糖廠，年產五萬七千噸；或二百三十家，年產一萬四千噸——要看你是依據哪位專家說法[14]。如此大量的糖在歐洲販售而生的財富，遂令小安地列斯群島的英人法人也開始在十七世紀栽種蔗糖，此舉——至終——意味著巴西蔗糖農場經濟的衰退。

蔗糖，雖具有無可測量的經濟重要性，卻非生活必需品。一如未來各種大規模栽植的經濟作物——菸草、棉花、咖啡——它們雖為管理一方帶來財富，本身卻終究不能為勞方提供足夠養分效益。除非標準的歐洲食用作物也能在美洲大量栽種，歐洲殖民地在新世界的成長終將緩慢有限。

問題最大的癥結還是在氣候。西班牙本身地處溫和，西班牙的龐大帝國卻多位於南北回歸線之間的熱帶。沒有任何農人，能夠在這種氣候緯度種出伊比利半島上特有的主要作物。他必須追隨科爾蒂斯、皮薩羅的腳蹤，進入山區，在高海拔地尋得一處可以取代高緯度的環境。

為簡短篇幅，且讓我們就只考慮西班牙烹飪中最基本的食用作物——小麥、葡萄酒、橄欖油三項。早期新西班牙即墨西哥高地的西班牙裔農家，多數都種植小麥，以配合總督推動的發展政策。當局方面必須時時督促提醒，確保新西班牙能夠生產足夠的小麥與其他糧食，以餵飽自己這些人口。因為仔細關注農事，向來不是卡斯提爾人之所長。可是及至一五三五年，墨西哥已能輸出小麥到安地列斯群島與地峽區兩地；至世紀中，墨西哥市的麵包已經

「和西班牙一般便宜到不行」，再至這個世紀的最後四分之一時期，阿特利斯科谷一地，就年產十萬「法內格」單位（等同一五六二〇〇蒲式耳，一蒲式耳為三五・二三九公升）的小麥。[15]

祕魯地勢與氣候的多元，至少不下於墨西哥，因此也能生產多種不同作物。西班牙征服該地之後，不出一代的時間，稻米、蔗糖、香蕉就開始在這裡的潮濕低地生長。及至一五四〇年代，利馬附近的溫和谷地及祕魯高地也開始量產小麥。大征服者迪里昂曾說，阿雷基帕周遭一帶生產的「小麥極佳……由此做出的麵包也極佳。」隨著時間過去，祕魯成為供應小麥給帝國境內濕熱地域的重鎮之一，尤其供應巴拿馬及地峽區兩地。[16]

只要氣候允許，西班牙人在美洲所居之處幾乎都種植小麥，此言可謂不假。我們發現西班牙在美洲展開殖民之後，不到幾年就在拉布拉他、新格拉納達（包括今哥倫比亞、厄瓜多爾、巴拿馬、委內瑞拉）、智利，甚至中美高地，開始收成小麥。十七世紀英裔西班牙教士蓋治指出，十七世紀瓜地馬拉山間谷地共有三種小麥輪流栽作[17]。我們若檢視西班牙帝國拉開序幕第一個百年間的任何地理記事——不論是十六世紀西班牙天文學者維拉斯科的《印地安地理關係》或西班牙修士斯賓諾沙，或埃雷拉煌煌歷史鉅著的第一卷——都顯示及至一六〇〇年際，西班牙殖民者幾乎時時都可取得小麥做的麵包——除非他實在太窮，或住在炎熱低地——但是其實連這些窮人、低地居民，都吃得到小麥麵包，只要他付得出進口的費用。

相對於小麥，酒當然不是生存之必然所需；但是這句話的真實性，鮮少有西班牙紳士可以接受。如果西班牙人要吃，就一定要有小麥；如果他要喝，就一定要有酒。不過西班牙統治的新世界帝國境內，就是缺乏可以製作好酒的葡萄。（聽說有位西班牙教士，該人邏輯意識比正統信仰意識更強，便曾下如此結論：既然神自己從不讓印地安人取得製作葡萄酒之法，以供聖餐儀式之用，那麼顯然祂也從未打算讓他們成為基督徒了[18]。）西班牙帝國的早期紀錄，載滿了此類記事：葡萄藤在甲地種不成、在乙地頗見希望、在某個丙地結實甚夥云云。葡萄藤蔓，在安地列斯群島、在熱濕的低地長不起來；在墨西哥，儘管氣候溫和，卻酒產量甚稀，而且酒質低劣，「因為一般而言，就是長不好，無法完美地成熟[19]。」一直要到征服者抵達祕魯，西班牙才終獲一處可容葡萄藤蔓茂盛成長之地。祕魯的葡萄酒元年為一五五一年。一百年後，祕魯產酒不但足供自身的大量酒腹之用，更可以出口外銷。[20]

在今日祕魯之南，葡萄也長得極好。比方智利，「氣候頗類卡斯提爾，幾乎正在南北相對同一緯度……」圖庫曼一帶，以及拉布拉他地區普遍而言，都栽植酒用葡萄以及西班牙其他作物。一六一四年際，智利聖地牙哥主教區一地，即產酒二十萬缸。「缸」是個出入很大的測量單位，可是不管怎麼說，二十萬缸都鐵定是好大一堆酒。[21]

西班牙人一如地中海沿岸各民各族，人生當中都少不了麵包與酒——還有油，橄欖油。若有了這三樣，黃金世紀時期的西班牙人就如古希伯來人般，自覺有了他們認為文明餐飲必備的基本食用植物作料。橄欖樹需要水分，卻非落在大安地列斯群島與加勒比海沿岸的那等雨量。因此能在墨西哥生長的橄欖樹數量有限，整個十六、十七世紀，當地的橄欖與橄欖油產量微不足道。

西班牙人於十六世紀征服定居的美洲地域之中，最接近地中海乾燥氣候，亦即最適宜葡萄生長之處的地帶，是在祕魯與智利的沿海谷地。早期移民一定也曾想到，橄欖或可能也在那裡茁長，但是第一批橄欖樹卻遲至一五六〇年際方才種下。這麼長的空窗等待期，原因無疑出自必須老遠從歐洲把它送來。可是一旦到了艾斯班紐拉、地峽區這幾處通常必經的中途站，哪還有足夠或任何剩餘留給祕魯之用呢。所以一直要到了一五六〇年，遠在祕魯的小麥與葡萄藤初次登場亮相多年之後，才有一位早期移民定居利馬的人士里維拉，從西班牙帶了一些橄欖籽苗回來。可是啊，只有兩三株倖存於這趟千山萬水之旅。如此珍貴的寶物，他甚至派了許多奴隸與狗嚴密堅守。結果白費心機，還是有一株被偷，一路潛送到智利之南的五百里格之地（一里格等於四．八公里）。因此就是這些籽苗，不論是合法或非法取得，展開了南美太平洋沿岸瘠地灌溉山谷區的橄欖油產業之始，而且很快便取得相當規模。[22]

其他西班牙食用作物——菜蔬與果樹——同樣也是只要有成熟結實的可能，即使可能性再稀微，便都隨著移民開墾到哪裡，便播種到哪裡。我們若對拉丁美洲的地理有所認識，並知道何型氣候適於何種食用作物成長，對於西班牙人當年栽植這類作物的地點，通常便可做出不失正確的推測。

但是十六世紀從歐洲帶往美洲的植物，不全是（甚至多數都不是）供人食用，而且也非特意攜往。雖有幾種飼用草料，可能確是為此目的輸入十六世紀美洲——後來更肯定必是為此目的——但是總歸起來，那些既不是為人類生產食物之用，或起碼也不為人類感官之娛開花展姿的植物，若在一四九二至一六〇〇年之間即已跨越大西洋來到此間，絕大多數都如天花病毒一般，乃是以非正式引進的方式登陸美洲。這些花草樹木的種籽，夾在紡織品摺層內、泥塊中、牛糞裡，以及其他千百種方式抵達。這一批批普羅眾植物，想來散布極速，因為歐洲人沿襲印地安族放火燒草場的習俗，而且更發揚光大；歐洲人帶來的歐洲牲口又過度放牧，吃盡大片草場，正好為身強力壯的各式移民花草、雜草開道備路。諸如肯塔基藍草、雛菊、蒲公英，隨手點名幾項，其實都原產自舊世界。單單這項事實，就足以令人想像自一四九二年開始、直至二十世紀態勢猶未止的這場大變動，規模是何等巨大了。今日有許多草地區，已很難在其中覓得任何在哥倫布來到之前，即已在美洲生長的本地植物。研究美洲植物的學者，隨意就可以找到這樣一整片草地區。[23]

可是歐洲來的食用型作物，在印地安人眼中，多與歐洲來的野花雜草般同樣地不可取。各個不同殖民區，無論是英格蘭人或南歐人建立，都一再有同樣記述：印地安人竟不知把握良機，學習接受栽植舊世界傳入的作物。在西班牙屬的美洲，白人本身種得的糧食通常都不足以滿足自身所需，以致印地安人也被迫去種小麥與其他歐式作物。但印地安人如此去做，若非出於歐洲人的直接指揮，就是為了要向他們完糧納貢；鮮少係為自己食用。歐洲人毀了印地安人的文明，甚至驅使他們的神明穿上基督教的衣著頂戴，然而在生活最基本的許多層面，印地安始終保有自己，還是印地安本色。[24]

不過有一項大例外，就是印地安人熱烈接受了舊世界來的牲口禽畜。有關這方面我們接下來就會看到。

新舊世界牲物相之間的絕大差異，令正值文藝復興年代的歐洲人稱奇，正如我們在首章所述。可是大西洋兩岸家禽家畜之別，更令人咋舌不已。印地安人作為農人成就斐然，比起世上其他農民毫不遜色。可是在馴養動物方面卻表現平平。身為一四九二年的印地安人，家中只有區區幾種動物服侍他：狗、兩種南美駱駝（駱馬與羊駝）、天竺鼠，還有幾類禽鳥（火雞、番鴨，以及可能屬某種雞類的家禽）。他沒有可供騎乘的動物。他所食、所用的肉類、皮革，都來自野生獵物。他也沒有馬、驢、牛等負重獸可供驅役。除了駱馬天然生活區以及狗兒拉軛所能提供的最微助力之外，印地安人若想要搬移任何重物，無論多重、多遠，都只有自己來。最經典的例子，就是哥倫布來到之前的中美洲印地安人，他們建造起一座座巨大神廟，跋涉幾百里崎嶇長途從事商旅，但是這一切成就背後，可供他們效力，而且行動最快、力氣最大的動物：還是人類自己。[25]

舊世界牲口禽畜對美洲大陸勢將產生的衝擊，先在艾斯班紐拉、後旋即在安地列斯其他各島，首度登場轟動預演。一四九二至一五五〇年間，若有人從外太空注目加勒比海群島，很可能會推論那裡正在進行的事情，是想把豬、狗、牛拿來替代人類。事實上可說正是如此，因為及至一五二〇年代，無情疾病、人為剝削，等於已經將艾斯班紐拉的原住民完全滅絕。他們在古巴、波多黎各、牙買加等地的阿拉瓦克同族兄弟，很快也跟在他們身後步入湮滅。巴哈馬、小安地列斯群島並未被西班牙人占據，可是隨著大島上的印地安人消失，奴隸販子出航眾小島，繼續散播疾病，擄走無數阿拉瓦克族、加勒比族，把他們送進此時已變成死亡奴工營的艾斯班紐拉、古巴、波多黎各、牙買加等地。於是就在哥倫布首次望見美洲陸地後區區數十年間，安地列斯群島原住民幾乎已經消滅殆盡。[26]

人口銳減，輸入的禽口、畜口卻反而爆增。第一批牛馬雞鴨犬羊大隊，是隨同哥倫布一四九三年二度來航登岸。這些外來「嬌客」來到美洲，既鮮有（甚至沒有）當地野獸撲食牠們，亦鮮有（甚至沒有）當地疾病煩擾牠們，遂自由自在，大吃特吃美洲大地上豐美的鮮草、嫩根、野果，迅速繁衍起來。事實上美洲本土某些動植物的絕種，很大一部分原因出自牠們的增生之速。甚至連此地人類（印地安人）的消失，也和牠們侵食其果菜園地脫不了干係。[27]

對加勒比海的環境適應最快的外來動物首推豬兒。一四九八年底，那位艾斯班紐拉叛軍羅爾丹一人，就擁有一百二十頭大型與二百三十頭小型豬。很快地，遍地豬隻亂跑，豬口驚人。一五一四年四月，征服古巴的西班牙殖民者德奎利亞爾寫信向西班牙王報告，他帶到古巴的豬隻已經繁增至三萬。（十六世紀西班牙文裡的這個數字，或許最佳的翻譯應該是「我這輩子從未見過這麼多豬。」）[28]

牛隻的繁衍倍增也同樣驚人。一四九八年羅爾丹起事之際，他與手下「發現許多牛群正在吃草，遂殺了許多小肉牛以作存糧，並帶走行路所需的任何載重畜獸。」總督茲沃佐一五一八年向國王報告，也提到艾斯班紐拉島上牛隻眾多，新世界環境極適宜這些牛隻，一年可繁殖二到三次。假定有三四十隻離群跑掉，他說，三四年內就可以成長到三四百頭[29]。牛群增衍如此之鉅，及至十六世紀末，舉凡被困水手，或其他諸如此類迷途陷在艾斯班紐拉北半部尚未殖民開墾的人，都是靠這些離群的野牲口活下去。聽說這些人把動物肉放在一種叫做「boucan」的木製格架上烙烤，因此，待得他們於十七世紀變成海盜四下打劫之際，便被稱作烤肉大盜（buccaneers）了。[30]

馬對熱帶氣候的適應較慢，因此繁衍率不及豬、牛驚人，可是牠們的數量也依然逐步加增。隨著時間過去，很快地，艾斯班紐拉島的大草原上野馬馳騁縱橫[31]。其他的歐來家畜家禽，對加勒比海環境的適應亦毫無例外：羊、驢、貓、狗、雞，個個兒都長得更快、更壯，以前所未聞的速度快速繁衍，而且常常回歸到大自然去。

舊世界牲口禽畜驚人地成功入侵，不僅在艾斯班紐拉一地如此，在古巴，波多黎各、牙買加等地皆然，稍後不久，也在一些沿岸島嶼重演，委內瑞拉的瑪格麗塔島尤其是日後南美大草原上巨群牲口的來源[32]。及至科爾蒂斯進攻大陸地帶，西班牙人已為這場攻事在加勒比海造好理想的大本營。征服者一路移進墨西哥內陸、宏都拉斯、祕魯、佛羅里達，以及其他地方，都帶著他們那支由天花與其他許多惡疾組成的生力軍，這些病菌又再透過阿拉瓦克族人倒下的屍體，新獲傳染途徑增援。於是西班牙征服者騎著在安地列斯群島飼養的馬匹，隨馳在旁的是來自同一島上的戰狗。他們胯下的鞍袋塞滿加勒比海木薯製成的糕餅；他們身後則是一路由印地安奴僕隨同趕著的豬隻、牛群、山羊——一支四蹄行走的軍需大隊——每一隻，都生在美洲本地島嶼。哥倫布之後一代之內，西班牙人就已經在加勒比海創造出足以征服半個世界的必要物資手段。

為那場大征服扮演領銜要角的三大動物，分別是西班牙貴族、豬、馬。貴族大人領先在前，是第一主角——這是當然——可是另外兩位孰先孰後，豬或馬誰更為重要，就比較難說了。根據西班牙歷史學家皮葉拉的判斷：「如果說，馬在大征服一事中確占重要意義，那麼豬的重要性更大，貢獻之鉅，無從誇述。」[33]

這位功勳奇大的豬君，非好好描述一番不可。牠可不是那位長著尖牙、似豬非豬，曾被阿科斯塔形容為彷彿背上長了個肚臍的美洲原生小野豬。跟在征服者身後的這位豬君，也不是我們今天熟知的那種動作奇慢的肥傢伙。當年一登陸美洲，這位英雄豬種便搖身一變，變矯捷、變驍健、變結實、變得自給自足，活脫脫是個灰色獵狗一型的獵豬翻版，個性形貌更似野豬，而不像二十世紀的肥豬。這類西班牙豬在潮濕熱帶低地、乾冷山區都能蓬勃茁壯，而且繁衍速度之快，令等不及吃豬肉的伊比利亞人笑逐顏開。[34]

豬在船上占的空間這麼狹小，一旦上岸又這麼自力自足、這麼會生，所以早期許多探險者都帶同豬隻隨行，把牠們當成艙面貨，放到各島繁生，以供後來者食用。因此一四五二年接任拉布拉他區殖民總督的西班牙探險家德巴卡，便發現其前任伊瑞拉留下的一張字條：

在聖迦谷群島其中一個島上，已留下公母豬一對令其繁衍。千萬別殺光那些豬。如果有很多隻，請取走你需用的數目，但務必留下一些以供繁殖。並請你路經馬丁加夏島時，也在那兒留下公豬母豬一對。若遇上其他任何你覺得適合的島嶼，也請如此照做，好讓牠們在那裡繁生。[35]

一五五〇年代期間，葡萄牙人亦曾在北大西洋的塞布爾島上備下豬牛繁衍，及至三十年後吉爾伯特爵士來到此間，這些豬牛已經「大量繁生」。一六〇九年，一艘英國船隻在無人居的百慕達遭遇船難，船上人等便是藉島上的大量豬隻得以存活。同一個十年裡，英國船橄欖花號登陸巴貝多，沒發現半個人影，甚至連印地安人也無，卻發現大批野豬。根據傳統所聞，牠們之所以會在那裡，是巴西葡萄牙人的功勞。巴貝多與其他小安地列斯群島島上的豬隻，遂成為十七世紀早期移民極重要的食物來源。[36]

大量的豬口，隨伴西班牙征服者遠征大陸各地。牠們對新環境的適應力，至少不輸西班牙人本身，因此成為一個自走式的肉食供應線。比方西班牙大探險者德索托便在一五三九年帶著十三頭豬一起前往佛羅里達，但只在最緊急情況下才拿來食用，因此三年後他死去之際，十三頭豬已經變成七百頭。一五四〇年皮薩羅組隊前往安地斯山脈東邊尋找肉桂之地，更在駱馬、馬、狗之外，徵集了二千頭豬同行。[37]

由上所述，因此對特定地區的首批移民者而言，豬肉往往是他們可以取得的唯一熟悉肉類。豬幾乎不需要任何照顧，當地土著繳納的玉米則是牠們的好飼料——即使這個飼料不成——豬兒自個兒也會逕去覓食。及至墨西哥被征服後第一個十年的尾聲，豬已經變得如此繁多，豬價如此便宜，畜牧業者也對牠們失去興趣。豬隻於一五三一年隨皮薩羅來到祕魯，豬肉是利馬肉類市場上第一種能以任何相當數量交易的歐洲肉類。而且接下來許多年間，都鮮有其他任何歐洲肉類能夠與之抗衡。[38]

西班牙人墾居或甚至所觸之處，都可以看見豬群，葡萄牙人地區亦然。巴西沿海的氣候環境，並非最適宜歐來禽畜之地，可是在牛隻難耐的貧瘠牧草地上，豬隻卻照樣興旺。「豬兒在這兒活得挺樂，」一六〇一年有人造訪巴西寫道：「開始大量繁衍，是這裡最好的肉類[39]。」在中南部區內，里約熱內盧與聖保羅兩地，豬肉成為當地殖民者的一項主食。事實上，豬隻發現牠們美洲新家的水土如此合宜，在許多地區牠們甚至乾脆離了豬群，過起自力更生的獨立生活，如同當年遠祖般四下野放生存。[40]

大征服者若沒有了他的豬，這事還可以想像；但是征服者若沒有他那匹馬，誰能想像會是什麼光景？大征服者來自全歐洲「馬性」最高的社會。中古時代的伊比利亞半島，是西歐地區馬口如此眾多且如此便宜之地，馬兒甚至並非只有貴族才能擁有的專屬品。這並不是說，每位潘薩之類的小民都能有自己的馬兒，但的確意味著所有伊比利亞人，不分階級，都比其他也能以方便進出大西洋的歐洲人，更習於在馬背上觀看世界，他們的騎馬技術也更嫻熟[41]。西歐各國的語言也佐證了這一點：西班牙文的「caballero」可以兼指騎士、貴族、騎馬客、紳士、君或先生；來自庇利牛斯山另一邊的法語「chevalier」，卻只能用以指稱騎士或貴族中人，而不可輕易延伸，泛用到區區騎馬客或先生等稱呼。

「Caballero」胯下所騎之馬，一如其主人馬術堪稱人中貴族，在馬界也稱得上馬中貴族。這型貴族馬，是強健快捷的伊比利亞本地馬與高貴的阿拉伯馬交配而生，後者係由摩爾人引入[42]。牠們結合而生的後代，是全歐最優秀的馬種。[43]

自更新世以來，美洲第一批馬係隨哥倫布在一四九三年登陸。橫越大西洋的航程，對馬兒來說並不好受。早期的探險船隊，前往美洲途中幾乎都一定行經西班牙與加那利群島之間一處水域，稱作牝馬灣。大西洋熱帶區的無風帶，則命名為馬緯區，因為有如此多的馬在這些區域死去，必須扔下甲板。代價雖昂，千辛萬苦把馬送到美洲還是非常值得，因此大量馬兒被裝上船載往艾斯班紐拉。及至一五〇一年際，島上馬口已有二三十匹，兩年後的一五〇三年，更至少不下於六七十匹。[44]

馬匹價值重大，其重要性卻不僅在可以為征服者提供絕佳的載重服務。早年時期，馬的價值主要在擔任作戰工具。一人高踞馬上，這景象就足以嚇死印地安人；這等恐怖驚駭的光景，想來可能就像如果荷蘭畫家包西筆下那些噁心東西，忽然從畫布上跳出來變成活生生的怪物，同樣也會把西班牙人嚇得魂飛魄散一般。南美印地安人從沒見過像馬這般巨大的動物。也沒有任何印地安人，見過如此強壯、快捷，同時卻竟又乖乖聽命於人類指揮的動物。阿拉瓦克人甚至懷疑：馬可能是吃人肉為生。單人匹馬，就可以而且也真的嚇壞了一整批印地安人。就算單靠「恐懼」這一項因素，不足以完全消解印地安人的抵抗力；那麼，根據卡薩斯筆下陰慘可怖的誇張報導：區區一名騎兵的戰力，一小時就可以戮死二千名印地安人。[45]

一次又一次，西班牙騎兵隊將歐洲戰場上的屠殺帶到印地安戰場之上。卡斯提羅數十年後描述征服墨西哥的情景，便一匹匹馬詳細記載：牠們的名字、毛色、性情，不厭其詳，與描寫牠們的人類同志般同樣細密用心。他評估那悲慘一夜的折損，依重要高低排序。這份

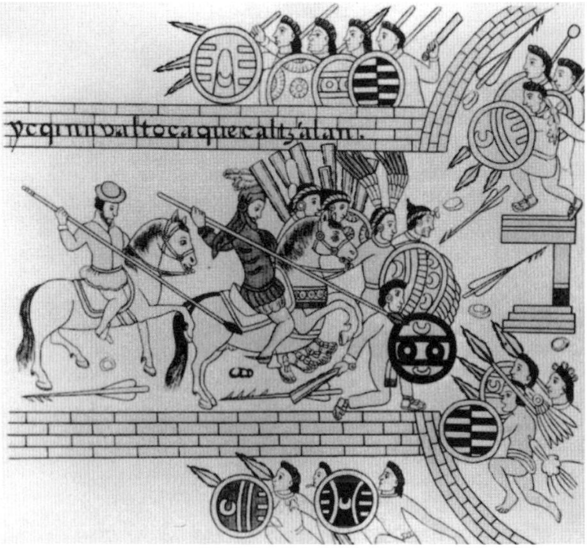

來自十六世紀的特拉斯卡拉圖記，描述墨西哥被征服的故事。西班牙人之所以能夠成功，馬匹在其中所占的地位顯然可見（譯注：特拉斯卡拉印地安人與阿茲特克帝國有仇，遂幫西班牙人打敗後者，當地本土畫家以系列圖記紀念此事）。

排名，只要了解當年征服者的心態，任誰都不會感到意外：「思之最感痛心者，就是我們不幸損失的馬兒；另外還有那些英勇的戰士。」皮薩羅當年曾出馬催送阿塔華帕的贖金，也深知何者為要，何者次要：隊伍中若有馬失蹄鐵，一時若無鐵可換，他寧可用銀塊替牠們打造護蹄。[46]

大征服完成之後，馬的角色雖不再及先前耀目，重要性卻依然不減。若沒有馬兒替他遞消息、傳命令、運軍士，迅速從一點送往另一點，大征服者根本不可能控制住憤怒的廣大印地安人口。馬是非常重要的負載與拖曳工具，雖然這個角色常為驢、騾，甚至本土駱馬替代。因為有馬，殖民年代盛大的美洲牧牛業方為可能；影響所及，遍及新世界極大區域。而最終分析論定，此事影響之鉅，可謂甚於此一時期歐人在美洲任何所為。牧養豬群，還可以用步行有效操作；一名「vaquero」（牛仔，西班牙文），胯下卻一定需要有匹馬。

殖民時期的西屬美洲社會，是歷來「馬性」最高的社會，其存在延續，亦可謂高度仰賴舊世界的馬兒對新世界生存條件的適應程度。與豬比起來，馬在熱帶地區蕃衍的數目雖然較慢，但還是有所增加，而且也有馬效法豬例，脫「隊」而去成為「獨立球員」[47]。不過一直要到西班牙疆域的邊境抵達大草原地帶，美洲傳奇那出名的大批牧馬群才迸躍而出，登上美洲歷史舞臺。

西班牙帝國內最大的三個草原地帶，分別為委內瑞拉與哥倫比亞境內的南美北方大草原、深入墨西哥北部並一路向北延伸入加拿大的中北美大草場，以及阿根廷與烏拉邦境內的南美南方大草原。在南美北方大草原區，馬口成長較緩。雖然酷熱的氣候，以及每年輪番出現的氾濫與乾旱季節，令馬口與其他牲口的數量難以大量成長，但日後委內瑞拉終因其擁有的野馬與野生牛群，而大大出過名氣。[48]

西班牙人在新西班牙首先開墾利用的區域，是墨西哥城緯度區的沿岸與高地。此區有大塊地帶是很好的放牧地，可是對馬兒卻有欠理想。一五三一年的新西班牙，一年養馬不到二百匹。然後隨著馬對當地氣候及可用飼料終於適應，西班牙的邊境也向北擴展進入大平原區。在那裡，與馬為敵的傢伙少，草則又多又綠。及至一五五〇年代，更到了只要圈得住馬，就有馬可騎的地步。不出幾年，單單在墨西哥與聖旺之間的牧草區一地，就有上萬匹馬徜徉吃草。然後新礦區一一發現，吸引歐洲人帶著他們的動物愈往北去，馬口的增加亦高達萬馬狂奔驚踏之勢。及至此世紀末，難以計數的野馬在杜蘭戈放足馳騁。有這麼多馬可騎，於是所有墨西哥人——西班牙人、歐印混血兒，甚至印地安人——都躍上馬鞍，連塞萬提斯筆下的潘薩，唐吉訶德那位農夫出身的隨從，都知道墨西哥騎術之精湛。[49]

馬群繼續北上，或被那些騎在牠們背上的人驅策衝刺前行，或純受前方水草氣息刺激吸引而去。除去最乾燥的沙漠、加拿大的冰雪、以及東部的林地，無物可阻擋牠們的前進。一七七七年西班牙教士摩非寫道，格蘭德與努埃塞斯兩河之間，只見馬兒充斥，「牠們足跡所過，使得毫無人居的鄉間野地，也看似世上人口最密之處。」過了努埃塞斯河，在今屬美加兩國的地域之內，野馬數目雖從未達到如此之眾，分布卻也極廣，並在盎格魯撒克遜系列的拓荒先鋒來到之前，即已先行抵達北美大平原地帶，預先為他備好了坐騎。因此正是西班牙人，替北美牛仔提供了他的馬兒——以及接下來我們將會看到——也為他們預備下了他的長角牧牛，以及他的牧牛營生工具，甚至連這個行業的行話術語，也拜西班牙人所賜：mustang（小型野馬）、broncho（野馬或半野馬）、lasso（馬索）、rodeo（馬會或驅集牧牛以打烙印）、chaps（皮製罩腿，供牛仔套在一般外褲上以保護腿部）、lariat（套索）、buckaroo（牛仔）。[50]

馬兒在南美洲的一頁冒險發跡史，同樣也是起步緩慢，最後高潮卻更甚他地。在南美北部的大草原上，如前所示，熱帶型氣候抑制了馬口成長。巴西亦然，雖然巴西的馬匹供應尚足，足敷本身需用，十六世紀還有餘可出口輸往安哥拉。[51]

馬首度抵達祕魯，係隨皮薩羅於一五三二年而來；阿塔華帕派出的第一批使節回來之後，向他報告西班牙人有一種行動如風、可以其口足殺人的動物。這些動物在祕魯高冷地帶蕃衍較慢，可是在牧草豐美區如庫斯科、基多一帶卻繁生興旺。[52]

不出數年，大征服者便與他們的坐騎進發直入智利，然後及至十七世紀初，智利即已因專出好馬聞名。同一時期，第一批墾荒移民亦抵達地處安地斯山東的巴拉圭，不久，我們也就聽聞當地野馬縱橫。[53]

馬兒在祕魯、智利、巴拉圭找到了家；在拉布拉他的南美南方大草原上，牠更找到了樂園。馬兒抵達今日阿根廷、烏拉圭所在之地這起事件，可以形容為一場生物史上的大爆炸：

在巨大無垠草場上盡情奔馳的馬兒，繁生之速，簡直如同天花病毒在印地安軀體上快活安家一般。

馬兒及其他歐洲牲口，於十六世紀末在南美大草原上的發軔之始，一般最公認的說法是：牠們都是一五三五年布宜諾斯艾利斯初建鎮時，西班牙大征服者門多薩帶到該地那幾隻屈指可數的馬兒繁衍所生的後代。可是布城首度建鎮之舉，後來其實未竟全功，而且那裡的禽畜牲口數量其實甚微。若說區區四五十年後，大草原上那成千上萬牛馬羊群的老祖先，竟都能一路追溯回布宜諾斯艾利斯，似乎不太可能。巴拉圭的馬匹，有些可能流浪到南方，而智利的馬兒或許也沿著安地斯山脈間的通道而東來，想來亦不無可能。總之無論馬從何來，都發現這裡的草兒正合口味。

第一批在布宜諾斯艾利斯長久定居的移民於一五八〇年抵達，發現已有住客比自己早來一步。只見大草原上野馬成群，在拉布拉他的草場區，牠們「無盡繁衍」，生養小馬的速度，或許居有史以來之冠[54]。斯賓諾沙告訴我們十七世紀之初圖庫曼的野馬現象：「數量如此浩大，遍布地表，每當馬群過境，路上行旅必須停下來等待牠們穿越道路，有時甚至費上一天之久，以免牠們這千軍萬馬之勢可能會帶走一些溫馴家畜……」他又以驚畏的語氣，談及布宜諾斯艾利斯平原上「布滿了落跑的牛馬，數目之眾，以致牠們所到之處，遠遠望去彷彿一片林木。」

豬為西班牙征服者提供了生存所需，不過牠的重要地位，卻在殖民墾居開始之後數年內即直線下降，而且任何地區皆然。然而若沒有馬，來到新世界的那些偉大殖民的豐功偉業，必無一項可能完成。可是馬只是手段，卻非目的。很少有人能靠養馬以販其肉或皮毛為生；卻有幾百萬人利用馬來幫他牧養其他草食類牲口，以販售後者的肉與皮毛。[55]

美洲殖民史上，最具伊比利亞性格的人物，正是那位騎在馬背上、監看其大批牲口的牧場牛仔，這些牲口多為牛群。英格蘭人來到美洲，見到那裡巨大的草場，把它們視同沙漠，想法子繞道而行。西班牙人則擁抱中南北美各地草場，把牛群趕進其中，讓這些不斷衍生繁增的牛傢伙為他帶來好日子。結果，十七世紀新世界的牛隻之多，可能超過其他任何來到此地的脊椎動物門移民。[56]

牛，為西班牙人提供了他所有可能需用的肉類：有位英格蘭人曾在一五五〇年代報導，在墨西哥市「你可以買到整整四分之一的公牛肉，也就是一名奴隸可以從屠宰場搬得走的最大尺寸，價錢只要五文『湯米尼斯』，等於五個西班牙銀幣，亦即只要二先令六便士……」[57]當年那些大量投入開礦的西班牙人與印地安人，若無這些高度營養的牛肉與其他牲口的肉類大量就近供應，根本不可能成事；尤其是薩卡提卡斯、波多錫等貧蕪荒瘠的礦區更係如此。

可是肉食消費只是美洲牛隻其中一項市場，更非最重要的市場。更多的牛進入屠場，是為取其皮與脂油，而非其肉。那個年代的皮革用途廣泛，其中有許多我們今日已用纖維、塑膠、金屬替代：盔甲、杯盞、箱籠、繩索等等皆是。美洲、歐洲兩地對獸皮需求鉅大，由美洲輸往歐洲的獸皮量同樣驚人。一五八七年渡洋往西班牙的船隻，總共在賽維爾卸下十萬張獸皮（這些「獸皮」雖非全屬牛皮，但似乎絕大多數都是）。既有如此之多的牛隻遭到宰殺，美洲地方的牛脂供應自然不虞匱乏，以致美洲無分窮富，甚至包括印地安人在內，都能用得起在歐洲顯屬奢侈品的蠟燭。若無便宜的燭火，便不可能進行當年那般大規模的開礦。這些地底工作，必須有人造照明才能完成。不過即使牛脂再廉價，十七世紀早期的波多錫礦區，一年的蠟燭開銷也必須花費高達三十萬批索。[58]

伊比利亞島來的這些殖民人士，初抵美洲之際，本身原已是牧牛人家。伊比利亞島南部，是文藝復興時期全西歐唯一普遍使用大規模放牧式牧場的地方。美洲牧業最典型的放牧技法——慣常使用馬匹、定期趕聚牲口、在牲口身上烙記打印、長途越野驅趕——均是中古伊比利亞人的「發明」。這些中古先民，以及他們在美洲的後裔，都是居住在一處不斷有敵人騎馬前來騷擾他們的邊區地帶，他們在邊區建立家園生活，也在邊區飼養他們的牲口。在歐洲老家，那批來意不善的原住民為摩爾人；在美洲則是印地安族。根據各方各面，我們很可以如此推論：全歐再也找不出另一批人，其訓練配備——技術面、社會面、心理面——能比伊比利亞半島南部牧場的牛仔更為完備，足以應付美洲的天然環境。

伊比利亞不僅培養出適合在美洲大草原上求生的人類，也培養出適合在這批新草原上放牧的動物。我們已經討論過西班牙來的馬兒，西班牙牛在此地的適應更佳。而迅速、精瘦、長角的西班牙母牛，放到今天的牲欄裡可能看相不大登樣，可是回到她當年最盛時期，面對各型氣候或美洲各種食肉獸——從上密蘇里河的美洲豹到巴拉圭河的巨蟒——可都是精采亮相一等一的好手。[59]

人類不打仗時，有兩項最體面的行業，西班牙人發現大安地列斯群島正是進行這兩宗活動的理想場地：其一，當然是挖金礦，待得金子挖光了，就去其二選項：牧牛羊。回到西班牙母國，最大規模的牧牛群鮮少超出八百或一千頭。一五二〇年代，奧維耶多曾提到艾斯班紐拉島上，五百頭左右的牧群處處可見，有些甚至高達八千頭。牛皮出口，連同蔗糖，遂成艾斯班紐拉島上主要經濟支柱，有時更幾成其他大島的唯一財富來源。單單在一五八七年一年裡，艾斯班紐拉就運了三萬五千四百四十四張牛皮到西班牙。這麼多頭牛遭屠宰，就是為了牠們的皮，「某些地方空氣極壞，充塞牛屍骨架子的臭味。」一五六〇年代的艾斯班紐拉，每年可能分別從糖類與牛皮的輸出分別賺得六十四萬、七十二萬披索。[60]

墨西哥首度引進專為養殖的牛隻，係在一五二一年。起初數量極少，因此禁止屠宰，可是不出十年，牧牛場就已經開了幾十家。墨西哥市的牛肉價格也一落千丈，一五三二至一五三八年間足足掉了百分之七十五。剛開始的幾年，牛隻快速繁殖的速度似乎落在豬、羊之後，可是區區幾十年後，就把牠們遠遠拋在後面。不久，便只見墨西哥草場上牛群遍地，甚至在炎熱的海灣區也可見到牠們低頭吃草的身影。一五六八年有名旅人記載，每早都可見到二千多頭牛被趕著穿過維拉庫斯鎮，「以驅走地上的不良水汽。」[61]

隨著墨西哥的歐洲人人數累聚加增，並開始向北擴延，牧牛活動也一路隨行。西班牙牛群於十六世紀深入北墨西哥豐美草地，更在這個生物史上令人稱奇的世紀之內，觸發了其中一項最盛大的生物事件。根據報導，一五七九年際，有些北部牧場牛數之眾，高達十五萬頭；二萬頭根本被視為小號經營。有兩處位於今日薩卡提卡斯、杜蘭戈邊境的牧場，一五八六年一年之內，就分別烙印了三萬三千與四萬二千頭牛。根據一五九四年某位目擊者的紀錄，幾乎每十五個月，牧場牛數就增加一倍。十六世紀結束之際，建立魁北克城的法國探險家暨地理學家尚普蘭，奉法王之命赴墨西哥參觀一遊，驚畏地回報「一片片無垠延伸的巨大平野，處處布滿無數牛群。」[62]

牛是新西班牙最重要的經濟資產之一，牛皮是其重要出口貨物。一五八七年，六萬四千三百五十張牛皮被送到西班牙；這個數字，當然還不包括留在墨西哥本地使用的牛皮。[63]

遠在移民者視線之外，更有數目無可估計的野牛自由奔逐。等到十八世紀，西班牙人認真打算在南德克薩斯長期安居之際，發現野牛群早已在他們之前來到。這些牛，正是出了名的德克薩斯長角牛的西班牙拉丁裔祖先。十九世紀初，英語移民也遷入此地，他們之中有許多人還以為這些牛種是本地原生的呢（而且，也比野馬更難捕捉、更危險呢）。[64]

無論草場、山間，這些牛在中美及地峽區都表現很好[65]。可是一旦從墨西哥向南而去，卻找不到可與北部平原匹敵的牧牛區域，直到委內瑞拉那片東西長六百英里、南北縱深二百英里的草場進入眼簾方才改觀。這裡的氣溫，平均而言較伊比利半島熱上許多，氣候型態是每年水旱交錯；因此在這些草原上，歐洲牲口不可能出現「生物大爆炸」式的現象。可是這裡的草地與廣大空間，還是吸引了西班牙人以及他的長角牛前來。一五四八年一名西班牙畜牧人趕了一小群牛經過此地，目的地是波哥大。這可能是委內瑞拉草原上第一批公牛母牛。到了本世紀下半時期，世居這片平地區的印地安人，在武力加上天花等疾病聯手交攻之下，抵抗終告瓦解；而西班牙技術與西班牙牲口，也雙雙對這片不易生存的環境完成了適應。及至一六〇〇年，委內瑞拉平野大地上建立的牧場已達四五十處之多。半世紀後，約有十四萬頭牛隻在這片草場上放牧。一如墨西哥，牛兒往往趕在歐洲人抵達之前先入內地，因為比起飼主，牠們更快適應當地。這些「失群」牛隻，有時其實是被非洲奴工趕離帶走，後者也是被西班牙人運進委內瑞拉，以取代垂垂俱死的印地安土著。他們也和牛一樣，跑到更深更遠之處，以逃離他們的主人。[66]

委內瑞拉大草原上的一頁生物史，也循著墨西哥草場的同樣路跡開展，但是速度慢上許多。十六世紀只是其微乎其微的發端，但兩個世紀之後，野生與牧放的牛馬加起來高達數百萬的日子終於來到，個別牧場一年烙印的牛馬也高達萬頭甚至更甚。及至一六〇〇年代最後數十年間，也開始向西班牙輸出毛皮；進入世紀之交，毛皮出口更在委內瑞拉的移民經濟中占有顯著地位。一六二〇至一六五五年間，銷西班牙出口總值的四分之三屬於毛皮。[67]

至於委內瑞拉之南的其餘美洲大地，牧牛的故事大略可以分兩型：一是葡萄牙移民開墾的巴西，氣候對牛、對人都是考驗，牧群的成長因此緩慢；一是西班牙人移民區域，日子相對容易一些，繁殖也較迅速。

巴西邊遠農區牧牛的故事，與牠們在北邊草原的親戚雷同。這些巴西牛在十六世紀繁衍的數目，與墨西哥完全無法匹敵，接下來我們也會看到，與南邊草場比較也同樣相對失色。限制牠們發展的主要因素，再一度，又是因為地處真正的熱帶型氣候生存不易。因此這個世紀純屬人畜對環境進行適應、調整的世紀。根據相關記載顯示（但是有關最早數十年的巴西發展紀錄極稀），第一批來到葡屬美洲的牛群，係與葡萄牙人索扎一起到來，時間在一五三一至一五三三年間。但數目成長極緩，珍貴已極，捨不得拿來食用，因此通常都專用以拉蔗車至作坊，以及推石磨搾蔗製糖。大規模的甘蔗栽植場擴張如此迅速，單靠牛隻的自然增加率不足以呼應相對的動物力要求。因此雖然這個區域主要以糖業為主，事實上也正因如此，東北沿海草場上開始集中努力養殖牛口。

及至一五九〇年際，從巴伊亞北進的拓荒者，已擊破巴西塞爾希培的印地安部族抵抗力，旋即便可見牛群在這裡的草場上徜徉。聖弗朗西斯科河河口的谷地，至終發展為進入內陸的走廊，巴伊亞牧牛人在此遇上從柏南波哥南下的同行。而甘蔗大栽植場亦沿海岸一路並行延伸，兩支牧牛人口俱成其前衛部隊。

至於不專致於蔗糖業的十六世紀巴西其他地區，牛群也扮演重要角色。在主要大栽植場的遙遠西南方，聖保羅區的牛群也正緩慢增加，而且逐漸成為聖保羅居民一項頗為重要的經濟要素。因此及至一六〇〇年際，分處於巴西地理遙隔、環境迥異兩大區域的牧牛業者，都已準備就緒，可以展開第一回真正的深入內陸行動。沿海岸一帶，這裡那裡，常可見五百甚至千頭之多的牛群。一型強悍耐操、足以面對印地安人與邊遠區挑戰的人與牛，俱皆準備好了。[68]

十六世紀之初，牛就被帶到地峽區與中美洲，最遲不超過一五三九年，牠們的牛子牛孫就已抵達利馬。多山地帶，只要長草豐足之處，便這裡那裡散見牛群。牠們對高海拔地的適應，遠比馬兒為速。整體而言，事情發展的路徑與新西班牙地域大同小異，雖然規模小上許多：牛口快速加增，許多牛隻離群，旋即變成野生。[69]

牛也和馬一樣，隨同西班牙人從祕魯出發，南入智利，再從智利進山區或穿過山區。在智利的綠色谷地，牛隻快速繁增，一六一四年聖地牙哥的居民擁有三萬九千二百五十頭牛，年增數為一萬三千五百。[70]

巴拉圭、圖庫曼兩地的一頁牛史亦如馬史：極速的成長率，並隨著牲口向南、向西走失流浪，進入更廣、更綠的鮮美草場，增長更為加速。一五九三年時，科瑞恩特斯省已有大量的野生牛隻。幾年之後，聖塔庫司區的原野上更是「牛隻遍野，都是變成野生的牧牛，密密布滿八十里格地的每個空間。」一六一九年布宜諾斯艾利斯總督岡德拉報告：在他轄區內牛口之眾，即使年宰八萬頭以取其皮，年增量亦足以彌補此數。[71]

牛群繼續擴張蔓延，向南往巴塔哥尼亞進發。草場上牛群之巨，根據當年目擊者流傳下來的報導，反而比較令今日研究美國史的學者聯想到水牛的形容，而不是德克薩斯的長角牛。這些數不清的牛隻，包括人為牧養或離群野生，為拉布拉他提供了經濟根基。殖民年代當地的出口主要即為牛皮。早在十七世紀之初，這項貿易已取得相當重要地位，待到十八世紀之末，年出口量更高達百萬張牛皮。[72]

回到文藝復興時期的西班牙，綿羊牧場的重要其實更甚於牧牛。所以一四九三年哥倫布出航，隨隊牲口中帶有綿羊便不足為奇了。美洲羊口數目至終繁衍極盛，但是一開始適應力遠遜其他歐洲家畜。牠們在加勒比海海島或濕熱低地都表現不佳。一如科博神父觀察所見，通常不適人類生存之地對羊也不宜。綿羊也很不給歐洲人面子，不會跑到野地自行繁衍，自行長成大規模羊群，然後就等哪位西班牙人首先下手，自封為牠們的主人，搖身一變成為大富翁。綿羊的自衛能力也遠遜牛馬豬，不足以對抗肉食的掠食動物。[73]

但是，綿羊在野地的生存競爭法則中雖屬弱者，卻不能改變以下事實：牠們是伊比利亞文明裡一項重要元素。綿羊肉是西班牙常用肉類，在新世界依然如此。綿羊皮在歐洲是重要的衣著原料，在美洲同樣扮演這項角色。在礦區，熟鞣過的綿羊皮更有特殊的重要性，因為煉取銀礦石的過程中不可或缺的水銀，係以綿羊皮裹存。此外，綿羊當然更是羊毛的來源。[74]

美洲境內真正稱得上工廠型產業所用的原料，即是羊毛。大型紡織作坊之內，只見印地安人作著苦工——常常被壓搾驅迫到有害健康的程度——產製毛製品及其他各式布料。及至一五七一年際，新西班牙已擁有八十間紡織作坊，祕魯總督轄省的坊數也不遑多讓緊追其後。待到十七世紀，作坊生產的毛製品已足供作坊所在區域本身所需，還有餘裕進行國際貿易，甚至回輸往母國西班牙。[75]

十六世紀之時，得以在炎熱的安地列斯群島勉強生存下來的綿羊極少，因此能以立即輸往大陸區，以供應新拓墾區所需的羊隻自然亦微。早在一五二一年間，便已有羊隻登陸巴拿馬，我們可以假定，牠們在加勒比海濱海地帶的登岸時間應亦相去不遠。科爾蒂斯對這處「新西班牙」大地的放牧潛力評價如此之高，一俟攻破阿茲特克人的抵禦，便派員返安地列斯群島取來綿羊與他類牲口。可是真正浮上舞臺，成為墨西哥牧羊業最重要的人物，卻是第一任總督門多薩（一五三五至一五四九）。是他輸入了卡斯提爾的上等羊種美麗諾，促成牠們在新西班牙的增長——他本身也順便成為自己轄內最大的牧場場主之一。[76]

雖然綿羊不夠強悍到能以自行生存，但在新西班牙氣候相對溫和的內陸高原，牠們亦如牛馬豬般快速繁衍。據估計一五八二年時，離聖旺德洛斯里約北邊九里格處，就有二十萬頭綿羊在一處牧場地上徜徉吃草。埃雷拉也引述傳聞「有人當初只有兩頭毛傢伙，後來竟成長為四萬頭。」羊口之盛，不久便促成季節遷牧的必要；最遲到一五七九年際，或許甚至更早，每逢九月，就有一條盛大的羊毛河從克雷塔羅一路綿延，向查帕拉湖與西米卻肯流淌而去，然後再在次年五月班師回移；二十餘萬頭綿羊便如此來回逐草而居。不過羊群雖眾，又具有高度機動性，綿羊牧場還是多集中於墨西哥中部，北部平原則多留給耐力較強的長角牧牛。一項重要例外則為新墨西哥，那裡的綿羊數目甚至遠遠超過牛隻，直到盎格魯撒克遜人來到方才改觀。[77]

祕魯這片土地，也不下於墨西哥，是個綿羊能夠興旺成長之處。西班牙大征服者中的一位，撒拉馬卡，在其進行征討的四到六年當中便曾引進綿羊。不久在高地區域就可見大批綿羊，與牛群及當地牲口並肩放牧吃草。牧主們大為歡喜，因為現在這些羊隻只有十四個月就可以生兩胎小羊了。[78]

對美洲本地牲口而言，綿羊與其他歐洲牲口造成的影響就沒這麼歡喜了。歐洲動物無疑傳染給本地牲口一些嚴重疫疾。駱馬、羊駝數目大量下降，正如大征服後印地安人口銳減。原因同樣無他：主要是疾病與殘酷剝削。[79]

前印加帝國的疆域，被安地斯山脈橫切豎隔成許多小區塊，因此無法單單指出其中任何一地是殖民年代的牧業中心。看起來，似乎只要有鮮美綠草、溫和氣候、市場可達，三項因素俱在之處，就有綿羊在此牧食。因此綿羊數大量銳增，自然不足為奇。近十六世紀末時，阿科斯塔曾如此描述祕魯：「在過去那段時期，確有人擁有過七萬，噢真的，甚至十萬頭羊；今天也決不少於此數。」[80]

南美其他地區的一頁牧羊史也沒有太多意外狀況。在新格拉納達區的安地斯山腳與高地兩處，均有一些牧羊業進行。葡萄牙人在十六世紀移墾定居的巴西，氣候型態太過熱帶，不適綿羊生存，只有中南轄區——里約熱內盧與聖保羅——是唯一例外，及至該世紀末，的確有一些牧羊群存在。綿羊在智利發展甚好，這裡的氣候宜羊，草地豐盛。一六一四年聖地牙哥區一地，就有六十二萬三千八百二十五頭綿羊，一年生了二十二萬三千九百四十四頭小羊。南美大草場太熱，西班牙人也太少，無法提供足夠的牧羊人照管大量羊群。不過在今日的北阿根廷地方，尤其在圖庫曼，聽說及至一六〇〇年時確已有許多綿羊，至終巴塔哥尼亞將成為西半球主要牧羊中心之一。[81]

至於其他於哥倫布登陸後百年間被帶到新世界的禽畜，也有許多故事可說。不過讀者耐心有限，就只約略再提幾種。哥倫布前的美洲即已有狗，不過隨大征服者前來的狗種身量較大也較兇猛，如此兇猛，甚至在對付印地安人時發揮極大作用。狗一到美洲，似乎也和豬般輕易便回返自然，於是野生狗處處，艾斯班紐拉、祕魯均可見到，當然也在其他方出現。牠們找到什麼就吃什麼：祕魯海岸阿塔卡瑪的甲殼貝類、波多黎谷的蟹。在牧牛地區，野生狗更成為掠食獸，牧民將牠們視為狼群對待。[82]

此外也有貓，許多也隨著狗的腳步回到自然。一八三〇年代達爾文巡訪拉布拉他區時便發現多岩山區有一般所謂的貓出沒，可是已經「轉變成兇猛的大型動物」。山羊也隨歐洲人西來，及至一六〇〇年只要其他牲口眾多放牧之處，亦可見山羊大量存在。而且只要條件適合，牠們也回返自然變為野生。在波多黎各「山羊可以過得……很安全，因為牠們愛透了岩峭、山巔，所以遠在那些惡狗魔爪通常出沒可及的範圍之外。」孤懸智利外海的島嶼上，也有山羊回歸野生。[83]

家禽類情況則有些混淆。哥倫布之前，美洲肯定已有火雞與番鴨，有人認為當地也有某一型雞。如果我們接受哥倫布前已有雞的說法，就表示也接受另一說法：亦即在哥倫布之前，美洲人即已跨越過太平洋，與最早將雞馴化為家禽的地區有所接觸。但不論事實真相為何，及至一六〇〇年際，美洲多數雞種無疑都已屬歐洲雞種，以及相當數量原產自非洲的雌珠雞。[84]

誰能想像，一個沒有小駄驢的農業拉丁美洲？但是其實，驢、騾也都是從東半球輸入的牲口。雖然廣泛用以為負重家畜，其繁衍卻始終不似殖民年代的馬兒那般眾多。或許正因為牛馬繁盛，繁殖騾子一事似乎有些多餘。不過還是有一些大型養騾場存在，通常多位於其他放牧型牲口興旺的同一區域。圖庫曼區內的科多巴就尤以其騾場聞名。而牠們也同樣有夥伴回歸到大自然去。[85]

一路讀來，若因此令各位讀者以為伊比利半島牲口的輸出成績斐然，是一頁毫無瑕疵的紀錄，那這種印象必須趕快糾正。及至一六〇〇年際，西班牙人、葡萄牙人已在實驗從非、亞、歐洲引進的各種動物；有些如非洲來的幾內亞雞，就成為新世界性物相極有價值的添加。但也有其他動物如駱駝，被帶入祕魯海濱沙漠地帶以資馱重，卻不見成功。正如兩個世紀之後，在乾燥不毛的美國西南地區進行的一項類似駱駝實驗，雖然理論上有其價值，但騎馬的歐洲人對這號動物卻不大熱情。一位堂堂西班牙爺們，可以欣賞熱愛一匹馬兒，甚至騾子，而不減其尊嚴……但駱駝？那可就敬謝不敏了。因此這些駱駝被人不聞不問，讓牠們自己跑掉。而那些脫逃的黑奴對駱駝的了解想來勝過白人，則把牠們殺來果腹。殖民時代祕魯的一頁駱駝史，一共只延續了六十年。這批無法在地同化的外來移民，最後一隻在一六一五年死去。[86]

外來動物的引入也非全屬有意之舉。當年這些伊比利半島來人，無疑在無意間帶進數十種，甚至數百種他情願留在舊大陸老家的各式昆蟲、動物。比方舊世界的老鼠，就和狗一般忠實，人類走到哪兒就跟到哪兒去，也搭了橫越大西洋的便船，一路跟到殖民年代的美洲，成為當地港口最主要的害人傢伙與疾病帶原物。這位鼠哥可能是黑鼠，今日在熱帶區域與船艙裡，比大棕鼠為常見。在歷史上，黑鼠一向是淋巴腺腫鼠疫最重要的傳染者，牠們傳布起斑寒傷寒的效力，也不比其他途徑遜色。[87]

為害十六、十七世紀西屬美洲的老鼠，到底是舊世界外來還是新世界原生？這問題有很大的爭議。科博神父對當時的基因學有些認識，認為老鼠向來到處都有：「無論何地，這些動物都會從腐土自然滋生，此事正常不過。」[88]

就算如此，歐洲人來到之前的百慕達可沒有老鼠。一俟歐人到來，那個年代最大的一場生態浩劫便告觸發。十七世紀初期的英格蘭移民，不小心帶了幾隻鼠輩渡洋而來，於是「上主派下了一次極大苦難的鞭笞與懲罰，要令地上陷入全然的毀滅與荒蕪。」老鼠橫行遍布眾島，地面挖得坑眼一片儘是鼠洞，每棵樹上都作有鼠窩，更吃乾抹盡把人類移民吃得幾乎趕出家門：「因為糧食困乏，多人死去，大家都變得衰弱無力……有些不肯去，有些卻根本不能出門求助，只好死在家中。」[89]歐洲人把動植物從歐洲帶來打亂生態，種種狀況一再顯示，神似乎要他們為這個罪過付出代價。

舊世界的食用作物與牲品移進美洲，對印地安人衝擊之巨，當然更無可置疑。正如先前所示，印地安人對新作物的接納往往極緩，可是對於新加入的家畜牲口則大表歡迎。若問這位印地安人：小麥有何勝過玉米之處？他實在看不大出來。但是舊世界來的豬、馬、牛、雞、狗、山羊，比起美洲自家動物，各方面都顯然勝出甚多。

舊世界一些體形較小的動物，很快被居住在歐人聚居拓墾區內或附近的印地安人接納。西班牙人對這類小型禽畜的重視不及大型牲口，因此認為讓印地安人擁有牠們並不構成威脅。這些小動物取價較廉，控制較易，對農牧新手而言比較容易。因此小動物的飼養，在美洲出現了一次地理分布廣泛史無前例的現象，而且也因為牠們個頭較小，飼主亦無需為飼養牠們而徹底改換本身的生活型態。於是在美洲眾多地區，印地安家園被西班牙人、葡萄牙人征服後一、兩代時間之內，原住民便已將舊世界的狗、貓、豬、雞納入自己的經濟與日常生活。埃雷拉告訴我們，有人問一位印地安人：他和族人從卡斯提爾人那裡獲得的東西哪一樣最為重要？這名明智的印地安人把雞蛋列為名單之首，因為不但數量多，而且「每天都有新鮮雞蛋，生的熟的，吃起來對老人小孩都很好。」（這份名單上還包括馬、蠟燭、油燈。）[90]

在歐洲人控制地區，也可見印地安人牧養馬、牛、綿羊、山羊的例子，雖然並不常有。農業民族改而飼養這類動物，需要徹底改變原有定居一地式的生活。只有祕魯高地例外，在那裡確有牧養大型動物的先例。至於新西班牙地區則只有少數印地安人飼有綿羊群，羊數也甚少。更鮮見印地安人飼有兇猛的西班牙牛。祕魯亦然，少有印地安人成為大量牛羊的飼主。[91]

總的來說，歐洲大型家畜對歐洲人控制區下的印地安人生活毀多益少。這些地區牲口的驚人成長，伴隨的卻是同一地區印地安人口同樣的驚人減少。單單是疾病滋擾與人為剝削，並不能解釋印地安人口銳減的現象。事實是他們輸掉了這場與新來牲口競爭的生物大戰。印地安高級文明人口的飲食，係以素食為主，所以任何激烈影響其作物耕地的事物，都激烈影響到他們本身。西班牙人急於在殖民地建立起母國伊比利半島的牧野生活，將一大片又一大片的土地拿來放牧，許多卻原是印地安人的耕作地段。在圍欄與牧人都很少的新大陸上，牲口又常常誤闖入印地安人的耕地，啃食、踐踏農作。正如新西班牙首任總督門多薩寫信向國王報告瓦哈卡一帶情況所言：「請國王陛下您明鑑，若放任牛群，印地安人就被毀了。」許多印地安人因此營養不良，愈發減弱他們對疾病的抵抗力；多人逃往山間、沙漠，孤獨地面對飢餓；有些則乾脆躺下來等死，耳邊還傳來那些爭地對手的哞嗚。如此現象，在墨西哥不容置疑；我們很可以相信，類此情況在美洲其他地方也必然發生過。[92]

但是另一方面，對居住在歐人開墾疆界之外的印地安人來說，歐洲牲口卻為他們的生活帶來了正面衝擊。他們的人數也遠比中美、祕魯兩地的印地安人口為低，因此頗有空間容納這些外來的四足移民。而且此地的印地安族當中，有許多原本便遵循游牧式的生活，有了這些新到外客，更使這種生活方式的報償倍增。他們不把馬、牛、綿羊、山羊視為爭地敵手，反認為極具價值，在本身原有的衣食、動力來源之外更添加給。

在這一型情況裡面，依重要性排列由低至高的主要動物依次為綿羊、牛、馬。綿羊很少變成野生，因此在歐人拓墾區外獨立生存的印地安人，只能以襲擊方式搶掠得之，或只有自身也變成牧羊人才能取得。後面這種情況鮮少發生，反使例外事例更值得一提。比方及至十七世紀結束，洽克地方多數部落也都在開始牧羊（今日的巴拉圭、波利維亞及阿根廷北部）。另一例是新墨西哥的那瓦荷族，幾十年後，已擁有大批羊群。[93]

在草場區每個西班牙人移殖拓墾區域之外，也都有著愈來愈仰賴牛肉、牛皮生存的印地安部落。以新西班牙為例，牛隻豐富了當地的亞奎族、塔拉胡馬拉、普韋布洛族，以及其他部族人的生活。影響所及，甚至包括最北方邊界之外的阿薩巴斯卡諸族，那瓦荷人、阿帕契人就是其中最有名的部族。祕魯南部與東南部的廣大草場上，西班牙肉牛在印地安人眼中似乎是上天賜下的禮物。十七世紀方始，斯賓諾沙寫道：聖塔庫司山區「變成野生的牛群處處，足足布滿八十里格之地……這些印地安人因此大為獲益，他們小心看守不讓這些牛隻跑遠，更別跑近那些丟失了牠們的倒楣西班牙佬。」一位於今日烏拉圭的查魯亞族，以及阿根廷大草場上的浦魯克人、奧卡族人、特維爾切族、阮契爾族、阿勞坎族，都靠牛為生，並用牛皮、牛骨、牛筋製作工具、衣著，與遮風蔽雨之處。[94]

就大多數情況而言，這些部族中人以及其他許多類似他們的部落，本身並未成為牧牛族，卻只是每有需要，便從西班牙人牧場或野牛群取得來源而已。最顯著的例外，則是馬拉開波湖與加勒比海之間大半島上的瓜希羅族。因地處加勒比海邊緣，瓜希羅族是與西班牙人及其牛隻接觸最早的大陸地帶住民之一。早在一五五〇年左右，最晚不晚於一五七〇年代，牛群即已開始在他們半乾燥半島的邊緣吃草。有關此一族在哥倫布前的歷史，我們可謂無所知悉，但或可推測他們一取得牛隻與其他牲口之後，便很快成為牧者——來源或許是來自鄰近的里奧阿查區。這項轉型，可能在很久以前即已發生。但是儘管這支強悍的部族拒絕成為白人手下的犧牲品或附依，他們在哥倫布前的文化蹤跡今日卻存留甚微。到了二十世紀中期，瓜希羅族本身人數僅僅不到一萬八千，卻擁有十萬頭牛、二十萬頭綿羊山羊、二萬頭騾與馬、三萬頭驢子，以及無數豬、雞。一如肯亞的馬塞族，牛隻數是他們最重要的財富衡量標準；他們的飲食也幾乎全由牛肉與牛乳製品組成；新娘身價亦是由牛數為單位計算。瓜希羅人的實例，正是美洲草場上所有印地安人可能變成的情況——如果當初來到新世界的動物，只有歐洲的禽畜牲口，而沒有歐洲的人類。[95]

但是接收牛隻的同時，瓜希羅若人未得到馬匹，就永遠不可能管理得了這麼大量的牛群。髮色如鬃，是瓜希羅人對女子髮色最大的讚美；這件事正顯示他們對馬的熱愛。[96]因為有馬，於是文化發生轉型內容變為豐富；這一類轉而成為馬族的印地安部族頗多，瓜希羅人是最後一支留存至今的實例。

初逢乍見，印地安人原本被馬嚇到，希望離牠愈遠愈好。而如果西班牙人真能為所欲為，這個印地安心願也一定能如其所願允准[97]。歐洲人充分意識到馬為他們帶來的優勢，使自己可以凌駕於美洲屬民之上，因此也極力試圖禁止後者擁有馬匹。可是禁令總是不成：西班牙人需要印地安人充任牧牛仔；若不讓他們的印地安戰友有騎可乘，戰力效果也勢必不彰。而且——最重要的——馬兒繁衍如此迅速，往往跑到歐洲人控制範圍之外；數量之大，印地安人很快便有馬可騎，取得之易不下於西班牙人。馬與疾病，兩者在美洲處女大地上穿行奔梭的速度，都比那些把牠們帶到新世界的人類為快。

從加拿大的艾伯塔到南美的巴塔哥尼亞高原，大草原眾部族的這一頁故事都大同小異。馬兒來到之前，這些草原地上本來人煙極稀。質地粗硬的草土，不利農耕，原野上的四足動物奔速太快，無法為大量的二足動物人類提供穩定可靠的食物來源。然後馬來了，為印地安人帶來需要的速度與活力，可以好好利用這個良機，大肆收成意味著巨量食物來源的北美本土水牛群，以及已經在南北美洲草場上大量繁衍的野生牧牛。於是印地安人停止耕作；比起游牧，農事太辛苦、太無趣、回報太低。這些新游牧族發現，日子遠比以往舒服、富裕太多。及至一七〇〇或一七五〇年際，拉布拉他草原上的佩文切族、浦魯克族、奧卡族、特維爾切族、阮契爾族，全都跳上馬背，在大草場上奔馳，身後則受著阿勞坎族的鼓勵與逼趕，後者已將本身的安地斯文化放棄大半，下山到平原地來利用現成的動物群。[98]

在類似地勢與氣候的北美地區，馬的衝擊來得較晚，但效果雷同。及至十八世紀末期，北美大平原上滿是騎在馬背上的紅人——黑腳族、阿拉巴霍族、夏延族、烏鴉族、蘇族、柯曼其族。北美大平原與南美大草場的印地安部族，都受到馬的誘惑，投身於極端專門化的類此生活形態，甚至連體型外貌也變為類似。南美大草原上的印地安人，從幼時起就生活在馬背上，因此腿型變彎、變得笨拙。十九世紀美國邊疆風物畫家卡特林下面這段文字，雖是描繪北美平原區的印地安人，也適用在他們南美大草原的兄弟身上：

下了馬背用起自己雙腿的柯曼其人，猶如魚離了水，幾乎就像下到地面無枝可攀的猴子一般笨拙。可是只要他的手一放到自己那匹馬身上，連臉孔都變俊了，然後就只見他優雅地如風疾去，完全變了個人。[99]

印地安人改採馬背生涯，因為這種生活方式更為富裕。馬群本身就是巨大財富，而且更為印地安人帶來取得草原動物皮、肉、骨、筋的機會。印地安人的飲食內容改善了，這些原住民工匠製作實用或裝飾物件的材料也增加了。有了馬，印地安人得以取殺比自家需用更多的動物，餘剩可拿去與白人交換縫針、毛毯、火器，以及威士忌等物。回到只有狗可以用以負重的年月，沒有任何游牧人富得起來。如今可全然改觀了；有馬載馱，游牧人可以搬運比前沉重、龐大許多的物品。黑腳部族人估算，與狗相較，一匹馬可以背負著高出四倍的載重量，走上兩倍的日行距離。獵人有了馬，移動速度與覆蓋距離均巨幅增加，取得維生獵物的地區因此巨幅擴大。各個游牧隊伍的規模人數亦可成長，而且也的確成長。[100]

財富與人馬兩相擴增，社會的位階層級化也愈深：富者愈富，而窮者也只比原先稍好一些；貧窮年代的平等現象開始消失。奴隸人數變多了，因為如今在騎馬打仗之下，也更容易擄獲奴隸。比方洽克地方務農的瓜納族，就成為兇猛的游牧馬族姆巴亞族的農業奴。[101]

作戰節拍加快，造成戰俘人數增加。有了馬，印地安人襲擊自家印地安人與歐洲人邊區的能力大為增強。至少，在某些印地安部族之中，有了馬的存在，戰爭往往變為愈發血腥，因為相對靜態的步行戰法作廢，騎馬衝刺則變為普遍。舊式兩方隔空對峙的戰法武器，如今也遭棄不用，改採馬上戰士近距離捉對廝殺型的武器。[102]

長距離縱觀歷史來看，馬匹對印地安人造成的最大衝擊，則在增強了他們的抵抗力，比較可以面對此時正在深入挺進南北美洲內陸的歐洲人。馬上的印地安人，不但能更有效地防衛自己，有時候甚至因自身生活文化迅速變化所誘，而且更常常因其所迫，主動對白人豐盛的牧群發動攻擊。十六世紀末墨西哥的奇奇梅克族紛紛躍登馬鞍，因此好幾代時光裡，這個部族在新西班牙區的勢力始終未遭決定性地擊破。而那瓦荷族與阿帕契族，也已在十七世紀下半時期之前開始學會騎馬、攻擊西班牙人的拓墾區；到了十九世紀末，依然能夠抵禦白人的挺進。[103]

及至一七〇〇年，佩雷特河之南、墨西哥境西班牙殖墾區之北的平原部落族，對馬都已有或多或少的熟悉度。一七五一年際，位於佩雷特河極北之處的黑腳印地安各部族中，馬口已臻無數。一七八四年時，有人在加拿大薩斯卡切溫河岸看見烙有西班牙飼主印記的馬兒，極可能是侵襲墨西哥邊境所得，然後再一族又一族交易之下來到此地[104]。大平原區的印地安眾族——蘇族、黑腳族、卡曼其族、阿拉巴霍族、達科塔族、烏鴉族——都先後離地上馬，展開一場前所未見的驚人大冒險。這一波狂潮連湧了三四代的時間，最後在北美水牛群遭到毀滅、印地安人與美利堅合眾國作殊死戰，以及十九世紀後半時期舊世界人民紛紛進占大草原之後方才歇止。

場景切換到委內瑞拉和巴西的草場，印地安人與馬在此地的一頁故事，則與發生在北美平原的情況大不相同。這一帶南美地域的氣候並不鼓勵大群馬匹快速滋生，因此此地的印地安人無法在拓荒殖民到來之前，即已成為精良的馬上戰士。葡萄牙獵奴者與印地安人在馬上遭遇開打，時間最晚不遲於十七世紀中期，可是地點卻深入或鄰近巴拉圭，而且離葡民開拓區頗有一段距離。[105]

只有進到南美南方，馬兒與印地安人的故事才與北美草原上若合符節。當西班牙人與其牧群深入今日的巴拉圭地方，洽克族第一次大開眼界，見到這麼大型的馴養牲口。及至十七世紀中期，他們自己也都開始取得這些動物，阿比龐族、莫科維族、姆巴亞族、加高老族，所有印地安人無一例外。其中又以馬最為重要。一個半世紀後，洽克族仍在一隊隊印地安騎兵掌控之下，此地也依然是任何外來人都不會感到安全的所在。非印地安人口在此地極為稀少，原因不全在氣候不宜，馬上原住民的軍事能力強悍，就足以嚇阻殖民者的到來。[106]

洽克之南，第一批成為馬上族的印地安人是統稱為阿勞坎族的智利各族部落。一六〇〇年前他們即已在戰爭中使用馬匹，不久後更循安地斯山區通道下到拉布拉他草原地帶。在這股阿勞坎族人排山倒海而來的衝勢終於緩止之前，他們甚至已進發到接近布宜諾斯艾利斯的大門口，影響之巨，連阿勞坎族語也最終成為阿根廷平原地帶的共通語言[107]。佩文切族及南美大草原上的其他部族，不久也從阿勞坎族學會了馬術，及至十八世紀之時，甚至連巴塔哥尼亞的特維爾切族都在馬背上了。

一七九六年際，拉布拉他一帶真正控制在歐洲人手裡的範圍並不比一五九〇年時為大。幾項因素一起阻礙了西班牙人的擴進：其一沒有金銀吸引殖民者前去，其二西班牙重商主義往往是窒息而非鼓勵阿根廷的經濟擴展。其三亦即最主要的因素，則在西班牙人被一批又一批印地安馬上戰士包圍，後者大肆掠襲邊區牧場、要塞村落，然後在西班牙人有所行動反應之前，便又迅即奔返無跡可循的大草原上。

隨著歐洲人在十九世紀深入內陸，這些馬上部落一一遭到翦滅[108]。正如發生在北美的情況，馬兒富裕了草原民族的生活，增強了他們抵禦白人進駐的能力於一時。然後，便是這些印地安部族的湮滅，以及白人部族的挺進。

及至一六〇〇年際，舊世界最重要的農作物都已在美洲栽植了。阿開木、芒果、麵包樹，這些今日生長在加勒比海地區的作物，都非本地原生所有，直到十八世紀方才帶至此地[109]。可是這些植物以及其他少數幾種除外，新世界大陸地帶的重要食用作物，多早在科爾蒂斯去世之時即已開始栽植，至少在安地列斯群島如此。

這個事實的重要，不僅在考古探古之趣。印地安奴隸可以繼續只吃自己的印地安食物，非洲帶來的奴隸也可以被迫去吃印地安食物，或者乾脆不管，讓兩者都沒有任何東西可吃。可是只有在歐洲食物能以固定可靠地供應之下，歐洲人本身才可能大批來到新世界。在美洲各地，歐洲人要有自己熟悉的飲食，這份需求更因社會與種族歧視更形強化。直到今天，墨西哥極多地方的上層階級仍認為玉米類的食品是印地安人的食物，小麥製作的麵包才屬上層階級食物。歐洲農作當年若未成功西渡移到西半球來，願意從事同樣這趟旅途的歐人人數必然大為減少。

可是我們一定也要給予印地安農業人應得的掌聲，縱使西班牙殖民者或許吝於稱讚他們。小麥不比玉米優異也不比玉米低劣；兩者各有千秋優劣。根類作物當中，新世界農藝的創作則優於舊世界；從美洲移入東半球的樹薯、白馬鈴薯、甜馬鈴薯，在歐、非、亞栽植的數量，遠超過三洲原生的蕪菁與各種薯類。

印地安作物不下於甚至優於舊世界作物的例子，其實還有許多；但是卻不能改變一項事實：亦即外來植物移到美洲，的確重大地豐富了美洲食物生產的潛能。比方玉米和樹薯這兩種作物，雖然適應力都極為驚人，可是遇上沼澤多濕的土壤依然難以發揮。在潮熱的低地，稻米作物的產量比起哥倫布前的任何原生穀類都要多上許多，而且蛋白質高，自然比幾乎完全不含蛋白質的樹薯更有價值。除了稻米，潮熱低地也迎納了香蕉、非洲芋、芒果等等以及其他好幾項來自舊世界的食用作物。在美洲地形氣候的另一極端處，山地居民則迎入小麥、大麥、歐洲腰豆，它們都能在比玉米更高的海拔生長，因此在馬鈴薯及藜麥之外，為安地斯山間生活增補了新的糧食。[110]

舊世界植物來到美洲，使新世界可供栽植的食用作物倍增，甚至三倍之增。此事本身即至為重要。食用作物多樣化，具有極大好處，正如明智的投資者手上也往往有不同投資。如果其一或好幾種失敗了，造成的損失可由另一或另外幾種來源的收益補貼。樹薯染上了枯萎病，稻米卻挺立存活——不是因為稻米比較優異，而是因為兩者各為不同植物，各受其不同病害。穗芒還來不及長出之前，一陣旋風掃平了玉米田，可是躲在地底下的蕪菁卻安然無恙。

但是哥倫布等人帶到美洲的植物固然重要，更重要的卻是他們也帶來的動物。西班牙是這麼積極地把動物帶到新世界，以致及至一五〇〇年時，最重要的家禽家畜都已全員到齊。發生在牠們身上的故事，尤其是牛與馬，真稱得上一頁驚人的生物成功史。

人類馴養的這些動物，對印地安人造成的衝擊，前文已經談過。牠們對歐洲殖民者的影響，部分而言與植物遷移帶來的影響無異。美洲的農地上，現在可以為殖民者提供蔬菜也能提供肉食了。尤其在巨大的草原區上，更需要家畜作為食物來源，因為氣候太乾、太熱，或太濕，都不利農作栽植。在這些區域裡面，唯一最常見植物生命是草。印地安人卻沒有任何工具可把草轉變成可供人類食用之物。如此「工具」，歐洲人卻擁有好幾種：牛、綿羊、山羊，牠們提供的肉與奶是最營養的食物。歐洲人與其動物之來到，為人類巨幅提升了在美洲可以取得的動物蛋白質。及至一六〇〇年，美洲殖民地最便宜的食物之一就是肉類；西班牙美洲拓荒移居者每人攝食的平均肉量，或許比世上其他任何大規模非游牧人口都要為高。事實上，美洲歐人的饑荒經驗可謂微不足道，若把他們攝食的動植物總加起來，可能是全世界吃得最好的一批人，因此愈發促使更多人移往新世界。這項動機因素，比宗教與意識信仰力量合起來更為強烈。

製作各種工具、器物的材料——動物纖維、毛皮等——對移居西半球的人類也是一項鉅大福利。一四九二年時的印地安人，原已有羊駝、駱馬提供毛料，可是僅限於安地斯山區。它們對人類的價值，也永遠不及哥倫布逝後不過兩三代時間之內，那個後到的綿羊即已發展出的地位。牛皮、牛骨、牛筋，或許不見得比美洲本土大型家畜的皮、骨、筋更有用處，可是及至一六〇〇年際，在美洲大段地區，牛隻數量已經遠超後者。

動物也為新世界提供了一項新的動力來源。在哥倫布到來之前的整個美洲大地上，最重要的非人力動力來源只有狗與駱馬。風車、水輪，都是聞所未聞，狗兒身量弱小，駱馬負重不能超過百磅。馬、驢、牛登岸進口，為新世界人類可用的動力量帶來革命，一如瓦特的蒸汽引擎之於十八世紀末期的歐洲。

家畜牲口，不但為人類提供了開發美洲所需的絕大部分力氣；牠們本身，也成為這項開發中一項重要的目標產品，而且是激促歐洲人愈發在美洲開疆闢土的一大因素。開礦一事，在新世界拓疆史上的重要性眾所皆知，可是礦業只能為少數區域帶來開發。而農業族對疆域的擴展，比礦業族貢獻更少，農墾邊區的推進幾乎一向較緩。開拓新世界邊疆的真正冠軍旗手，乃是牧牛一族。一再又一再地，挺進深入美洲內陸的歐洲文明前線，都是牧牛業者開拓出來的新疆。在無金無銀可供礦採，而且雨量也常常欠適無法農作的巨大草場地域，尤其如此。而歐人定居、開發草場地帶的能力，恰與其在這批草地上牧放其家畜的能力成正比。

巴西的開發史，正是一頁殖民擴展成敗繫於牛隻的故事。若沒有牛，就沒有肉類可供那些製糖、挖金、採鑽的勞力人口食用，也沒有動力為那些初期糖坊拉磨、將礦工載入內地、再把他們發現的財富運出送往岸口。正如巴西學者普拉多所說：「先不論它們在殖民地本身生存上扮演的角色如何，單就打開巴西內陸進而征服這些內陸的貢獻上，飼牧牛群一事，就足以列為巴西開發史上最重要的篇章之一。」[111]

今日之所以只有一個而非兩個巴西，主要促成因素可能就在牛群的牧養。回到十六世紀及十七世紀初期，原本有兩個分別存在而且截然不同的巴西——一是東北部的糖業富豪族，一是他們西南方幾百里外位於聖保羅的探險開採族。東北對內地毫無興趣，而聖保羅呢，雖然一向因其傲世無匹的拓荒者聞名，對內陸卻也只是襲擊掠奪而無意開發。然後進入十七世紀，由於對牛肉、牛油、牛皮以及載重動物的大量需求，東北與聖保羅兩地的牧牛業者終於動心，開始前進聖弗朗西斯河谷地。葡萄牙人第一次真正深入內陸的行動於焉展開。及至一七〇〇年左右，此地牧牛場數量之巨，甚至可以沿這條巨河谷地一連行上一千五百英里，都不必擔心晚來夜宿無門。於是兩個巴西，就這樣被牛皮鞭緊緊繫在一起了。[112]

被帶到西半球的眾家動物之中，對美洲土地耕耘方式影響最大者莫過於犁牛。這隻溫馴卻力氣極大的動物，可以犁開印地安人那根挖土棍子一向都挖不動的雜草糾結土壤。過去必須棄置休耕的地面，如今可以用來生產糧食了。有了牛與犁，少少之人即可耕耘極大地面——也就是大面積的粗放耕作——隨著印地安人人口衰退，集約耕作法生產的糧食亦減，這種新的耕作方式變得愈為重要。[113]

可是以犁墾土，比用鋤耕地易於造成土壤沖蝕。歐洲人來到之後，美洲的土壤流失極可能大為加劇。在哥倫布來到之前的美洲高文明地區，多少世紀以來，從事定居農務的印地安人口漸次增多，土壤流失亦隨之增高，但始終未以這般高速度流失。印地安人沒有犁，更重要的是，他們的動物數量鮮少多到破壞地表的地步。歐洲動物對土地造成的威脅更甚犁具，因為犁的使用通常多保留在相對而言地面較平坦的區域，沖蝕危險不會立即發生，可是牛馬羊隻卻能登山爬坡，在沖蝕危險性恰恰最高之處，破壞了植物及其根部組成的脆弱網路。枯乾的小河道與深峽旱谷，開始令坡地處處坑疤，樹木侵蝕裸露的大草場，野草、質性的雜草，在草原上蔓延。歐洲人和他們的動物，改變了適者生存的戰鬥規則。[114]

美洲諸文明歷世代之久而積聚的巨量金銀，被西班牙大征服者三兩年揮霍一空。千百年來，美洲草地內也積聚了巨量財富：沃壤、各種動植物生命、各式看得見與看不見的有機物，也在短時間內消耗殆盡，而且在卡薩斯在世之日即已明明可見。他寫道：年輕時在艾斯班紐拉，他知道有一種茅草，味道嘗起來不錯，是很好的蓋屋頂材料，可是後來就消失了

——他猜是被大量快速繁生的牲口破壞光了。一五七〇年代西班牙地圖師維拉斯科也指出，島上的牧草地面積正在減縮，因為遭到番石榴樹沿草地邊侵入。阿拉瓦克族農家的消失，可能也是一項造成因素；他們過去一直勤勞地防止叢林侵入他們的菜園。及至一五八〇年代，墨西哥地方過度放牧的結果已很明顯，龐謝神父在某些地區看見有牛隻餓死。時至今日，在墨西哥境內當年一度草場開闊、曾有綿羊徜徉吃草的地區，如今卻長著大叢熱帶棕櫚灌木，可能都是因為羊啃盡了其他更為可食的植物所致。比起綿羊，牛雖然不會把自己的糧草啃得這麼乾淨仔細，但是大批牛群養在一起，也會對土地造成重大損傷。墨西哥新納那阿海岸區的大草場，在特諾茲提朗城陷落一世紀間，便讓出地來遭這類灌木占領叢生。[115]

這般現象在墨西哥的一頁歷史，我們所知雖然最為詳盡，可是也有足夠證據顯示，類此事件經過——先有牲口牧群擴增，繼以草地面積與質量俱衰——也在別處發生，至少在十六、十七世紀之時，已開始在美洲其他地區出現。根據最早一批殖民者留下的紀錄，顯示今日中美洲的草場遠比大征服者巴波亞在世時小上許多（但此地草場縮小的原因，可能主要出在印地安人口的縮減，比起牲口繁增蔓延更是要因）。照理說，再多的動物數量，也不能把森林帶進拉布拉他的大草原內，可是達爾文卻在一八三〇年代發現，烏拉圭有數十甚至數百平方里地完全無法進入，因為地面全都長滿了多刺的舊世界刺菜薊。他說：「像這般外來植物大規模侵占原生植物的狀況，我懷疑世上還找得出第二樁事例紀錄。」這類侵占，通常只有在該地區原有生態盡遭粉碎之下，才能如此成功——比方，因廣大地區過度放牧而破壞殆盡。至於南美的大草場，也沒人敢說今日面貌與以往一致；當年季節氾濫沒有今天這般猛烈，因為地面上的覆草猶厚，足以阻擋水勢肆溢成河。濕季結束，幼駒還可以在齊肩深的新鮮草叢內放足奔去，騁馳數百里地。[116]

在任何特定區域之內，牲口數量初始爆增的現象往往只能延續上幾十年。然後速度就開始減緩，原因不只一端：西班牙人、印地安人如出一轍地漫無限制肆殺牲口；野狗、其他肉食動物、昆蟲、病原體，或從他處紛紛來到，或逐漸適應歐洲動物作為口糧或宿主。最重要的因素可能如下：當草場上世代累積的豐富消耗一空，牧群成長開始停滯或減緩，不再以幾何級數而是算術級數增加。一五七四年艾瑞柯茲從墨西哥傳報：「如今牛隻不再快速增加；過去，一頭母牛兩年內就可生下她第一隻小仔。因為這是一片處女地土，有許多肥沃草地。如今要三、四年才生小牛。」[117]

世上任何地方，如果先前與外隔絕，一旦向外開放，都會在自然天平上出現如此極端的搖擺逆轉。不過，恐怕再也不會出現如美洲這般，於哥倫布登陸一世紀內所展現的驚人事例了。除非，有一天，星球之間也發生生命形式的交換。

第四章　梅毒現身：一頁病史

舊世界投之以桃，新世界不遑多讓也回報以極多的李。但凡發生於一五〇〇年前後數十年間的每一樁重大事件、人物、流行、愚事、聖戰、不幸，大文藝復興大哲伊拉斯謨斯筆下幾乎都曾提及。而當他在世之日，臨到歐洲頭上的所有不幸事件之中，伊拉斯謨斯認為，最恐怖者莫過於那個法國佬病，或稱梅毒。他覺得沒有比這個病更會傳染、更折磨受害者、更難治癒……或者說，更時髦的了！「簡直是一種最不像話的疹子！」他的《對話錄》中一個角色嘆道：「真要攤牌比一比，決不會輸給痲瘋、象皮病、金錢癬、痛風、或鬚瘡。」[1]

伊拉斯謨斯那一代的男女，是第一批見識到梅毒的歐洲人；至少，他們是如此表示。英格蘭人稱之為「疹子」的這個惡疾，於十五世紀最後幾年間如雷電倏然擊來。可是它卻不似其他也是如此突兀而至的疾病，後者往往迅速填滿墓園，然後便隨之遠颺，另俟他日再行歸來出擊，或永遠不再露面。反之，梅毒從此駐足，再也不走，成為人世永遠的共同存在。

歷史學者對梅毒有一股特別的著迷，因為在肆虐人類的所有重要疾病之中，它最獨具「歷史性」。多數疾病之始，早在人類最早記憶之前。只有梅毒，擁有一個所謂的歷史起始時刻。自十五世紀最後十年以來，不乏有人堅稱：自己幾乎可以確切指出梅毒現身於世界舞台的那個時間點，甚至知道來源地點所在。「就在主後一四九三年間或左右之際，」伊拉斯謨斯通信對象之一的當代人文主義者胡滕寫道：「這個最汙穢、最悲慘的惡疾，開始在眾人中散播了。」另一位同時代人西班牙醫生伊茲拉也表同意，認為一四九三年是梅毒元年，並表示「此病原生之地，來自那座現稱艾斯班紐拉的島嶼。」哥倫布把它帶了回來，連同玉米和其他美洲新奇事物的樣本。[2]

從十六世紀第三個十年之際起，有關梅毒源始的諸家理論之中，最流行的說法就是這個「哥倫布帶回說」，可是再流行也免不了駁斥意見。事實上梅毒源始一事，無疑是所有醫藥史學中爭議最大的一環。單單是蒐編出一張完整的相關書單，就要耗上好幾個月的工夫。

直到最近數十年間之前，關於梅毒出身之謎，一般只有兩種普遍為人接受的看法：一是哥倫布帶回說，一是完全與之相反的對立理論，認為早在一四九三年前梅毒即已存在於舊世界。如今又出現單源論說，挑戰胡滕、伊茲拉及其他哥倫布帶回派等人士的看法，主張這個梅毒性病只是一種併發症狀，屬於一個具有多面向、遍布全世界的密螺旋體病。但是在我們檢視這項最新學說之前，不妨先來探討一下前人的舊說法：到底在一四九二年時，大西洋兩岸都已有梅毒，還是只存在於美洲大陸？

哥倫布登陸美洲之前的舊世界文獻，找不到任何對梅毒證據確鑿的描述。類似的痘疹描述固然有所發現，卻也可能是在描述痲疹、疥瘡，或其他疾病。尤其值得注意的是，儘管中國崇奉祖先，只要有機會便引經據典，卻沒有任何中國作者引述過一如古書所言梅毒云云。

蓋倫、耶維森那，還有古代、中古的其他醫學作者，雖然對細菌或抗生學一無所知，卻都極富臨床經驗，描述起疾病的表象症狀，功力不下於任何現代醫生。如果某個疾病未曾在他們筆下有所描述，我們或許可以假定：不是此病當年性質有異，就是他們從未見過此病[3]。用這個假定來搜尋像梅毒這一型疾病的紀錄，尤稱允當，因為在任何不幸暴露於其魔掌之下的社會裡，它都會蔓延極廣。

舊世界的內科大夫、外科醫生，甚至包括非醫學中人，但凡於十六世紀寫過有關梅毒性病一事者，都幾無例外，指稱它是一種新惡疾。我們沒有理由認為他們全都錯了。從伊茲拉到中國明代傑出醫學家汪機的《石山醫案》——西班牙人、日耳曼人、義大利人、埃及人、波斯人、印度人、中國人、日本人——眾口一聲，全都表示之前從未見過梅毒疹[4]。若說他們在同一個題目上同時全都錯了，實在不太可能。

即使找不到任何記載，直指梅毒是舊世界居民面對的新疾，語言現象中卻有足夠證據支持這項看法。它有各式各樣的名稱，而且這些不同名目，卻幾乎都意味著它乃是外邦傳來的惡疾。這些語言事實，在在有力地證明梅毒之「新」。義大利人稱它法國佬病，結果這也成為梅毒最通行的外號；法蘭西人稱它那不勒斯症；英格蘭人則稱它是法國佬病、波爾多病、或西班牙佬病；波蘭人稱它日耳曼症；俄羅斯人稱它波蘭佬病；等等等等。中東人叫它歐洲膿疱；印度人叫它法蘭克人病（指西歐）。中國人叫它廣州潰瘍，廣州是中西接觸的主要港埠。日本人叫它唐瘡，唐指中國；或者更切題些，葡萄牙佬病。早期眾人賜予梅毒的大名，洋洋灑灑，可以寫滿好幾頁紙。直到十九世紀，義大利名醫佛拉卡斯特羅於一五二〇年代新鑄的那個字眼「syphilis」，才終於變成全球通用的標準定名。[5]（他曾寫一首拉丁文長詩描述這個梅毒新病，詩中主角之一為希臘神話人物Syphilus，據聞是世上梅毒的首位受害者。）

梅毒之突如其來、降臨人間，也可以從它早年初為歐洲人辨識之後所展現的惡性程度看出。新疾病的典型發展路線，通常是初來乍到，來勢極兇、散布極速；接下來的階段，殺傷力漸減。一地人口中最弱、最容易病倒的成員，連同病原中最兇猛的菌株，一起遭死神翦除。因為在病原還來不及傳到其他宿主身上之前，就已經先把現居宿主弄死了。十五世紀末期與十六世紀初期的紀錄中滿是哀傷，悲嘆著梅毒傳布之速、病狀之怖，常常在初感染後短時間內即告發作：全身起紅疹塊與潰瘡，常蔓延入口腔與喉部；高燒、骨頭痛；而且經常在病發初期便奪去性命。不過時至今日，梅毒患者已經很少初發即死，最終若的確死於梅毒，往往都已成功力抗多年。梅毒初現人間的頭幾年，胡滕曾有過一番描述，顯示它當年的本貌與今日的「溫和」舉止大相逕庭：

許多又尖又突的瘡，狀如橡實，流出惡膿，臭氣之重，令聞者以為自己亦受感染。膿瘡疼痛之鉅，已猶如身置火中；而膿瘍其色暗綠，噁心模樣比膿瘡的疼痛更令患者難受。

此病發作的極端慘狀，他告訴我們：「駐留時間不超過七年。病後的虛弱雖然一直駐留不去，卻沒有這般惡穢了。」[6]

這個法國佬病於一五〇〇年左右突如其來光臨舊世界，關於此事最有力的證據，莫過於具體的古人骸骨。哥倫布年代之前的舊大陸屍骨，從未有一具展現出無可置疑的梅毒侵害痕跡。有名的古生物病理學者史密斯告訴我們：「在檢查了時間涵蓋過去六千年、地理遍及全埃及地，數目高達三萬具左右的古埃及人與努比亞人骸骨之後，可以很肯定地指出，不曾發現在近世埃及之前，有過任何骨頭或牙齒曾遭梅毒損害的直接痕跡，甚至連可能跡象亦無。」如果說，哥倫布年代之前的埃及確有過梅毒，同樣地，如果一四九三年之前，從事遠

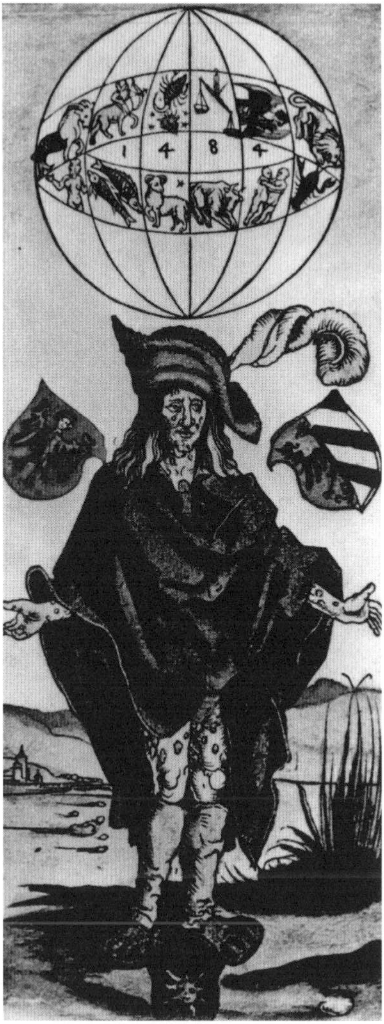

杜勒畫作：〈梅毒患者〉（一四九六年）。

距離商貿的任何舊世界高文明地區內，也確曾有過梅毒，那麼史密斯檢查的骸骨之中，至少，必有一具顯示出梅毒侵蝕過的痕跡。這個推論幾乎百分百地確定。[7]

反對哥倫布帶回說的人士，卻完全不理以上論證，他們的假設是一四九〇年代前梅毒即已存在舊世界，只是形式溫和。然後在一四九〇代，致病的有機體突變成致命的梅毒螺旋體，梅毒開始影響身體深層結構，變成奪命殺手。這個假設無法證實為非，而且很巧妙地與所有事實若合符節；然而，卻也無法證實為真。很抱歉，微生物機體就是沒寫日記的習慣，所以唯一能「證明」突變理論效力之途，就是經由消去法。我們必須逐一證明所有其他假設都不能成立。因此，下面就來直接檢視哥倫布帶回說這項理論的效力。

梅毒到底從何而來？若來自美洲，那麼幾乎可以很肯定必在一四九三年或稍後傳來。首先，讓我們考量具體的實質證據。在此，新舊世界之間有什麼對比相異之處嗎？隨著考古學者與古生物病理學者在美洲大地挖出愈來愈多具顯然具有梅毒侵

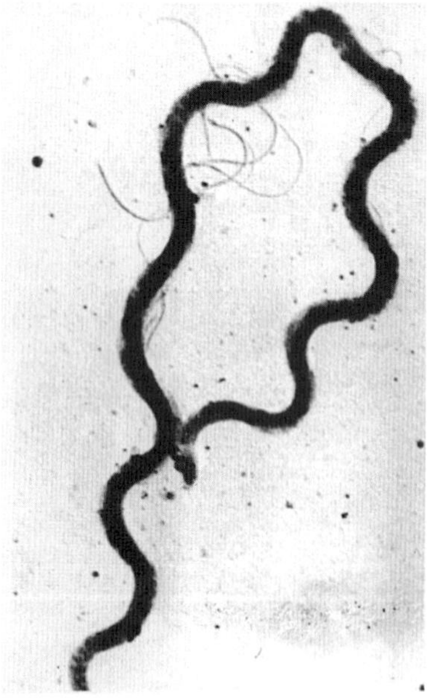

梅毒螺旋體：電子掃描顯微攝影。
（Courtesy U.S. Department of Health, Education, and Welfare）

害痕跡的哥倫布前人類骸骨，答案亦變得愈來愈確鑿。根據一位研究者表示，有些屍骸前額骨的畸形，毫無疑問是梅毒所致，也肯定是瓦塞爾曼梅毒測試法的一種陽性反應。[8]

支持哥倫布帶回理論的文獻證據之多，也令人印象深刻：十六世紀最可信賴的某些醫生、史家都主張，哥倫布一定要負起將梅毒帶到歐洲的禍首責任。可是他們這句話雖然說得非常肯定，我們卻也要同時考量另一事實，也就是他們從無一人主張梅毒原生自美洲大地。這種說法要直到哥倫布航行一代之後方才出現。若說新世界之發現與這聳動新疾之間確有何相關，這個關係必定在一四九〇年代與一五〇〇年代初期被人一再強調。實則不然，兩者之間的關連從未見任何提及，直到由一種西印度木本植物汁液製成的癒瘡藥出現，廣泛成為治療這個法國佬病的確切良藥之後，情況方才改變。根據當時的邏輯：一病與其藥，必都源自同地，神的安排總是如此。「這病從哪裡來，我們的主神必使這癒方從同一處來。」反過來說，既然美洲之藥癒創木可以治好梅毒，那麼梅毒必然也是美洲之疾了。還能有比這個更合理的邏輯嗎？因此許多歷史學者判斷，哥倫布帶回說這個理論之所以興起，是因為癒創木來自西印度群島，而不是出於梅毒真正來自那裡。[9]

更令哥倫布說一派難安的事實是，梅毒在歐洲首次爆發流行之前，哥倫布航行的紀錄文件內從不曾提及梅毒或任何近似梅毒的事項。當然，哥倫布本人為免有所不利，很可能在報告中對此事壓下不表，可是其他目擊者若也同樣噤聲不言就很奇怪了。一四九二、一四九三年間出航美洲的船艦回抵之後，一直到一四九四或一四九五年左右，歐洲首度記錄在案的梅毒疫疾爆發，這段期間的年月都不見西班牙、葡萄牙兩地出現過任何有關梅毒病例的報告。即使確有這類報告存在，卻都寫就於「據稱發生的病例」多年之後。

然而，我們還是不能因為當代文件內未曾提及梅毒，就確定它絕對未曾流行。因為整個相關文件實在太過稀疏。比方第一出航之際品塔號上到底發生過什麼事，我們可謂毫無所悉；因為它在西印度群島逗留極久，回航時也有一半時間遠在哥倫布視線所及與他所能知曉之外。而哥倫布卻是那整個航程唯一的記錄者。那些於一四九三年與一四九四年被帶回歐洲的印地安人，我們對他們的狀況也一無所知——他們身上很可能潛有梅毒。更有甚者，對許多參與哥倫布航海雄圖的人來說，為保自身利益，也有可能壓下與新世界有關的負面消息。還有一個更簡單的原因，可以解釋早期文件中為何不見梅毒身影：這段時期的許多文獻紀錄，已永遠亡佚消失；此外，無疑也有文件至今仍深埋在歐洲的檔案堆裡，四百年來無人一閱。[10]

接下來，讓我們檢視有關哥倫布帶回說假定的文字證據。歐洲人首次提及新世界梅毒的紀錄，是哥倫布之子斐迪南為其父所寫的傳記。此書價值極鉅，可惜我們只有一部義大利文譯本。西班牙原文已經失佚，因此無法確定義大利譯文是否絕對正確。雖然如此，斐迪南告訴我們：一四九八年他父親再度來到艾斯班紐拉，發現「當初留下的人半數已然死去，殘存者中有一百六十多名身染法國佬疾。」可惜這個紀錄不能證明什麼，只顯示這一批殖民者在那方面非常「活躍」，因為及至一四九八年際，梅毒也已在歐洲蔓延極廣了。

傳記中也收有「隨船教士雷蒙對印地安古史的敘述。他懂得印地安語言，因此奉大司令之命編纂而成。」根據斐迪南的說法，這篇報告寫於一四九〇年代；對於艾斯班紐拉島民阿拉瓦克人的天地宇宙概念，我們今天所知的一切也全都來自這份報告。根據我們這位好弟兄所記載，阿拉瓦克民間傳說中的那位偉大英雄「極悅」某名女子，「可是沒多久，他就必須四處找浴池刷洗自己，因為身上長滿了我們稱為法國佬病的潰瘡。」我們人類的民間傳說，往往根深柢固，改版極緩；因此阿拉瓦克人似乎不大可能在歐洲人抵達之後不久，便急忙修改他們的部落傳奇，好為他們的阿基里德英雄、他們的貝奧武夫，送上一號新的疾病。[11]

早期西班牙帝國最重要的兩大史家，卡薩斯與奧維耶多，都曾說是哥倫布把梅毒從美洲帶回歐洲。他們的記事在細節上有些不同；當初到底是哪批船隊首先把梅毒帶回歐洲，整體觀之也語焉不詳。但是細節差異並不一定意味著事實不明：因為這類傳入在時間上很難確切定位。而兩位史家都確有資格就梅毒來源做出陳述：他們個人本身的經歷，以及他們有機會可以接觸到與曾哥倫布一起出航的人員。一四九三年時卡薩斯本人也在賽維爾，哥倫布就是在這一年來到此地，帶著他的航行發現報告，以及他帶回來的印地安俘虜。卡薩斯的父親、叔叔，也都於一四九三年隨同哥倫布出航，他另外也一定認識許多參加過那些早期航行的人員。卡薩斯本人則於一五〇二年來到新世界，從那時起，幾乎終生都在為印地安人付出，並與他們一起同工。

一四九〇年代的奧維耶多依附於西班牙宮廷，而且在那件劃時代的首航之前，即已會過哥倫布本人。奧維耶多與這位大探險家的幾個兒子均甚友好，他也與平松家族交好，後者在早期出航美洲史上占有異常重要地位。他還有許多友人參加哥倫布一四九三年的航行，請他們帶回詳細報告。而梅毒第一次在歐洲流行，奧維耶多甚至正巧就在爆發地點義大利，他對此事寫道：「在義大利時，聽到義大利人談那個法國佬病，我曾多次笑出來。同一個病，法國人卻叫它那不勒斯疾。事實上，他們應該把此病稱作印地安病，恐怕才比較恰當。」一五一三年，他親自搭船前往西印度，在那裡度過餘生大部分時間。對於這個據稱是源自美洲的疹疾，誰能指稱卡薩斯、奧維耶多兩人沒有充分機會，去了解當時對此病所能知悉的一切呢？

卡薩斯曾親問過印地安人，在歐洲人來到之前是否聽聞過這個惡疾？答覆是，他們的確確曾受其所苦，時間遠在他們所有記憶所能記憶之前即已開始。兩位史家也都提及一項在醫學上極具意義的事實：印地安人若染此病，症狀嚴重度遠比西班牙人為輕。這個程度上的反差正合乎預期，如果前者與梅毒已有過長期接觸，後者在此之前則完全沒有遭遇。[12]

哥倫布帶回學說的第三名開派祖師是一位醫生伊茲拉，其著作直到一五三九年方才終獲出版。他在書中聲稱：曾治療過哥倫布隊伍中某些成員，後者於一四九二年在美洲染上梅毒。又說他親眼觀察過此病在巴塞隆納迅速散布的實況。當時他並不知道這是什麼怪病，後來才恍然大悟：原來自己親眼目擊了梅毒的到來。他稱此病為蛇病，因為蛇「既醜惡又危險又恐怖，而這個病就如蛇般：既醜惡又危險又恐怖。」

我們只有兩個選擇：不是接受伊茲拉的說法，成為哥倫布派的信徒，就是完全否定此說。伊茲拉其人肯定不是個騙子，他是當時最高明的醫生之一，甚至連批評他最力的二十世紀學者何克姆也承認：「他是他那個時代最偉大的梅毒記錄者。他在歷史方面所犯的錯誤，絲毫不影響我對他作為外科手術醫生的評價。」的確，後世的科學家們，擁有的配備比伊茲拉當年不知好上幾倍，卻必須陸續花上四百年的功夫，才能恰當評估出他當時僅憑精敏猜測就推得的事實：也就是高燒（比方因瘧疾引起的熱病），往往可以抑制住梅毒。[13]

當前對於梅毒的研究，尚無任何特定文獻可以證實伊茲拉書中所言。或許，有一天終於會吧。單單能有他這本著作，就已經夠幸運了；當日出版問世之際，顯然並未引起太大騷動。接下來此書的命運，與（比方說）帕拉塞爾蘇斯的著作全然相反，幾乎從學界的注意範圍內完全消失，直到十八世紀，才有法國名醫亞實特拿來查閱參考。然後再度落在任何學術目光的視界之外，直到一八五〇年代，才被西班牙學者羅伯列多重新發現。今天這本書仍然極為罕見，若非有微縮膠片，鮮少有研究人員能有機會一睹。總之，在處理十六世紀的文獻紀錄時，任何人若打算對負面證據存有極大信心，伊茲拉一書的流浪史正是極佳實例。[14]

唯一或足以拿來直接佐證伊茲拉書中所言的證據，是於首航西印度一代之後的時間寫就，事關品塔號司令官平松含糊不明的死況。伊茲拉說，一四九三年自美洲回返、身染梅毒的那些海員之中，有一位是「巴洛斯來的領航姓平松」。巴洛斯的平松家族，至少有兩位成員於一四九二年與哥倫布出航，而且所有權威方面都同意：平松回到西班牙後的確很快便死去。伊茲拉告訴我們，這些生病的海員把自己染患的新病歸咎於「海上勞頓所致，或其他任何他們各自以為的理由」。一代之後，親睹當年品塔號回航巴洛斯的目擊者一致同意，平松回來時就不舒服，沒有多久，便因航程期間操勞過度及飢餓因而致病死去。這些證詞與伊茲拉所言有部分吻合。即使他對事實的詮釋或許有誤，他手上的確取得了事實。[15]

單獨觀之，梅毒性病係由哥倫布帶回的起源說，文獻證據顯然相當薄弱。而古生物病理學家提供的證據，同樣也不具決定性的效力。但是兩項因素合起來——挖故紙堆的和挖古墳堆的兩下聯手，宣稱美洲乃是梅毒螺旋體的家鄉——就令人很難駁斥哥倫布派理論了。至少，當眾人爭議的路線、戰場，仍不出一代以前的立論範圍之際，實在很難去推翻哥倫布說。可是，如今論戰的場景已發生改變；本書及至目前為止提及的所有論點，不論正反兩方，恐都已與對錯無關，反而在它們根本毫不對題！

梅毒性病，到底是一種具有獨立身分存在、一度曾只在世界特定一角出現的地域病；還只是一型併發症，附屬於另外一種向來都在全世界普遍存在的疾病，卻在不同地區以不同症狀與名目出現？後面這種看法，稱做一元論，接受這項理論的人認為，這個藉由性交傳遞被稱做梅毒的東西，其實和那個藉由非性交方式傳遞的東西是同一疾病，只是一病多貌，後者在熱帶地區稱做雅司病，在中東稱做貝傑病，在中美洲稱做品他病，在澳大利亞稱做痾金尼亞病，諸如此般，不一而足。這個無所不在的疾病，一元論者稱作密螺旋體病，因氣候與文化而異，在不同地域以某種不同方式在人體表露出來。可是歸根究柢全屬同一病症。如果這個說法屬實，那麼所有那些爭議：什麼這裡有、那裡卻沒有出現的額骨畸形、此時有彼時卻沒有發現性器官上的潰瘍，等等等等，就都完全無謂，不具任何意義了。正如一元論的頭號大將哈得森的說法：「既然密螺旋體病在史前時代即已散布全球……所謂哥倫布水手在一四九三年將梅毒帶回原無梅毒的歐洲之說，就全是無稽的廢話了。」[16]

或許，最能夠呈現一元論的方式，就是摘要哈得森版的一元論。他的論點其實未被普遍接受，甚至在一元派內也有部分質疑，不過在此卻足以向讀者介紹這派假設的基本概念。引發密螺旋體病的有機體，非常精巧纖弱，需要宿主提供的體濕與體溫，不然活不了幾分鐘。動物之中，通常又只有人類才能成為其帶原者[17]。因此它對氣候與人類習慣的變化異常敏感，也因此在它執行達爾文法則，以求適應這些差異之時，會以「不同」面貌出現，導致「不同」疾病。根據哈得森的理論，人類最早被密螺旋體病上身，是在好幾年千年以前，地點在非洲撒哈拉之南地帶；這裡的氣候潮濕炎熱，可容它在人類體表生存。一開始是以雅司病的面貌出現，而且只感染人體表層，至少一開始係如此。然後，隨著人類遷入較乾燥的地域，這個有機體退避到宿主體內，變成非性病型梅毒，成為一種兒童期的疾病，在極不衛生的生活條件下經由近接觸感染。這一型在中東稱作貝傑病。再隨著城市逐漸興起，文明水準大致提升，個人衛生變得較為講究、餐具經過清洗、彼此分開睡眠，螺旋體藉由人傳染給人的路徑遂大遭剝奪，它們寄生於宿主體表的生存機會也處處受到威脅。因此它們愈發退卻深入人體，鑽進骨頭、血管、神經系統，並利用現代人類唯一猶對它們開放的傳染門戶：人與人間一道極其親密的接觸途徑——也就是現代人不但未肯放棄，而且還一再陷溺的行為：性交。性病型梅毒從此現身。[18]

科學上已積累有大量證據，支持一元說的理論。密螺旋體病群有好幾種所謂「不同」疾病，在症狀上並無劇烈差異，似乎至少都有部分的相似性，只是程度不同，漸次惡化。極端的兩頭，一頭是非性病型的品他病導致的體表皮膚潰爛，另一頭則是體內結構被性病型梅毒造成的深層破壞。辨認出這些相似性，其實並非新鮮事。十六世紀在美洲的歐洲人對性病型梅毒一定很熟悉，想來也可能在印地安人中間見過雅司病。印地安人有一種疾病稱作「pians」，病徵就是膿疱，而且常常（雖然不總是）經由性交感染。歐人（雖非人人如此）稱之為法國佬病——縱使他們是從印地安女人身上染得此病。十七世紀英國大醫學家與登漢姆就相信，性病型梅毒是另一型雅司病，是在奴隸船上帶到歐美兩地。一七三〇年左右在英屬美洲極受歡迎的醫書《人人都是自己的醫生》或稱《窮拓荒客的醫生》，就建議用同一種方法治療雅司病與梅毒：「因為兩病症狀極其相類，（而且）很有可能其一就是其二的嫁接延伸。」[19]

造成各型密螺旋體病的有機體也各有名稱——梅毒型螺旋體、雅司型細弱螺旋體、品他型斑點病螺旋體——但是放到顯微鏡下卻無法分別異同。甲螺旋體在宿主體內造出的抗體，也可以令其他乙丙丁螺旋體動彈不得。因此對其一取得免疫，似乎在許多許多病例上，也都能對全體螺旋體賦予免疫能力。以瓦塞爾曼測驗試之，這些病患也全都呈陽性抗體反應（至少非常多數如此），要知道瓦塞爾曼測驗原是專門設計來測試性病型梅毒的工具。目前能用以分辨各種所謂不同類螺旋體的方法只有一途，就是在實驗室動物身上分別注射，然後再檢查反應。因此而產生的反應結果確有不同，可是對比卻絕非分明。而且在一種動物（比方兔子）身上觀察到的反應，也不總是與另一種動物相同（比方倉鼠）。[20]

這一切狀況都令哥倫布派人士不安，卻不見得重挫他們的假設。科學上的證明固然顯示不同螺旋體之間具有極密切的關係，卻尚未證明它們實為同物。大多數專家不是保留最後結論，就是繼續將它們視為不同的有機物。或許，我們目前用以分辨這些有機物的方法還過於粗糙，將來有一天，會發明出更具鑑別力的測試。說起來，天花與牛痘的症狀，不也展現極近的關係嗎？只要對其中一取得免疫，就對二者皆具免疫。而且在電子顯微鏡下看來，導致這兩種病的有機物也幾乎殊無二致。卻沒有人聲稱：這兩種病是同一個病。[21]

如果我們接受一元論說，對於性病型梅毒之所以在哥倫布時代出現，就擁有兩種解釋。其一，城市衛生改善到一個程度，透過不適者不生存的消去法過程，調適力較弱的螺旋體不見了，卻帶出了性病型菌株的密螺旋體病。這種說法似乎不大可能成立，因為這種消去過程應屬漸進，而當年眾人卻異口同聲表示：梅毒性病之來是突如其來。其二，一四九〇年代之際，寄生在歐洲人身上的螺旋體驟然突變，舊疾產生出一種致命新版。這個解釋幾乎吻合目前我們擁有的全部事實，可是，正如先前曾經說過，卻無法證實為真也無法證實為非。

事實上，十五、十六世紀留下來的證據如此貧瘠，以致一元論不比哥倫布說更能令人滿意。我們所知就是這麼稀少，對於一四九〇年代螺旋體在世界各地的分布情況，可能永遠都無法獲悉更多。這個理論場子今日幾乎也依舊完全開放，與五百年前那恐怖十年般缺乏定論。在那十年歲月，許多歐洲人還把梅毒禍首，怪罪於土星和火星連成直線的天文現象，以及「那些有害健康的疾風」。[22]

我們只對兩件事有十足把握。其一，哥倫布時代之前，唯一清楚展現密螺旋體病或那一型疾病所致潰爛的人類遺骸，全出現於美洲。而且這些感染只影響到體表或內臟，不論多致命，都不在骨頭留跡。但是這並不一定證明一四九二年之際，品他病確然已在舊世界存在。卻只意味著我們不知道它是否存在，而且或許永遠都不會知道答案。其二，當時人確有記載：梅毒性病隨同哥倫布回返歐洲。他們的證言不能就這麼輕易忽略；他們也許弄不清楚真相，但他們卻絕非傻子或說謊的人。

哥倫布帶回說依然可以留在場中。因為即使我們可以證明所有密螺旋體病都實為一物，哥倫布派還是可以聲稱：回到一四九二年之際，密螺旋體病只為美洲獨有。一四九二年的舊世界中，找不到任何無可置疑的密螺旋體病存在遺跡。比方一般都把非洲撒哈拉以南視為雅司病的原鄉，可是這只是「以為」，我們真的不知道是否為事實。對於文藝復興時代的非洲醫事情況，我們可謂毫無所悉。[23]

造成密螺旋體病的有機體，於一四九〇年代以或溫和或致命的形式來到美洲；並且在歐、亞、非三洲這個嶄新、良好的人體環境中滋生繁衍，分別演化出性病、非性病兩型的梅毒與雅司病。以上所述並非沒有可能。如果事情確是如此，那麼哥倫布可真是元兇首惡，足以與伊甸園中的蛇並駕其驅。

另一個比較不這麼突兀的理論，則是在好幾千年以前，眾密螺旋體病原是同一疾病。然後，隨著人改變了居處環境與生活習慣，尤其是當他跨越白令海峽而來，進入與世隔離的美洲之地，不同生態條件，產生了不同形式的密螺旋體病，最後更產生了密切相關卻質屬不同的疾病。[24]

性病型梅毒源始之謎，難解至極。我們不妨簡短地檢視另一種也是從一半球傳到另一半球的疾病，即可看出為什麼確切答案難尋。這一次反過來，而且也不是人類疾病，我們要看的是一種從舊世界傳至新世界的植物病害。美利堅合眾國的栗子樹，與亞洲品種有極近的親屬關係；美、亞兩洲的栗樹，也都經常成為各自原生地某種栗疫菌的宿主，但是並不因此生病受損。可是到了一八九〇年代，寄生於亞洲栗樹的栗疫菌來到美國，及至一九三〇年代中期，美洲栗樹全部消失。這原是美東落葉林木中占地最廣的主樹——也就是在這棵樹下，朗費羅詩中那位村中鐵匠辛苦工作——如今全美卻僅存極少數碩果樣本。[25]

想像一下，如果這場栗樹流行病早發生四百年，這段歷史將多麼難以再現。誰能以任何肯定語氣表示，某一截從地底挖出的殘木，是四百五十年、四百年、或僅僅三百五十年的年紀？誰又能肯定認出，這截殘木頭所屬的那顆本樹，到底是哪一種栗子樹，又是死於哪一型菌類？含糊、不確、可能的錯誤機率如此地高，甚至連科學也只能提供暫時性的假設答案。因此，或許我們只能抱著至少同樣程度的信心，轉而向歷史紀錄求助。想來，那些四百年前之人，對他們本身所在世界的認識，總比四百年後的我們知道的多一些吧。

梅毒到底從何而來？今日若有人想要一試自己的理論，場地依然為他們大開。如果各種致命疾病能夠由東往西穿越大西洋來，那麼類似的反向移動也必然曾經發生。這個想法顯然很合邏輯。舊世界送給美洲天花，那麼新世界回報歐洲的最可能之選就是性病梅毒。本章提出的密螺旋體病源始假設，與達爾文告訴我們的演化情況相當吻合，並為美洲印地安人與哥倫布雙雙奉上孕育、傳送了梅毒性病的不幸榮銜。也就是這個假設，就目前醫學、歷史研究的發展狀況而言，似乎為未來的探討、思索提供了最具希望、前途的手段。

談完了梅毒源起的辯證，讓我們回到梅毒有史記載的第一個百年。及至十五世紀，密螺旋體病已經演變成好幾種相關疾病，出現在世上不同地方：沙漠隔絕的叢林、與外隔離的高原、島嶼、大陸。然後人類史上最偉大的科技進展之一來到：歐洲人在造船、駕駛、航海技術上迭有創新發明，醞釀出哥倫布、達伽瑪、麥哲倫一代人。於是人類所有種族，都發現自己與他族進行起從亞當之日以來，破天荒的第一次直接接觸。一場民族、文化影響、疾病的大混合於焉展開。

各型密螺旋體病從它們的中心地帶向外四散，在新的生態環境下混合、變化，五花八門之異，醫藥史學者可能無法參透。早年遺下來留到我們手上的證據，又少之又少、混亂無序。只見歐洲人哀嘆梅毒性病到來，錫蘭人不甘願地成為雅司病病原的宿主。根據當地傳統的講法，這病是歐洲人來到之後方才傳入[26]（這可算是哥倫布一派假設的延伸版本，或許還可以發現密螺旋體病遊走四方的其他事例）。

歐洲人藉由海上航行，將世界聚攏在一起。他們的大旅行家都是海員。梅毒的傳染流行有一大特徵：通常是藉由性接觸傳遞，而且在婚姻忠貞度不能在所屬社會或群體之內發揮作用時廣為散布。海員這個行業的本質，就是一群沒有女人的男人，因此，也就是有許多女人的男人[27]。我們若可以假定：十六世紀海員的特性與他們廿世紀的同業大同小異，就可以想像十六世紀之時，再沒有比海員這個群體更適合擔任這個媒介的人了，保證梅毒性病可以傳遍全球。至於當初將這個病原帶越大西洋的人，到底是哥倫布手下海員，抑是他帶回歐洲的印地安人，也就無關緊要了。在哥倫布本人踏進墳墓之前，歐洲海員就已經帶著它到達每一個大陸，只除了南極與澳大利亞。

根據伊茲拉的記載，梅毒性病於一四九三年抵達巴塞隆納，不過接下來幾年，我們卻沒有它在西班牙現身的其他任何消息。原因？首先，資料文獻欠缺。其次，因為梅毒是經由性接觸傳染，而不似一般傳統疫疾如天花、斑疹傷寒、瘟疫等等係透過碰觸、呼吸，或昆蟲帶原傳染。在一個安定的社會裡，梅毒雖然也會以穩定速度傳布，卻不至極快。在此且讓我們做個小遊戲來說明這一點。假想有一千人，其中一位感染上梅毒。他又傳給其他兩位，後者又分別再傳給另外兩人。病患人數逐步穩定上升：一、二、四、八、十六、三十二，以此類推。早期流行階段，進展雖速，但受害人數尚少，尚未達到引起社會注意的門檻；傳布速度也不會加快，只是由一人傳給另一人，增加不比先前為快。可是等到三十二變成六十四，六十四再走向一百二十八，一百二十八突然躍至二百五十六——此時社會突然決定其生存正受到疫疾威脅，可是離梅毒初登陸的時節，已經年深日久了。

只有在社會秩序混亂已極，性道德也陷入崩潰之際，性病型梅毒才會以瘟疫或斑疹傷寒的傳染速度進行擴散。這種可悲狀態，往往是戰爭造成的結果。女人沒有了庇護或食物，只有自己的身體可以出賣。而男人在軍中獨占有一切勢力，尤其是財富與食物，卻惟獨沒有女人。

第一起記錄在案的梅毒爆發，發生於一四九〇年代中期的義大利。一四九四年，法王查理八世為聲張自己對那不勒斯王位的權利，帶領著分別來自法蘭西、義大利、瑞士、日耳曼，與其他地方的五萬名兵士，翻過阿爾卑斯山脈進入義大利。這場戰役本身並沒有任何全面戰鬥壯其聲色，反而是這支軍隊，身後帶著那支常有的隨軍隊伍，一路同時演出慣常的燒殺淫掠。那不勒斯人堅壁清野，向自家城池退卻。一俟查理的大軍攻進那不勒斯城穩坐下來，他就發現義大利各地因他的長驅直入大感震驚，已立時將個人歧異放到一旁，聯合起來共同對付他。此時西班牙的費迪南與伊莎蓓拉也備感焦慮，不想見法蘭西在義大利地區稱霸，正趕忙派軍前來。查理只好收拾行李，跋涉回返法蘭西。於是整個過程：戰鬥、淫虜、燒殺，又再度反方向上演一遍。[28]

而前此原只是慢慢、悄悄散布歐洲的梅毒，一如梅毒流行病學所言予人的印象，便在這場侵襲行動中一下子如火烈燒，在義大利蔓延成一場疫疾。斑疹傷寒可能也同時快速傳布——它是另一支典型的隨軍隊伍。也正是在義大利，日後伏爾泰那句諷刺警句的真實性首度獲得展示：「若有三萬人正與敵人進行殊死戰，雙方人馬勢均力敵，那麼我敢說，雙方鐵定也各有二萬人身染疱疾。」[29]

查理在一四九五年十一月回到里昂，在那裡解散了他的人馬；而這些成員，血液裡帶著幾十億螺旋體各自四散，或解甲回到他們散居十幾地的家園，或繼續加入他處新的戰爭。隨著這支軍隊成員的四處散布，梅毒以閃電速度前進全歐與舊世界其餘地區，其勢已不可擋。[30]

及至一四九五年夏，梅毒身影早已在日耳曼地出現，因為神聖羅馬帝國大皇帝麥克西米連曾在沃木斯發出敕令，稱它為「邪惡痘瘡」，並歸罪於褻瀆上帝之故。同一年裡，瑞士與法蘭西人都抱著恐怖心情記錄它的到來。最遲不過一四九六際，梅毒抵達了荷蘭、英格蘭。同年，希臘也知道它了，一四九九年輪到了匈牙利與俄羅斯。[31]

及至世紀之交，從倫敦一直到莫斯科，大量歐洲人「為這個新來的法國痘瘡所苦，悲慘、待援，臭不可聞，簡直在地面腐爛……（忍受著）不可忍受的爛瘡與灼痛折磨，手臂、肩膀、頸脖、腿脛，全都巨痛不堪，因為骨頭與肉都分離了。」全歐都在一場性病疫疾的魔掌緊箍之下。[32]

疫疾一路前進，進入非洲，在那裡「如果任何野蠻人染上了這個一般稱為法國疱的疾病，多半都會死去，很少治癒。」它也在中東出現，時間早在一四九八年，結果亦大同小異。葡萄牙人是最早得到這個感染的一群，可能也把它帶得最遠，繞過好望角東去。一四九八年梅毒在印度現身，然後又快馬加鞭趕在葡萄牙人前頭，一五〇五年不到便抵達廣州。於是十年之內，它從加勒比海進抵了中國海，為人類的航海天才、也為人類社會的愚騃歷歷作證。[33]

所幸當初一開始，「恥辱感」並未加諸梅毒此病，我們今天才得以研究它早期的歷史。早期有關梅毒的記載，一大特徵為多屬傳記性質。比方幽默大家胡滕，就彷彿想要一示那個年代的坦白風格，把自己所受的病情折磨寫了一本小冊子，內容詳盡，令人毛骨悚然。而且還多此一舉奉告：他老爹也得了同樣的病，更把整本書題獻一位樞機大主教[34]！因此我們對早期梅毒的認識，唯一的限制，只受十六世紀的診病能力所限。其他則百無禁忌，事事詳錄。

既有這些豐富文獻，身為性病學者若也同時好古，就不但可以追蹤梅毒疫疾的歷史，還可以找出它的治療史以及病情特徵史。在後面這項領域，亞實特做出過最好的分析研究，雖然他去世距今已超過二百年，他可能仍是歷來最偉大的性病學家。他對這個法國佬病的早期歷史所寫的文字，是至今為止最好的二手研究。他將這段歷史分為五大階段：

◎一四九四－一五一六年間。在這段期間裡面，得病的最初跡象是生殖器出現小潰瘍，然後各式紅疹長遍全身（早期相關文獻對此紅疹現象都做有生動描繪，包括一四九六年文藝復興畫家杜勒所繪[35]）。隨著包疹蔓延到身上，病人的口腔、上顎、小舌、下顎、扁桃腺也常遭破壞。大型粘性腫瘤屢見不鮮，病人痛楚不堪，肌肉、神經無一不痛，夜間尤其嚴重。然後整體身體狀況惡化，經常導致早期死亡。

◎一五一六－一五二六年間。梅毒病情出現兩大新症狀：骨部發炎，造成嚴重疼痛，最終造成骨頭與骨髓腐壞。有些病人的生殖器會出現硬膿塊，類似疣或雞眼。

◎一五二六－一五四〇年間。梅毒惡性普遍減緩，平均膿疱數變少，粘性腫瘤則時有所聞。鼠蹊淋巴腺腫脹發炎現象變為普遍。落髮、掉牙也很常見，但或許是汞中毒所致，因為當時用汞治療梅毒。

◎一五四〇－一五六〇年間。一些比較嚇人的症狀持續減少。淋病現象成為梅毒早期病徵的「最主要（若非長期）症狀」。在此之前，以及此時之後的許多世紀，都常把淋病與梅毒混為一談。

◎一五六〇－一六一〇年間。梅毒的致命性繼續減低，此時只出現一種新症狀：耳鳴。

及至十七世紀，梅毒已變成我們今日所見的狀況：非常危險的感染，可是對病人的侵襲已經不能稱得上猛爆性的攻擊。有關病勢減緩的紀錄，令亞實特深受激勵，開始懷抱起希望——縱非滿懷信心——認為此病最終將完全消失。[36]

如果有人想製造出一種病，藉此鼓勵庸醫、偽醫及庸藥、偽藥的猖獗，那麼最好的發明莫過於梅毒。十六世紀尤其如此：這是一個從未見過的新病，古來也沒有治它的療方。它的症狀醜惡恐怖，被它折磨的患者千肯萬肯嘗試各種治療。而且梅毒此病往往會出現減緩與潛伏期：「彷彿它會建造起一座碉堡、加強防禦工事，退守在那裡休生養息一段長時間。」所以，此時如果那個庸醫還沒把病人治死，常常就可以聲稱已經把病治好——至少，可以好上一段時間。這些庸醫的治病之法，是用熱熨斗把腫包燙焦；他們開出的內服外用藥方，內容五花八門到難以置信，外用藥甚至包括煮沸的蟻巢，連同螞蟻一起奉送。其中有位還警告胡滕不得吃豌豆，因為「豌豆裡生有某種帶翅的蟲子。」胡滕還知道另外有位「大師」醫術如此高明，以致「一天之內就治死了三名農夫……」。[37]

十六世紀最受歡迎的梅毒藥，一是水銀，另一是癒創木。前者在梅毒病出現不久就被歐亞兩地採用。當時水銀作為藥物已可方便取得，是阿拉伯軟膏裡最重要的成分，治療疥瘡極為有效。梅毒也會造成皮膚起瘡，因此這型藥膏很快被納入徵用。結果藥效極佳，事實上接下來四百年裡，它是唯一具有一般療效的手段，可以阻卻梅毒洶洶的攻勢。十六世紀中期之前，水銀不但用來擦在病人身上，也做成膏藥貼在患處，或做成藥丸吞服。[38]

不幸的是，水銀被過度使用；許多病例是病好了，病人卻也死了。當時主宰歐洲觀念的疾病體液學說，主張人生病是因為四大體液失衡。要治好梅毒，必須放血、排便、出汗、唾出體內那個導致失衡的過多體液：就梅毒而言，即是粘液質體液。最明顯的水銀中毒症狀，是唾液滴流，甚至一天高達好幾品脫。但是看在十六世紀醫生的眼裡，還有比此更可喜的現象嗎？這表示身體在進行清除，把造成自己生病的毒素排得一乾二淨。於是造病的多餘壞東西排出來了，連同病人的牙齦、牙齒，以及體內各種碎片斷片，也都一起出走。克羅茲是英國都鐸時期一位還算有點概念的醫生，便如此生動描繪某位水銀受害者的可憐困狀：「大量、異常的惡性、腐敗體液，源源由他口中湧出，辛辣、燒灼、強烈，因為他的牙齦都已腐壞，發出惡臭，同時伴有高燒。」「許多人情願死掉，」胡滕說：「也不想這樣紓解病情。」

雖然幾百年間，水銀始終是治療梅毒最有效的藥物，但是從倫敦到廣州，眾家病人都一致同意某位蘇格蘭兄無意筆誤之下，給它起的名稱「騙子銀」[39]（quacksilver，與水銀別名「活動銀」〔quicksilver〕以及騙子、庸醫〔quacksalver〕，都只各差一兩個字母）。眾人另外試驗起多種替代療法——中國茯苓、黃樟、茯苓等等，各式各樣不一而足——可是，其中卻只有一物真正取代了水銀作為療藥，即使只流行了一時。此物即癒創木，是西印度群島上某種樹片煎煮而成，成為一五二〇年代最受歡迎的萬能靈藥。此木非常值得一薦；首先，它來自美洲，別忘了梅毒也來自那裡。因此，當然，這正是我們體貼的神一向會做的安排。而且此木極不尋常，極硬、極重：「小小一片扔進水裡，立刻直沉到底」，足顯示必定擁有其他神妙質性。服下它製成的一劑煎藥，可使病人大量排汗——非常可喜的現象，根據體液理論觀之。主張用此藥的人士，包括佛拉卡斯特羅與胡滕，他兩位可是名列當時最偉大的作家——在那個人文主義的年代，這是此藥不得了的名家推薦。至少，它不會傷害病人。自認為得了梅毒的大雕刻家切利尼就不顧醫生意見，逕自用它來治療自己——如果說，此物並未治癒他其實可能並未染上的毛病，所幸，至少也沒有把他弄死。[40]

梅毒疫疾猖獗，癒創木又如此有效；不但可治此惡疾，還可以用來對付「腳痛風、結石、癱瘓、痲瘋、水腫、中邪、以及其他疑難雜症」，於是把它哄抬到令人暈眩的高價。一如窮人家的骨頭湯，癒創木的鋸屑被人一煮再煮，二煎三煎，給那些喝不到或喝不起第一煎的人服用。假癒創木氾濫市場，一片片在教堂高懸掛起供最窮困的梅毒患者膜拜祈禱。而且看啊，大家，大家全都療癒了。[41]

他們的確療癒了嗎？低語，不久升高為喊叫，這玩意兒根本沒效的呼聲開始在一五三〇年代發出。帕拉塞爾蘇斯就是其中一位，公然指稱這木頭根本不值一文，水銀才是梅毒患者的真正希望。但是新世界來的這株聖木的流行熱，幾代之後又再度興起，而且始終未曾完全斷絕使用——最後直到一九三二年才從大英藥物百科內除名——可是它做為梅毒救星的聲名早已蒸發無形。歐洲又重回中國茯苓、黃樟、祈禱之法，尤其是水銀。

癒創木流行狂熱造成的影響，其實並不出我們所料：先是情急之下的過分樂觀，最後是男男女女無辜死去——原本若換用他法治療，至少可能得到部分的成功。所有相關文獻之中，再沒有比胡滕筆下這幾行記載更可憐更令人同情的了。餘年所剩無幾、唯有疼痛再度重返的他，寫下關於他的這個「療方」：

而且看啊，經由癒創木的幫助，我如今又有勇氣活下去，又再度可以呼吸。這是我主賜予所有好人的藥物，使他們永遠不致停止希望與信任。至於我自己，我沒有任何後悔。如果能透過任何方法，容我今生活得長命，我最大的希望，只願能完整、健康、強壯地活下去。[42]

在那樣一個稅收因此受損，迫使教宗取消前令，不再將妓女從羅馬逐出的年代裡，這個新現身的性病自然無可避免地散布到歐洲各個角落，而且一如天花與肺結核，成為長期駐留不去的奪命惡疾。那位英格蘭大夫克羅茲即在一五八〇年代說過，他在聖巴多羅買醫院診治的病人當中，每兩人就有一人是梅毒患者，他說「除非，這片土地上每一個人，都速速痛悔他們那最不敬畏神的荒唐生活，離棄這宗可憎的罪，這整片地，很快就會被這起最惡臭的毒病敗壞淨盡。」[43]

不過梅毒螺旋體也帶來一些「好事」，雖然受惠者只是極少數人。內科醫生、外科大夫、庸醫、偽醫，都從梅毒開發出一大財富來源。有個故事便是說，法王法蘭西斯一世的隨軍醫生名醫赫瑞曾跪在查理八世雕像前，解釋道「查理八世對我而言，真是個很不錯的聖者。他把梅毒帶到法蘭西，因此也把三萬法郎放進我的口袋。」

當日最有勢力的銀行家族，日耳曼奧格斯堡的富格，也將這個法國佬疾的散布轉換成亮晶晶的銀子。他們成為歐洲最主要的癒創木進口者，也是哥倫布帶進梅毒起源說最熱心的宣揚者。胡滕說，當時至少有過一位頗有頭腦的醫生，曾對癒創木及其藥效表示懷疑，說「它根本無效，一文不值；可是那些商人卻假稱它很有療效。」[44]

對其他許多人來說，梅毒不是牟利工具，卻成自嘲對象。當人面對著極度的恐怖——梅毒性病一事，即經常令人感到如此可

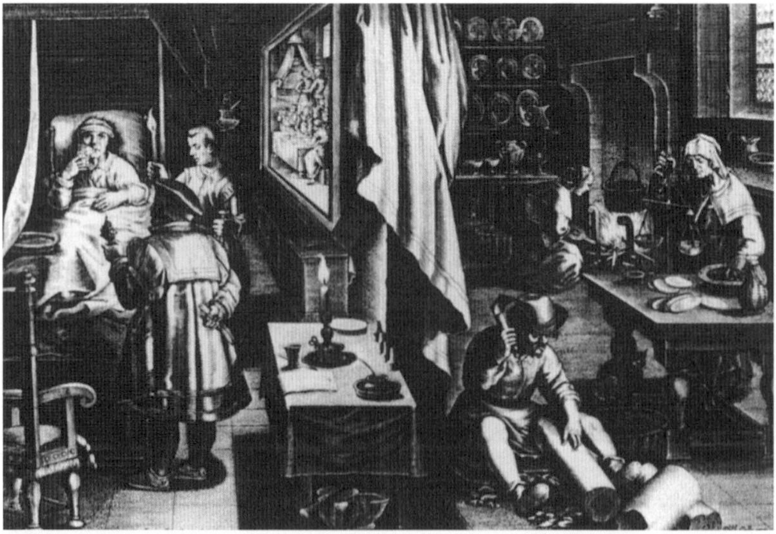

癒創木的調製與使用，以治療梅毒。取自十六世紀法蘭德斯畫家史得拉特版畫，這間病房內部圖顯示調配泡製步驟。（Courtesy The Wellcome Trustees）

怖——徒感無助又愚昧，只有從笑謔中尋得慰藉。十六世紀之時，關於這個法國佬疾便有許多玩笑。唐吉訶德作者塞萬提斯便寫過一篇諷刺文，文中一名學者批評另一學者的著作：我那對手，大學者說道：「忘了告訴我們，誰是世上第一位腦袋受涼的傢伙，也忘了告訴我們，是誰第一個塗油治療法國佬病。可是所有這些，我卻能提出最正確的答案，引用二十五本以上著作的權威之言[45]。」想當然耳，法國大文豪拉伯雷也多次觸及梅毒話題，有一回甚至用這題目拿來自讚：

> 對於那些被梅毒、痛風折磨的可憐傢伙，我能怎麼說呢？多少次，他們出現在我們面前，渾身塗滿了汞膏、油劑、油膏。他們滿臉油光，好像食物儲藏間的鑰匙孔……他們的牙齒在腦袋瓜裡跳躍起落，好似風琴或小型立鋼琴的鍵盤按在大音樂家的指下……他們的咽喉起白沫，如同被一群獵犬圍困的野豬……陷入這種危境，他們怎麼做呢？他們唯一的安慰，就是請人念幾頁我這本書給他們聽。[46]

伊拉斯謨斯筆下也多次提到梅毒。他在《對話錄》中一篇向世界宣布：「除非你是個擲骰子的好手、是綠燈戶尋芳客、是個大酒鬼、是個胡亂揮霍者、是浪子，又欠下一屁股債，而且身上還妝點有那個法國疱腫，那麼很難有任何人會相信：你真的是個貴族騎士[47]。」而莎士比亞也幾乎像是從這個描繪取得靈感，創造出他筆下那位狂飲作樂的騎士法斯塔夫爵爺。這位約翰爵爺擔心自己染上了那可怕的法國病，於是就像後來許多人一般，把自己的尿液取樣送去檢驗。醫生的報告表示：「這尿本身倒是挺好挺健康的尿；可是那撒尿的人可能害著很多病，他自己還不知道。」約翰爵士決定將自己這身毛病轉為有用之途：「哦這該死疹子的痛風！或是這該死痛風的疹子！它兩個總是有一個跟我的大腳趾頭幹上了。我走路瘸著點兒不礙事；我有戰爭作掩護，我那撫恤金也就可以更像樣了。人要是會動腦筋，什麼東西都能有用：我要把自己這些病，利用著發上點財（譯注：以上參考貓頭鷹版吳興華譯）。」沒多久他已病倒在床，臨終床上，悲悔地說起女人：「她們是魔鬼化身。」[48]

然而對多數人而言，梅毒可不是好笑的事，而是無法緩和的災難。梅毒無視階級身分，因此對政治、對教會的歷史都造成直接且陰暗的打擊。伊茲拉就聲稱他知道「一些國王、公爵、大人物等等，俱都死於此疾。」但凡熟悉十六世紀歷史的人都不會駁斥他這個說法。當時就有兩大王朝在那個年代絕了後：法國的瓦盧瓦與英國的都鐸，這兩個王室的成員可都「不是」以恪守一夫一妻制而聞名。當然，這些事往往很難證明，可是王后老是生不出活嬰的這件明明事實，難免令人疑心梅毒在這些家族的血脈斷絕一事上扮演了某種角色，因此也在其國的政治紛亂插上一腳。因帕維亞一役「失去所有，只餘生命與榮譽」（這是他的名言）而聞名天下的法王法蘭西斯一世，最後連這兩件餘物也都失去在梅毒手裡；此事無可懷疑非常確定。蘇格蘭瑪麗女王的其中一任丈夫，甚至可能兩任丈夫在內，無疑也都有此疾，可能連女王自己也有。一五〇〇年義大利軍事家、政治家、樞機主教博爾吉亞（此人文武全才，馬基維利《君王論》即以其為典範）曾拒絕接見謁客，因為他正受「潰瘍」與「鼠蹊部長瘡」所苦。三年後他「臉上被紅色斑塊與丘疹毀了形貌」。這一前一後點點滴滴資料，是分別指涉梅毒的主要與次要症狀嗎？如果，他的確染患梅毒，他這病對他的治國政策又有何影響呢？教宗猶利二世不准別人親吻他的腳，因為他腳上被梅毒瘡弄得變了形，此事是真的嗎？然而到底是真是假，都無關緊要了：因為更正派新教徒都深信這一切傳言屬實。[49]

但是，如果我們只將眼光限制於經濟、文學、政治、宗教，那麼梅毒的全面衝擊將永遠無法衡量。梅毒螺旋體主要是一種社會性的惡疾，是伊拉斯謨斯、莎士比亞、法蘭西斯一世那整個年代中最最邪惡的東西之一。深恐遭感染的忌諱心理，往往蝕去了原本將人與人繫在一起的敬重心與信任感。妓女獲得基督愛寬恕的機會消褪了。「若我是法官，」路德咆哮道：「我會用車輪刑把這些有毒的梅毒婊子分屍、剝皮，因為這些髒女人對年輕人的加害實在無法估量[50]。」至於那些沒有這麼明顯觸犯社會規範的人，也因這場新瘟疫造成的恐怖氣氛飽受傷害。在原本可以獲得接待的地方，病人、陌生人如今卻吃了閉門羹。友誼也發生變化，改以冷淡相交，大家開始某種程度地限制自己的交往對象，避免任何想來可能會被梅毒碰觸過的人。

我們找到少許零星資料，顯示社會上發生的這類改變。公共浴池不流行了，因為大家普遍意識到許多從不胡來、純潔如新生嬰兒的人，就是在這類地方染上法國佬疾。共用杯子的做法也落伍了[51]。親吻，這個原用以表示朋友或情侶間親愛的習慣姿態，現在被人投以疑慮眼光。莎士比亞在《亨利五世》劇中告訴我們，客店老闆娘奈兒在送別眾男子前赴法國戰場時，為什麼會與巴道夫吻別。而尼姆雖是她前任愛人，卻拒絕邀請，不肯繼巴道夫之後也來一親芳澤。他自動放棄了這件好事，或許理由很對，因為巴道夫臉上「都是紅疹子，爛瘡口，鼓起的瘤，火也似的。」bubukles（紅疹子）是由「carbunkles」（癰疽）和「bubos」（腺腫）二字合成，是西班牙人給梅毒取的名字，英國人用來形容梅毒造成的腫起。接下來我們再聽到奈兒的消息，就是她已經「死在醫院，就是那法國佬病給害死的」。[52]

梅毒對一般人之間的來往接觸造成何種影響？我們不妨回想一下，一五二九年樞機主教伍西在國會受審，被控的其中一項罪名——也許是誤控——就是「明知自己身上有那個會傳染的梅毒髒病……卻還每天來到陛下（亨利八世）您的座前，在您的耳邊密語，把他那會傳染人的可怕毒氣吹在你最最尊貴之身，對王上您造成極大危害。」[53]

梅毒對當代行為舉止造成的衝擊，普及而深長，伊拉斯謨斯那篇活潑愉悅的對話正可以將之總和具現。對話者是某位甲君與他的友人乙君：

甲：像這麼致命的病，至少應該像對待痲瘋病般同等小心的處理。可是如果這樣要求太過分，那麼每個人的鬍子就都不該刮掉。如若不然，每個人就都應該自己刮自己的鬍子。

乙：如果大家都把嘴巴閉上呢？

甲：他們還是會透過鼻子傳染。

乙：這煩惱倒是有個法子可治。

甲：什麼法子？

乙：叫他們模仿鍊金術士：戴上面罩，只讓光線通過玻璃小窗，口鼻可以呼吸，但是用根管子從罩子延伸過肩，從背後垂下。[54]

梅毒造成的最嚴重破壞，顯然以男女關係最巨。性這個問題，歷來文明從未能滿意解決。就算世上沒有這所謂性病，性關係仍會為人類製造出不信與害怕與痛苦，也會帶來信與愛與安慰。在這一層已經很複雜的正常情感難題之外，現在又加上了不止是淋病的痛苦，還有那更恐怖且常有致命危險的梅毒。原本必須有信任之處，現在卻一定也有了猜疑。原本應該是完全將自己交給對方，如今卻必然也添上了精明計較未來健康的考量。否則，如果肉體和心靈還繼續保持慷慨大方，或許會落入十六世紀末那位英國梅毒病患者的可笑處境：他的情人堅持「要不是因為他，還有她丈夫，她本來會如同剛從母腹生出的處子般完好。」[55]

十六世紀義大利解剖學家法羅皮歐在其論梅毒的著作《法國病》（一五六四）中建議，性交之後，男人應小心清洗並弄乾自己的生殖器。一種精明、謹慎情人的年代，已然到來。[56]

第五章 食物與人口

舊世界來的疾病重創了美洲原住民族，歐亞非三洲發生的性病型梅毒疫疾奪去了數百萬人性命、殘廢了眾多人的生殖能力。但是若與後哥倫布年代的人口成長數字放在一起，這兩項駭人事實卻又似乎顯得微不足道。一千年來最令人稱奇的生物發展事件，正是這後一現象而非前兩項事實。過去三百年來，這個星球上的人口已經擴增四倍，首先在一六五〇至一八五〇年間首度倍增，然後在上個世紀又再倍增一次。現有對過去三百年來世界人口成長史的最佳估計，請見表一。

人口成長的現象，自一四九二年哥倫布大發現以來即已展開；學者專家研究那一代人出航造成的生物後果，對此不由感到強烈好奇深受挑戰。這種全球性的人口快速增長，歷來可能一共只出現過兩次：第一次，是當人類（或者說原型人類）首度發展出工具，然後又發明了農業之時。第二次再度發生，就是歐洲人開始縱橫四海的那個世紀之後。在克里斯多夫·哥倫布其人所為與人口爆炸其事之間，難道有什麼相關連嗎？[2]

對新世界而言，答案可能是「是的」。美洲的人類數目自十五世紀以來可能即已開始增加。似乎每死一名印地安人，就遞補上一名歐洲或非洲來人登岸，開始在美洲生養繁衍。舊世界植物以及（尤其是）舊世界性物的西來，大量提高了美洲的供應力，可以餵養這群不斷增多的外來人口。

可是為什麼，舊世界卻能提供如此數以百萬計的移民前往新世界呢？而且，並非靠著清空自家原本的大地達成這項任務。事實上，以歐洲為例，人口數成長如此快速，因此大體而言，這塊母土遣往美洲的子民，可視為它的過剩人口。舊世界人之所以如此大量遷往新世界，最重要的促成因素之一，就是前者正有著人口壓力。因此我們剛才那個問題可以聚焦得更清晰一些：在哥倫布其人與「舊世界」發生的人口爆炸之間，有什麼相關連嗎？

人口之所以增加，解釋原因通常如下：戰爭的發生率與激烈度減低；醫藥與衛生進步；穩定統治大規模地區的政府建立；交通改善，食物可以由過剩地區快速輸往饑饉地區；食物供給狀況的改進。其他也有一些原因，可是以上幾項是最通行的說法。它們的解釋效力到底如何？需知出生率與死亡率是無數原因造成的結果，

表一：世界人口統計（單位：百萬[1]）

	1650 年	1750 年	1800 年	1850 年	1900 年	1950 年
非洲	100	95	90	95	120	198
亞洲（蘇聯除外）	327	475	597	741	915	1320
拉丁美洲	12	11	19	33	63	162
北美洲	1	1	6	26	81	168
歐洲與蘇聯	103	144	192	274	423	593
大洋洲	2	2	2	2	6	13
總計	**545**	**728**	**906**	**1,171**	**1,608**	**2,454**

因此人口學家一致同意：如果個別理由分開來看，沒有一項可以單獨成立。而且，某些因素也許在個別特案上極具意義，普遍性的解釋效力卻不及其他因素。比方總體而言，過去三百年間戰爭的毀滅威力似乎只增不減。而自一六五〇年以來，能夠享受到衛生環境與像樣醫療的婦女兒童，人數也肯定非常稀少。政權穩定，或許真能提高人口，可是十九、二十世紀中國人口的快速成長，又是怎麼回事呢？那可是中華帝國境內，混亂現象愈發成為常態而非例外的時期啊。誠然，交通的改善確可有助於饑荒次數的抑減與時間的縮短，但實在很難相信能在人口增加一事上舉足輕重；何況，在發動機引擎式的運輸——不論是使用蒸汽、汽油，還是其他任何燃料——取代了人力與動物力好幾代之前，世界人口成長就已經開始加速進行了。

唯一一項能以促進人口增長，而且在過去三百年來幾乎全球各地無不受其影響的因素，則是食物供給狀況的改進。所以我們繞了一大圈，又轉回到馬爾薩斯了。當然，他老兄提出的理論，所謂人口因食物供應增加而增加，是一種非常簡化的解釋，事情其實非常非常地複雜。可是就工業化之前的社會而言，也就是在他之前一百五十年以前所有的人類社會，他的說法基本上可謂正確。在這樣的社會裡面，飢餓與營養不良往往是阻止人口成長的重大因素：因此，食物供給增加，人口也會增加。

一八〇〇年之前的各國重要統計數字，以十八世紀的瑞典最為可靠，我們就以它為例。「每在良好收成之後，不僅結婚率、連同粗出生率（包括婚內與未婚生育在內）也都提高；

歉收後則正好相反，每每下降。死亡率亦然，豐年之間若出現年成不好的日子，死亡率每每上升，顯現出同樣強烈的趨勢。」[3]

一地人民若要改善食物生產，最明顯的方法就是栽種更多本地的標準作物。可是這種做法並不見得容易執行：最適合栽植傳統作物的土地，往往都早已經如此利用；而傳統作物播種量的提高，常常也造成病蟲害的增加。

可是全新的食用作物，卻可以讓前此廢耕的土地與季節重新獲得利用，因此食物產量可以真正躍升，人口亦然。但是在接受這個說法把它當成真理之前，必須先承認這其中有太多我們的想當然耳。比方一地由小麥轉食玉米，同時人口也出現成長，我們卻怎能一口咬定：同樣這批人，如果從未聽聞過玉米此物，就無法達成人口的增加呢？說不定他們改食玉米，純粹就只是因為喜歡它的味道，而不是因為生產量可以較高？或許當地人口增多，是出於其他十幾項甚至一百項因素，和玉米一點關係也沒有呢。

可是且讓我們繼續討論下去。對於過去事件所做的假設，往往不容科學式的驗證；做為歷史學者不能有太大奢望，最多能有個屬於合理的假設就很不錯了。科學家不敢涉足之處，史家必須穩健邁出步伐。人類在日常飲食方面，尤其是常用主食的選擇，通常都非常保守，除非被迫，不會輕易改變；這個說法應該相當合理。而最有效力的脅迫手段莫過於飢餓。反之，只要飢餓一旦緩和——即使是借外來異邦種籽之力——就又開始製造嬰兒了：寶寶出生、長大、一路活下去，直到他們自己也兒孫滿膝了。

人類所有基本食物，都是新石器時代農人細心栽植繁衍的產品。他雖然從未聽或見過所謂基因這樣東西，卻培育出了小麥、大麥、稻米、玉米、馬鈴薯、樹薯，以及其他各式食物——樣樣都是人類生命之所以能在這個星球上存活的主要供養——而且都是從一些原本看來如此不具指望的野生品種培育而成，以致只有專業的植物學家，才能辨認出今日這些後代與其遠祖間的相似之處。

我們不知道農業的發明，是在新舊世界不同地點多次分別出現；還是只經過一次發明，而且是在舊世界首先發明，然後再傳布各處。我們卻的確知道十六世紀之前，大西洋、太平洋兩洋扮演了極佳屏障，即使農耕技法不見得因此受限，人工栽植物的類型卻往往限於它們的本生大陸。海洋造成的隔離，東西兩半球遂發展出兩種不同的農業型態。不過對那些有精確癖的人來說，很抱歉過去幾十年來的研究卻發現一項事實愈發明顯：那就是兩大世界在過去其實並非完全封閉，史前人類確曾為自己找出過飄大洋過大海的法子，而且，連同而去的還有至少三兩種他們的人工栽植物。比方甘薯（別稱：蕃薯、番薯、地瓜）原是美洲本生，卻早在歐洲人抵達紐西蘭前即已在那裡栽種。舊說以為一四九二年之前，只有維京人來回過兩半球之間，又以為無論是東來或西往兩個方向，他們或任何人都不曾帶去任何具有重要意義的物事。這些想法如今都站立不住了。但若說哥倫布之前的新舊兩世界，各自擁有「幾乎」全然不同的栽植作物群，倒是歷史學者、考古學者、古植物學者依然可以接受的論點。無論如何，回到一四九二年前，任一半球都沒有任何糧作，曾是另一半球大量人口的主要食物來源，這一點無庸置疑。[4]

俄羅斯大植物遺傳學學家瓦維洛夫研究各類栽植物的地理來源之際，曾製表列出六百四十種最重要的人類栽植作物。約略而言，其中五百種屬於舊世界，一百種來自新世界性[5]。基於美洲所能提供的食用類家禽家畜實在太少，印地安人不得不開發出所有食用作物之中最重要的幾種植物。他也為人類帶來一些非食用型的作物，如菸草、橡膠，還有某幾類棉花作物。不過在此讓我們只限於名單上最具價值的幾項食用作物。[6]

玉米	南瓜
豆類（菜豆類及其他）	番木瓜
	番石榴
花生	鱷梨
馬鈴薯	鳳梨
甘薯	番茄
樹薯（亦稱木薯）	辣椒
美國南瓜	可可

植物學者向我們保證，這些植物都是源自美洲，而字源學者也為之作證：以上名稱除三

項外都衍生自印地安用語。這些植物合起來，為舊世界增添了自有農業以來，一支最有價值的食用植物生力軍。[7]

這些作物之中，又以玉米、馬鈴薯、甘薯、豆類、樹薯五項，在過去四百年裡最大量地栽植、食用。名單上其餘作物，雖在一定區域內發揮重大作用，可是從未廣泛到如前述五項成為大量人口的主要食物。

若說美洲印地安人就只送給這世界一項禮物：玉米，他也就足以受世人永遠感戴了；因為這個作物已成為人類及其牲口最重要的糧食之一。最近在墨西哥發掘出的野生古玉米，可供我們估量美洲印地安農業大師的成就。野生玉米的成熟穗只有一吋長，鉛筆粗細。整根玉米的營養成分，或許還不及二十世紀區區一顆玉米

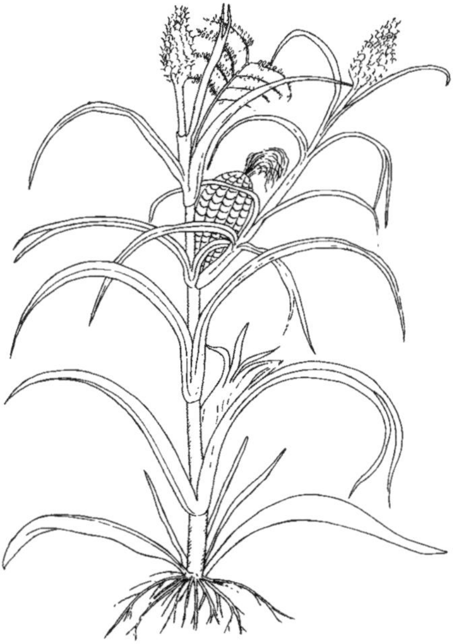

十六世紀中期左右繪製的玉米圖，顯示當時人對這個植物認識不清。（Copyright 1954 by The Macmillan Company）

粒。[8]

歐洲人初抵美洲之際，那裡已有各型玉米作物，時至今日種類更多。發展結果，在各種極端不同氣候之下玉米都能有極好收成。比起舊世界類似的植物，它的優勢是無論在稻米嫌太乾或小麥嫌太濕的區域，都可以欣欣向榮。地理分布而言，玉米恰好位於上述兩種作物的生長帶之間。還有一項超具價值的特點：世界玉米田每單位平均產量幾乎是小麥的兩倍。對於饑荒乃屬人生真實面的人口來說，玉米又有一個好處，就是可以很快地供應食物。很少有其他植物能像玉米這般，短短一個生長季就能提供如此高額的碳水化合物、醣分、脂肪。[9]

至於馬鈴薯，雖然在熱帶地區長得不好，卻也是人類最大量種植的作物之一。作為溫帶地域最重要的糧食，只有小麥可以與之競爭；而且馬鈴薯每單位耕地的產量，更達小麥或其他任何穀類數倍之多。更有甚者，馬鈴薯可以在極小片瘠地內栽植，而且長得極好，事實上經常被人如此栽種。它適應各型溫帶氣候，從海平面一直到一萬英尺以上的高緯度都能安家，可容最不適任的農夫使用最原始的耕具種植。[10]

全球以甘薯做為主要作物的地區雖然很少，但是它的產出奇高——稻米的三至四倍——而且既耐旱又耐瘠土，因此成為地球上很長一道溫暖氣候帶攸關重要的第二作物。印尼就是一個好例子：該國一九六二至一九六三年稻米產量一千三百四十萬公噸——同時也收成了三百多萬公噸的甘薯。[11]

當日西班牙人抵達之際，豆類是中美洲賴以維生的三大營養來源之一——這營養三寶的另外兩項是玉米和美國南瓜；時至今日也依然是全世界數百萬人的重要飲食內容，即使重要性或許稍遜當年。豆類家族之內，有千種以上類別——有些來自新世界，有些原生舊世界——但是在多數作者筆下與統計人眼裡，既然都出以「豆不就是豆嗎？還能有什麼不同」的籠統態度，我們實在很難精確陳述「美洲」之豆到底有多重要。世上眾豆之中，最重要的那一粒豆，雖屬東半球舊世界的大豆君，可是皇帝豆、雪豆（萊豆）、仰光豆、馬達加斯加豆、奶油豆、緬甸豆、海軍豆（以上五豆均屬白豆）、架豆（攀緣莖類之豆）、咖哩豆、腰豆、法國豆、各種名稱的四季豆、各式菜豆，林林總總眾家豆子，其實俱都是美洲原產。美洲諸豆經常被稱作「窮人家桌上的肉」，既富蛋白質，又有高量的油脂與碳水化合物。[12]

歐洲人初抵美洲，美洲豆豆早已以千百種姿態存在，分別適種於幾乎每一型氣候，而且顯然較舊世界許多可食類籽仁都高明甚多，於是立即迅速傳至歐非亞三洲[13]。但因它多為私人菜園小栽，而非較大規模的田間作物，所以往往未受官家普查注意。即使列入普查統計，也只是與其他許多種豆子統歸在「可食籽仁類」項下。它們的重要性，遂無法用確切的統計描述歸類呈現，可是卻不能減其重要性於半分。任何一位國際旅人，都可以告訴你這樣的故事：每履異國陌生新地，開頭幾餐，他這位來自遠方的訪客或許會受到美食招待，可是不出幾時，最後一定會發現自己面對著——不論在挪威、在西伯利亞、達荷美（今稱貝寧），還是澳大利亞——美洲豆子。

所有重要的美洲食物之中，溫帶氣候區居民知之最有限的是樹薯。對它最熟知的名字則是薯粉；因為以此之名，樹薯以甜點的姿態出現在他的餐桌上。這還不夠混淆，它又叫做木薯。對北美與歐洲來說，樹薯是稀有的異國植物，可是它對熱帶地區食物供應的貢獻，正如玉米或馬鈴薯之於溫帶地區。[14]

樹薯作物是一大型灌木，通常長到五到十二英尺就進行收成，雖然其實還可以冒到十八英尺高。樹薯的嫩芽與葉部可食，而且經常被人食用，但是具價值的部位卻在根部，收成時往往有一、二英尺的長度，直徑二到六英寸，一到五公斤或更重[15]。從食用者觀點來看（雖然不見得符合植物學家的眼光），樹薯只有兩種：甜的和苦的。甜樹薯可以直接生吃，苦樹薯則有致命含量的氫氰酸，一定要經過處理方可食用。自美洲印地安人開發出把它從有毒物變成可食物的基本程序以來，方法至今未變，所以下面就讓我們借用四百多年前英國商人巴洛筆下的描述。他在呈給英王亨利八世的報告內寫道，印地安人把樹薯根拿來，

放在石上擦磨，直到磨成凝乳狀，然後放入一只樹皮製的狹長袋中，擠出汁液收進容器。待水分全部擠出，袋中便剩下細白如雪的粉末，用來製作糕餅，以平鍋在火上烘烤，味道極好，營養健康又可當作藥膳，擺上一年都不會壞。汁液部分，他們也同樣拿來在火上烹煮，烹畢成為極好的飲料，厚實有勁。可是若不用火煮過就喝，只消一個堅果殼的小份量，就足以令人失禁而死。[16]

樹薯茁長的地帶，可以從海平面高度一直到七英尺，其他任何重要作物都無法生存的瘠土，樹薯也都可以欣欣向榮：在下剛果部分地區，連玉米都嫌不毛的土壤中，據聞樹薯每公頃卻可有五噸產量。那些會對其他作物造成破壞的乾旱、蟲害，樹薯則全不在意。雖然它主要係由澱粉組成，蛋白質與脂肪含量極微，卻極富某些類維他命與他種養分。尤其重要的是，它在每單位土地面積上生產出來的食物總重量，比其他任何熱帶植物都多。[17]

而樹薯唯一要求於人與自然者，只是要有一個不降霜的氣候，不鹹也不潮的泥土，以及一年從二十到二百英寸的雨水！難怪它會成為熱帶地區的作物首選之一。自哥倫布首度與它見面開始，它已經圍著地球腰部擴展一圈。在北緯三十度到南緯三十度之間，樹薯填飽了從蘇門答臘到剛果再到其故園巴西的無數肚皮。[18]

從以上幾頁所述，可以很明顯地看出：由舊世界轉植新世界作物一事，往往意味著糧食供應獲得改善。而且這類改善不僅在量的增加，常常也出現質的提升。不過若想要尋出世上各類栽植食物數額的資料，往往會導致嚴重錯誤，因為我們擁有的統計數字不佳。若要調查世界糧食的平均品質，也可能只會得到猶如科幻小說的結果。但是，或許我們只需針對最容易測量的營養價值，問一個簡單問題即可（但不要對答案的效力太抱絕對信心），即可從中得到有用的資料數據。請問：世界主要食用作物每公頃平均熱量產出為何？（這種問法，意味著姑且先不計蛋白質、維他命、礦物質等物對人類維生所需具有的重要性。不過，如果一個人攝取了充分的卡洛里，八成都可以勉強長大成人，而且能夠生殖。這個原則雖不精確，粗略可以成立。）答案列於表二，顯示美洲印地安農業大師貢獻的幅度之巨（豆類特意略去不計，因為不論統計學者還是營養學者，往往都把新舊世界豆類混為一談看待）。

不過，光有數字不夠，還是要能說理。表內統計數字可用來描述一個十足神祕的事項：亦即受到世界平均天氣影響之下的世界平均公頃數。我們這個世界的土壤、氣候型態之多，直可謂五花八門。但不管各種平均數值怎麼顯示，地球上的確有一些廣大地區，在那裡種燕麥可得的熱量成果遠勝種玉米或馬鈴薯。然而，正是多樣化一事，使得美洲食用作物成為舊世界原有品種之外又一項極有價值的添加。有了這些印地安作物，舊世界農人能以試種的作物類型增加，可以配合各型土壤、氣候，誘哄大自然為我們釋出更多養分。

於是舊世界農人擴展自己的耕植領域，並試圖增加自己土地上的單位產量，過程之中，卻發現自己那一大死敵愈變愈強悍，而且隨著一代代時間過去愈發嚴重：那就是報酬遞減法則。甚至連俄羅斯的大草場，也沒有無盡的量能可供小麥生產。多少世代以來，中國人也已將任何適合栽植稻米的

表二：新舊世界主食作物種類[19]（**單位：每公頃百萬卡洛里**）

美洲主要作物		**舊世界主要作物**	
玉米	7.3	稻米	7.3
馬鈴薯	7.5	小麥	4.2
甘薯與山藥 *	7.1	大麥	5.1
樹薯	9.9	燕麥	5.5

*糧食與農業組織的文件將甘薯和山藥合為一組。但前者的卡洛里執比後者高，栽植也更普遍。所以我覺得可以納入這張統計表內。

大型面積開發淨盡，除非將山也鏟平，再無餘地可耕。美洲食用作物的最大好處，正在它們對土壤、天氣，與栽培的要求與舊世界作物全然不同，生長季節也與後者有異。美洲作物往往不會與舊世界作物競爭，反而與之互補。一四九二年之前原本因沙質、不毛，或其他種種因素被視為無用之地，如今有這些美洲植物進駐，也能以栽作糧食。在許多地區，由於美洲作物對陽光、雨水，或其他因素的要求不同，農人可以排除休耕季了。在這些季節裡面，土壤原本無法為人及其牲口提供食物，如今閒置的勞力可以好好利用，生產巨幅增加。一七八〇年代英國農經作家楊格曾就玉米對法國南部的重要性寫下一段文字，正可以充分顯示這項事實：

> 沒有玉米，就必須休耕：休耕，眾人就飢餓不足。任何鄉間居民，若有此作物可以仰賴，可以為小麥季作準備，同時還可以讓他們的牲口肥壯，就等於擁有一大寶物。[20]

因此在舊世界許多不同地域，美洲作物成了重要的食物來源，接下來就讓我們觀察歷史紀錄，是否透露出這些作物係於何時在這些地區開始變為重要，以及該地人口是否也在此同時增加；不過研究結果的效度自當有所保留。因為我們知道，即使這兩大趨勢同時出現，也不能就斷定兩者間必有何因果關係。我們知道，這些地區的農業與人口歷史，多數還有待寫就，遑論推衍其間的連帶關係。我們知道自己不是人口學者，毫無他們擁有的技術與專門知識：我們只能略繪出一個假設——如此而已。我們知道，我們想做的這件事是明明可見地可笑——想要以一鳥之眼，隔空遠瞰一四九二年以來整個的歐、非、亞三洲！可是，其實也只有大哉之問，才真正值得思考，而且若想要進行這些思考，首先，當然必須先有天大的勇氣。

要找出美洲食物對舊世界發生影響的證據，最合乎邏輯的起點，似乎是先向歐洲去找。因為最早由東半球前來，與新世界建立永久接觸的第一批人正是歐洲人。歐洲人已經如此徹底地接納美洲食物，實在很難想像哥倫布時代之前他們的飲食是何模樣。你能想像沒有辣椒的地中海菜、少了由辣椒粉調味的東歐菜嗎？誰能想像一位無番茄可用的義大利廚子？

在歐洲重要性居首的美洲作物包括豆類、玉米，尤以馬鈴薯為最。豆類，果然又沒有精確資料可供人搜尋。一般假定歐洲在十六世紀開始種植美洲豆類，及至十八世紀已迅速廣布成為重要飲食內容。這個說法幾乎肯定無誤，可是到底在何地、何時成為重要食物，又到

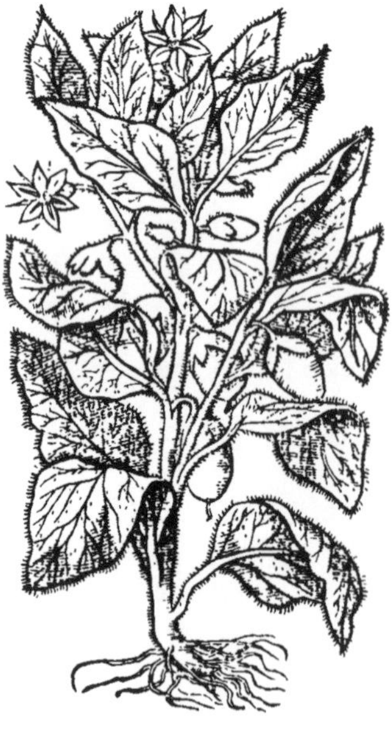

十六世紀所繪的番茄樹圖。

底如何重要，資料卻很難取得。比方四季豆至少在一五四二年或之前即已來到歐洲，因為日耳曼植物學家崔格斯和弗由克斯曾在那一年描述並草繪過它的長相。同一世紀結束之前，它可能也已在法國大量栽植。否則，為什麼一五七二年那位英國詩人古奇筆下，會把它稱為「法國豆」呢？四季豆與利馬豆（即菜豆）是十七世紀西班牙的主要農產之一。一六七八年約翰．洛克在歐陸旅行，就曾建議：「把腰豆葉拿來……放在你枕頭底下，或收在你床上哪個方便之處。可以引走所有臭蟲，不讓它們跑來咬你。」[21]

豆子在歐洲的一頁英雄史跡雖然朦朧不明，但我們可以肯定十八世紀之時已廣為種植。某位法國植物學者即曾在書中總結它的重大意義，此書出版於法國大革命第一年，書中描述美洲可食籽仁（菜豆類）「幾乎到處均有栽植，因為籽實的烹飪用處甚大。」[22]

相對於豆類幾乎散布至歐洲所有的緯度區，不論過去或現在，玉米的衝擊面卻幾乎都只限歐洲南半部，因為只有在連續數月的豔陽好天氣下，它才能茁壯生長。今日橫跨歐洲從葡萄牙開始，穿過義大利、南斯拉夫、多瑙河谷地，再進入高加索區，玉米是這一整個環帶區的一大重要作物。可是歐洲人對它的接納其實頗緩，或許是因為一五五〇年代的歐洲正進入一段直到十八世紀方才結束的相對寒冷時期。更確定的因素，則是無論過去或現在，多數歐洲人一向很同意英國博物學家蓋瑞德的看法；他在一五九七年寫道：

> 關於這項穀物的益處，我們尚無任何證據或經驗可供參考，雖然那些沒見識的印

地安蠻族迫於必需所限，認為它是個很好的食物。我們卻可以輕易判定：它的營養成分有限，不易甚至不利消化，比較方便當豬食而非給人食用。[23]

的確，匈牙利人就只把玉米餵給牲口，雖然他們最大的單宗作物就是玉米。從一開始，多數歐洲玉米栽植者似乎便遵循這項原則。[24]

然而過去四百年來，確也有數百萬歐人的日常飲食係基於玉米，而且今天依然如此。十六世紀的歐洲四處可見玉米栽植，但作為廣大地區主要糧食的重要地位，大致卻遲至下世紀後期方才形成。約翰．洛克在一六七〇年代的法國南部觀察道：「好幾處地方都有玉米田，鄉民稱之為『西班牙小麥』，而且告訴我這是給窮人做麵包吃的。」進入十八世紀，玉米繼續廣傳，變成法國南部飲食的基本元素，我們在這裡姑且大膽一猜：或許它也為法國人口的重新成長扮演了重要角色。而先前在世紀初始的幾十年裡，法國人口曾明顯衰退。洛克從「鄉民」那裡聽來的名字，意味著至少早在他去國浪跡歐陸之際，玉米在伊比利半島即已相當重要。一百年後，那位農業專家暨新聞報人楊格，也在北西班牙一再又一再見到它。同一年代，在葡萄牙的旅人也說玉米是當地農民的「主」糧。十七世紀期間，西班牙人口曾經減退，十八世紀開始回增。玉米很早就開始在義大利波河谷地栽植——有人說甚至早在哥倫布之前——當年歌德在從事他那知名的義大利之旅時，就發現某種濃稠的玉米粥「polenta」是北義農民主食。義大利人口曾於十七世紀下半期出現衰退，後來重新恢復，想來玉米必扮演

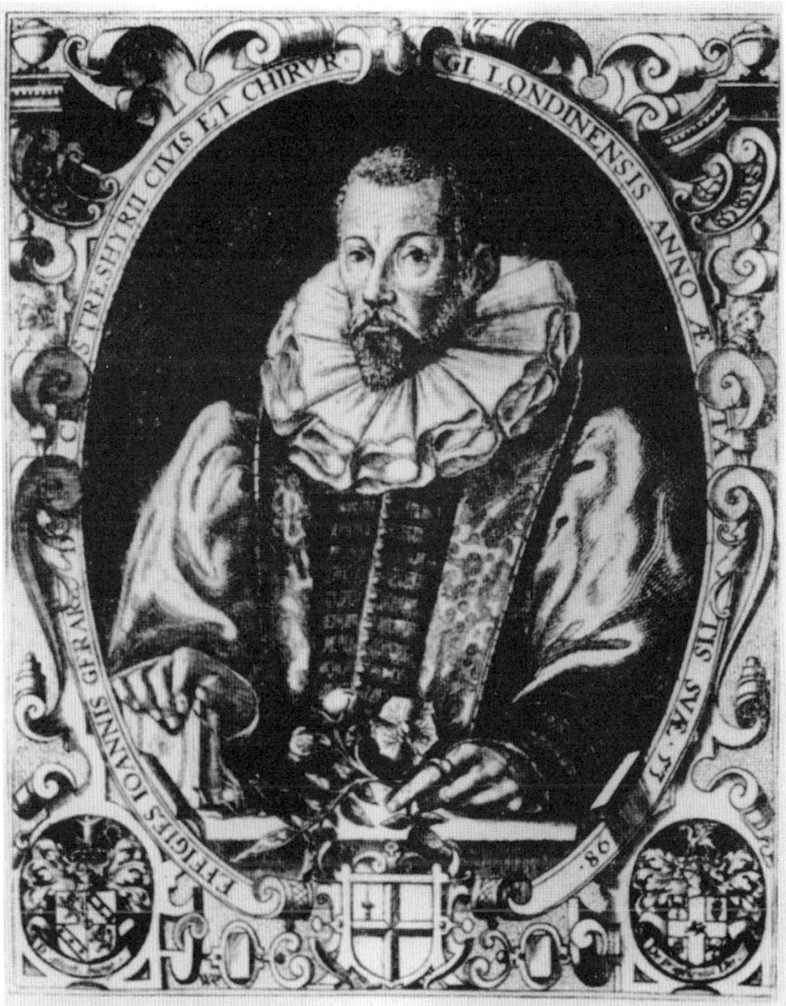
EFFIGIES IOANNIS GERAR
S TRESHYRII CIVIS ET CHIRVR
GI LONDINENSIS ANNO Æ
TIS SVÆ 53

英國博物學家蓋瑞德肖像，手執馬鈴薯葉與花（一五九七年）。

過某種角色，至少在北方如此。即使以上這些零星細微的資訊，都足以顯示：若不先研究地中海區玉米產量提高帶來的影響，不可能對十八世紀地中海各民族的人口演變做出任何定論。[25]

今日玉米對東南歐的重要性勝於西南歐。南斯拉夫與羅馬尼亞是全球二大玉米產國[26]。玉米在巴爾幹半島及其周遭變成如此重要，時間似乎不早於十八世紀。十八世紀的地理學者及旅人寫到巴爾幹時，很少或從未提及玉米。然後，隨著人口壓力在十八與十九世紀開始增高，玉米及其他美洲作物如美國南瓜、馬鈴薯的栽植也開始擴張。匈牙利就是個好例子。土耳其人被逐出匈牙利境內之後，成千上萬名新移民開始進入，於是由牛隻放牧社會緩緩地轉為農耕社會。及至十八世紀結束，匈牙利東半部的主要農作已是玉米。哈布斯堡帝國之所以號稱十九世紀歐洲的玉米大國，主要就是因為有匈牙利。[27]

及至一八〇〇年際，在巴爾幹全地，玉米與其他美洲作物至少已有某種程度的知名度與栽植率。然後進入十九世紀，巴爾幹人口快速成長，這個現象既是美洲糧食栽植的因也是果，當然也有其他因素。當地許多民族——塞爾維亞人是明顯例子——都追尋匈牙利人前例，從牧歌改唱農曲，由牧人轉為農人的過程中，他們也逐漸接受了玉米作為日常主食。[28]

任何人若想找一個可展現美洲食物在舊世界重要性的實例，羅馬尼亞可稱經典。玉米之引入羅馬尼亞，也許甚至遲至十八世紀，至少在此之間絕對沒有任何地位。然而，到了十九世紀最後幾十年間之前，羅馬尼亞人對玉米的投入與倚賴幾乎不下於墨西哥人。他們種小麥也種玉米，前者為出口，後者卻為己食。玉米與小麥輪種，搭配如此良好，使羅馬尼亞成為歐洲一大穀倉。一種玉米粥「mamaliga」，也成為並始終是摩爾達維亞農民的維生主食——「每餐主角或唯一所食。」同樣這一位農民大爺有事慶祝之時，甚至一如田納西山民，所飲的酒也是製自玉米。[29]

再沒有其他任何國家，如羅馬尼亞這般全心全意接收玉米進入他的生活。可是及至一九〇〇年際，玉米與其他美洲作物已在整個半島上成為重要糧作。十九世紀末期曾有一位巴爾幹半島專家，如此形容過典型的馬其頓村莊組成：「毫無景致、美感的房舍，四周環繞玉米田，園子裡蓬勃長滿了南瓜一類極不浪漫的菜蔬[30]。」馬鈴薯也很豐盛，尤其在山區，可是整體而言玉米是獨一無二最重要的單宗作物。至今猶然；雖然以玉米為人類食物的倚賴度，連同人口壓力正在一起降低。但是過去的回響依然存在，美國人類學學者郝平恩在其《塞爾維亞一村落》書中便指出，奧拉撒奇當地比較窮困的農民還是吃玉米而非小麥做的麵包，而且在他們僅有的幾畝地上，也是種玉米而非小麥，因為前者的產量高出太多。順便帶一句：奧拉撒奇農家菜園裡那一畦畦的青椒、四季豆、番茄、南瓜、還有美國南瓜，想來也必令阿茲特克人大垂饞涎。[31]

因此，玉米對南歐的人口成長極具影響，但是若論起過去兩百年間歐洲人口的全體擴張，卻非其主要因素之一。後面這項爆炸型的成長，對世界歷史有著極鉅影響，係由許多因素共同促成，醫藥之躍升進步尤為舉足輕重。而另一項貢獻也非絕小的因素，那就是歐洲對美洲馬鈴薯的愛恨情事。[32]

十六世紀的歐洲文獻固曾提及此物，但是對我們的研究無甚用處，因為同一個字往往被用來指稱馬鈴薯或甘薯。這，當然毫不打緊，因為除了新奇，以及可當春藥之用，這倆玩意兒能有什麼用處！莎士比亞筆下的那位法斯塔夫老兄，便曾在一陣熱情激動下如此說過：「叫天降馬鈴薯雨吧。」幾年後，一名二流作家也把這番話放進他劇中某個角色嘴裡：「我有很棒的馬鈴薯，熟透的馬鈴薯！爵爺大人閣下，您想嘗一口極好的馬鈴薯嗎？它可改進您的不振，讓您貴處充滿了偉大的癢勁兒吶！」[33]

與馬鈴薯初相識的第一個世紀之後，很長一段時間裡，歐洲人對它都抱持著疑慮、鄙視。比方許多人認為，它會引起痲瘋。還有一些人覺得它是很無趣、很庶民的食物。狄德羅的《百科全書》是十八世紀的前衛不朽鉅作，書中卻宣稱，無論如何烹調，「這個根食的玩意兒都粉粉的、沒有味道。實在不能納入任何可喜食物之列。不過它提供有益健康的養分，那些只要有餐營養飯可吃就心滿意足的人正可食用。一般認為馬鈴薯會造成腸胃脹氣，這一點很正確。可是，對那些農民、工人頑強堅固的器官來說，這點子『氣』又算得了什麼？」。[34]

會得爛瘡、會腹脹氣，種種「威脅」卻不能永遠蒙蔽歐洲人，令他們昧於以下這項攸關重要的事實：那就是在歐洲北半部地區，馬鈴薯所能提供的「有益健康的養分」，每單位土地平均值比其他任何作物都要為多。真正最先全心接納馬鈴薯的地區，當然是愛爾蘭。十六世紀最後幾年期間，馬鈴薯來到這個島上，區區百年之內，愛爾蘭人就已以「酷食馬鈴薯」著稱。一七二四年斯威夫特以他典型的辛澀筆風，描述他的家鄉人是如何「生活在汙穢、不潔當中，靠著奶油與馬鈴薯過活。」愛爾蘭濕冷的氣候與疏鬆的厚壤，正是馬鈴薯生長的理想土質。而被外來統治打入貧窮深層的愛爾蘭人，也不能向神祈求賜下比馬鈴薯更棒的禮物了。隨著這個作物在愛爾蘭四處普及，人口也增加了，更迫使這個根莖植物的傳布成為必要，因為再沒有其他任何植物，能在這麼狹小的一塊塊耕地之上，餵養如此眾多的愛爾蘭子民了。一畝半的地，種下了馬鈴薯，

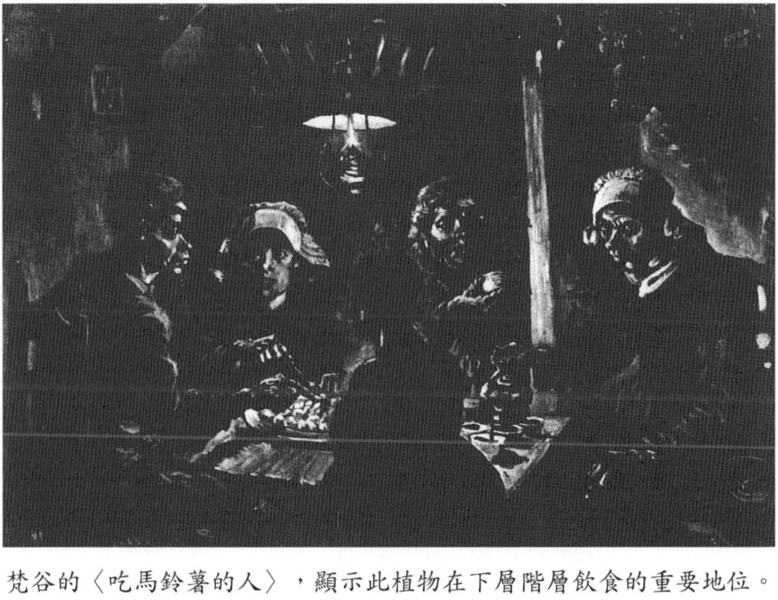

梵谷的〈吃馬鈴薯的人〉，顯示此植物在下層階層飲食的重要地位。
（Courtesy Amsterdam, Van Gogh Museum〔Vincent van Gogh Foundation）

就可以提供足夠糧食，再加上一點兒牛奶，就可以讓一家飽足一年了。一個愛爾蘭人，一天可以只吃下十磅馬鈴薯，其他幾乎什麼食物都沒有，並非不尋常的現象。於是就是靠著這樣的飲食型態，而且在沒有任何醫藥、衛生、工業化，或像樣的政府助益之下，愛爾蘭人口從一七五四年的三百二十萬增長到一八四五年的八百二十萬，這還不算一八四六前即已移往他鄉的一百七十五萬人。然後馬鈴薯枯萎病忽然來到，愛爾蘭這項主食歉收，造成近世史上最嚴重的饑荒之一。因馬鈴薯而生存的愛爾蘭人，也因馬鈴薯而死去。[35]

歐洲其他任何地區的人口、土壤、氣候，鮮少如愛爾蘭這般狀況，得以全面投在馬鈴薯旗下。不過在這些其他地方，隨著時間過去，至少也建立了相當程度的投靠。人口擴張，工業化吸引愈來愈多人口進入城市，馬鈴薯在十八、十九世紀英格蘭農工階級的日用飲食地位也愈形重要性[36]。英國報刊談論馬鈴薯、馬鈴薯餅、馬鈴薯栽植的文章量顯著增加，甚至連英國上層階級也開始意識到人口壓力。一八〇三年《年報》上有篇文字就很典型，篇名是「論小農如何藉由一小塊可耕地的產值即可保有一頭乳牛之觀察報導」。文中呼籲農戶將其三又四分之一英畝面積的耕地輪種馬鈴薯、蕪菁，外加一種穀類作物、苜蓿。「馬鈴薯可以用來養活他一家人」，其餘則用以餵牛並賣出換取現金收入。[37]

相較之下，歐陸農民對馬鈴薯的態度似乎較為遲疑，可是這根莖作物本身的好處，以及人類必須自土地搾取更多養分的壓力雙管齊下，畢竟在許多地區也產生了一如在不列顛群島的影響。大致而言，馬鈴薯從西傳向東，法蘭西人、日耳曼人緊跟在英格蘭人之後，也紛紛開始從事它的栽植，時間上約差一代左右（日耳曼人比法蘭西人更心甘情願）。較之英國，歐陸對馬鈴薯的接納更屬於政府有意識的政策領導。馬鈴薯上了法國國王的餐桌，王后瑪麗·安東尼特還特意佩戴它的花朵，以宣揚它的優點。普魯士的腓特烈大帝強力鼓吹多多栽植馬鈴薯。一七七二年匈牙利大饑荒後，政府下令廣栽馬鈴薯，雖然前此這片土地對這個作物可謂聞所未聞。一再又一再地，我們看見每逢饑荒過後，馬鈴薯的生產就衝刺上揚，一如匈牙利的情況。雖然農民「將每件可能壞事都歸罪於馬鈴薯。」及至十八世紀結束，馬鈴薯早已開始在東歐種植。下個世紀初年，德國植物地理學家洪保德，便正確地指稱「那個有益作物」，早已成為歐洲氣候較冷地區的人民不可或缺的糧食了。[38]

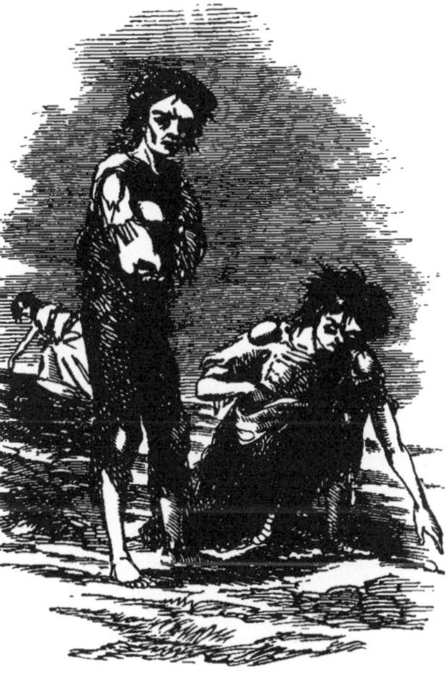

愛爾蘭大饑荒災民搜尋馬鈴薯（一五九七年）。

進入十九世紀，隨著西歐、中歐的馬鈴薯生產量一飛沖天，東歐的斯拉夫民族也衷心接納了這個植物。一七六五年一場並發的饑荒與疫疾，也說服了俄羅斯的凱撒琳大帝這個根莖植物對俄羅斯攸關重要，於是政府大力推動鼓勵它的栽植。然而馬鈴薯並未因此便成為俄國中部的主要作物，直到一八三八、一八三九年兩次連續糧食歉收之後方才改觀。及至一九○○年際，俄羅斯已名列世界馬鈴薯生產大國。上個世紀最後四十年間（指十九世紀），俄國馬鈴薯產量躍升四百倍。有些係派作工業用途，可是多數都進了俄國人的肚子，同一時期這些人口也增加了百分之七十。今日俄國更是馬鈴薯頭號產國，遙遙領先世上所有國家。[39]

就算不計入俄國產量，二十世紀中期產出的馬鈴薯還是有半數挖自於歐洲大地。歐洲人很可以將下面這篇十六世紀白人在祕魯首次聽聞的祈禱，加入他們的禮拜儀式：

> 噢創造之主！地極之主！噢最慈悲的神！祢將生命賜予天下萬物，並造人使他可以存活、飲食、生養眾多。你也增衍地上的水果、馬鈴薯，以及祢所造的其他各式食物，使人不致因飢餓與悲慘而受苦折磨。[40]

美洲食物在非洲發揮的重要性，比在舊世界其他任何一洲都更明顯，因為除美洲本身之外，沒有任何地方有著如此高的人口比例仰賴於美洲食物。人類開發栽植的作物，源自於非洲者極少——根據瓦維洛夫的統計，全部六百四十種中只占五十種——因此非洲的主要糧食作物都必須自亞、美兩洲取得。雨林地區尤其如此。叢林地帶的糧食作物，可說沒有一項源自非洲本土。[41]

最應該感謝美洲印地安人的非洲人，是東非黑人族，他們居住的區域約從奈及利亞向東直抵非洲大陸中心，他們種植的作物則包括玉米、樹薯、花生，各式美國南瓜、南瓜、甘薯。非洲各處幾乎都可見美洲作物，而且至少都占有第二大重要地位。這些作物在非洲的總產量數額驚人。據某位權威所言，目前全世界性分之五至六的玉米，百分之二十五的花生，以及——這個估計可能有點太過誇張——百分之五十的樹薯、甘薯、山藥，全都產自非洲（統計學者總是不顧地理分布，將甘薯、山藥併作一家）。[42]

這些產量比率，現在比過去為高，不過美洲食物在非洲舉足輕重已非一日，歷史非常悠久。熱帶非洲與南美緯度相同，因此作物從此洲遷往彼洲，適應時間極短。更有甚者，哥倫布那一代人啟動的大西洋販奴生意，更促成美洲植物大量傳入非洲，時間上反而比進入歐洲更快。原因為何？試想，前往新大陸的運奴船上，需要相當數量容易保存的食物來餵那些人蛇貨物。為供應這項需要，還有什麼能比栽植玉米——如此容易乾燥保存的東西——而且就地栽植在非洲奴隸海岸更好的法子呢？

豆類、番茄、甘薯、各式南瓜、可可、花生，都在非洲扮演了非常重要的角色，至今猶然。後兩項尤其是重要的出口農產。可是玉米、樹薯，則是非洲本地消耗的最大宗美洲食物。玉米在西非的栽植之始，至少在十六世紀下半期即已展開，而且或許更早[43]。十六世紀之前非洲最主要的穀物可能是小米或高粱，可是這兩者在熱帶潮濕氣候的產量遠比玉米為少，因此玉米的耕作在雨林地帶傳布極快。十七世紀荷蘭人達波便宣稱，黃金海岸的玉米極豐，「生長極茂。他們把玉米拿來烘烤，可攙小米或不攙。」高大的綠色玉米莖，往南一路可見，直到剛果與安哥拉海岸；同一世紀，內陸居民也開始接納玉米。當地口述傳說指出，玉米是在十七世紀來到剛果中南部的布桑果族的區域。[44]

及至一九〇〇年際，非洲各處幾乎都有玉米身影，只除烏干達一地例外。叢林、草原、沿河，玉米產量僅次於稻米，卻超過其他所有穀類；在許多較乾燥區域，也成功地與小米與高粱匹敵。十九世紀初，波耳人從開普殖民區向北跋涉，發現南非的班圖族早已在栽植、收成玉米。今日玉米仍是班圖族的主食，在南非稱作「mealies」。南非是全球最大的玉米生產地，全國百分之七十左右的農耕面積都是用來種植玉米。在我們這個世紀，玉米的耕作依然繼續擴張，玉米也首度成為非洲中部、東部熱帶區多數居民的主要糧食。[45]

但是過去一百年來，比玉米擴張之廣更令人印象深刻的卻是樹薯的傳布。後者幾乎可以在任何土壤栽植，又能抗非洲蟲害，每單位耕地面積產量之富，也令非洲農人欣喜。最值得稱道的優點是它很能抗旱；撒哈拉之南的非洲多為草場，乾旱是經常現象。進入二十世紀中期，樹薯已成撒哈拉、衣索匹亞之南與贊比西河之北域幾乎每個地區人口的副食[46]。如此普及，根據一位最近回國的和平軍工作人員報告：西非人現在甚至堅稱這個植物本是非洲原生所有。

但是它並不是。它源於南美，可能是被十六世紀的葡萄牙人帶到剛果與安哥拉，又在十八世紀繞過好望角到了馬達加斯加。樹薯的傳布比玉米緩慢，可能是因為不知道如何把毒分瀝出，或不太敢信任瀝毒過程。一八五〇年之前，樹薯並未成為任何大規模地區的主食作物，只有剛果例外。然而，儘管非洲人對它有所疑慮，它畢竟還是一步步傳入內陸，及至一九〇〇年際已傳遍目前種植的同樣範圍。本世紀非洲的樹薯產量也直線爆增。比方奈及利亞栽植最多的作物就是樹薯。[47]

一八五〇年後非洲人口快速上升（見表一），這個現象不但與當地政治漸趨安定、現代醫術引進同時發生（據稱這是歐洲殖民帝國成長的特色表現），而且也與玉米、樹薯，以及其他美洲作物栽植的加速普及同步。至於這些作物在一八五〇年之前對非洲的影響，我們或許可以假設：糧食生產的增加，可以令販奴生意持續不斷——只要這生意沒把非洲這口黑井搾乾就行了。大西洋奴隸販子的貨源多取自雨林地帶；這正是一片因為有了美洲作物，因此可以前所未有地開發墾植的區域。

要了解世界歷史，就必須了解美洲食物向外大遷徙的故事，可是這故事最朦朧也最攸關的一頁，則是玉米在中東的發展。玉米與其他美洲植物，似乎在十六世紀即已抵達該區[48]。但無論到底在何時傳入，可以確定的卻是：這些作物之所以能夠散播到世界其他角落，中東人扮演了非常重要的角色。目前有關這方面的文獻或考古證據雖然極少，語言中保存下來的證據卻極豐富。早期在歐洲，玉米被稱為「granoturco」、「blé de Turquie」、「trigo de Turquia」

（以上分別為義大利語、法語、西班牙語，意思都是土耳其小麥）、土耳其穀、土耳其小麥；有些名稱至今仍然沿用。玉米在印度次大陸也有許多名稱——「Mecca」、「Makka」、「Makkaim」、「makâi」、「mungari」（以上均聖地「麥加」一字的變化形式）——也都顯示它是來自麥加（意指神）的食物，或更可能地，它最早是由某個伊斯蘭區傳入印度。仔細檢視非洲各語言與方言中對玉米的稱呼，也出現強烈證據顯示：這植物不但直接跨大西洋來到非洲，而且也通過查德湖自埃及傳入，以及從阿拉伯經由東非桑吉巴島、馬達加斯加、莫三鼻克進來。十八世紀末拿破崙在埃及，當時埃及人即稱玉米為「土耳其的小麥」或「敘利亞的小麥」。如果舊世界玉米之始，確如這些點點滴滴證據似乎在告訴我們的現象：極富中東色彩，那麼或許其他也同樣適宜中東氣候的美洲作物之始亦然。[49]

有位算是「原型」植物學家的日耳曼名醫洛沃夫，一五七〇年代曾行經中東，寫過一篇文章描述自己這趟冒險旅程，他提到腰豆、法國豆，還有印地安小米（玉米）：足足有「六、七，甚至八肘高（古制量度，自肘至中指端）」，生長在幼發拉底河沿岸，也在敘利亞愛樂坡和耶路撒冷周圍的田裡。一五七四年他自幼發拉底河谷地採來的玉米標本，至今仍在荷蘭萊登的標本收藏所。[50]

的確，若說美洲植物在一六〇〇年之前，並未找到路抵達中東，實在很難令人相信。在此之前，它們已經在舊世界所有其他主要地區出現：為什麼不會也在中東呢？鄂圖曼帝國是十六世紀中東與地中海區最重要的一股勢力，強力吸引所有事物向它，一如今日所有事物都投向俄羅斯或美國。當時的鄂圖曼帝國，正經歷快速的人口成長，任何人口面對這種現象都會有興趣實驗新的作物。而鄂圖曼勢力擴張至巴爾幹地區，又控制影響著亞洲與蘇丹的商隊路線，凡此種種，都足以令任何受到土耳其人青睞的事物，也又快又遠地廣向四方傳布。可是，十七、八世紀赴中東的歐洲旅人，卻鮮少提及玉米及其他美洲作物。這種現象難免令我們斗膽提出的任何概括論述，受到一些混淆與打擊。[51]

今日美洲作物在中東僅居次要地位，只有埃及是個例外，在那裡阿拉伯國家的農民明顯地仰賴玉米維生，才得免於饑荒之苦。玉米在十六世紀極早期即已抵達埃及，可是直到十八世紀才發展為主食作物。及至同一世紀最後數十年間，已成為一項重要食物來源，自此開始重要性與日愈增。[52]

十九世紀以降七十年間的埃及人口，幾乎沒有任何統計數字可循，不過我們還是可肯定：當時人口呈穩定增加，而且一路持續不斷，甚至加速提高。一八八二年埃及有六百七十萬人口；一九〇七年一千一百二十萬；一九三五年一千六百萬；一九六四年二千八百九十萬[53]。這段時間埃及的領土也確有擴張，可是以上成長現象則多出於人口自然繁增的結果，原因不僅在醫藥進步，也因為玉米產量擴增，沒有它，根本不可能有當前這麼多的人口。

肥沃的土壤，充沛的尼羅河水量，以及炎熱的陽光，都使玉米成為埃及地最近於理想的作物。再沒有其他任何穀物，能在這種環境下產出這等收成。在埃及栽植玉米的勞動成本，亦比其他作物為低。今天的埃及，投入玉米耕作的地域遠比其他任何食用作物為多，而「玉米亦已成為人民日常飲食的主要項目。」[54]

再把目光轉向遠東，研究該區專供人類食用的農作物。此舉極具意義，比世上其他任何地區都更值得研究。因為當地人口壓力對食物供給的影響如此之大，歷史如此久遠，以致東亞對攝取動物做為食物來源的仰賴，可能向來不及世上任何其他大型人口群。他們供不起這等揮霍的作法：讓牛羊在明明可耕的土地上悠閒吃草，然後再把它們吃下肚去。他們知道，要填飽人的肚子，不如自己直接動手在地裡種吃的，比起放任牲口自行覓食尋找給養，效率遠遠高出許多。比方中國人日常飲食的卡洛里，便有百分之九十八來自蔬菜。用法國歷史地理學家古爾羅的話來說，東方有個「蔬菜素食文明」。[55]

對於東方這個以素食為主的日常飲食攝生，任何內容的變化與添加，重要性自然不在話下。美國學者湯甫森所言最能反映其中意義：「可供餬口生存之食物量，依然是決定中國、印度這類國家死亡率高低的主要因素。長遠來看，馬爾薩斯基本上相當正確，亦即人口的增加，極大部分取決於可供餬口生存食物之供應。」遠東的基本主食，當然是稻米，可是若考慮上述引言，再看看東亞這塊廣大地域裡面，玉米、樹薯，或許還包括其他美洲作物在內，在二十世紀上半期的產量增長竟超過稻米：這個不容置疑的事實，到底具有何種深長意義呢？[56]

印度次大陸地區人口爆炸的現象，就我們所能判斷，往前回溯最遠應該不超過十八世紀最後數十年間。一六〇〇年時印度人口約在一億與一億二千五百萬之間。一直到一八〇〇年際這數字都鮮少改變；我們目前最好的估計約為一億二千萬。然後驚人的成長開始出現：及至一八四五年已達一億三千萬；一八五五年一億七千五百萬；一八六七年一億九千四百萬；一八七一年二億五千五百萬[57]。儘管有饑饉、瘟疫、戰火，上升趨勢始終延續。根據聯合國一九六四年的估計，這塊次大陸的人口，印度與巴基斯坦總加起來（原書初版時孟拉加尚未自巴基斯坦獨立出來），一共超過五億。

人口爆炸的現象，時間點上正恰恰吻合不列顛勢力向全印度的統治延伸。於是政治上趨於穩定了，交通系統改善了，並至少也得到現代醫學些許恩惠。人口擴張的現象，也與印度開始廣泛接納美洲食物同時發生。兩大趨勢之間的關係並不容易追溯，因為在某些並未栽植美洲作物的地區，人口也出現大幅成長。不過這項事實不見得就會損及另一項論點的效力：亦即在確有這些作物栽植的地區，人口增加確實受其影響。

鳳梨、番石榴之類美洲水果，早在十六世紀即已抵達印度，並開始以不可小覷的數量栽植。可是它們對人口成長的影響或許極微；這些水果向來都不是任何大規模人口群的主食。真正促成人口大成長的美洲食物，直到十八世紀才開始較大量地栽植，而且要到十九、二十世紀才真正成為印度人日常飲食要角[58]。整個東半球似乎均呈現如此演變趨勢：先有歐洲、大部分的非洲，然後輪到印度。

十九世紀之初的印度，幾乎看不出任何普遍栽種玉米的跡象，雖然確有零星文獻證明它扮演了某種地方性的重要角色。比方在康格拉，那裡的「窮人極仰賴玉米維生」。但是不管一八〇〇年際玉米栽植的規模為何，都可以確定此後便開始迅速擴散，主要是取代了小米的耕種（一如於此同時發生在歐非兩洲的情況）。及至同世紀最後數十年間，玉米已在全印度東西南北栽植，至少以某種程度之量。坡地居民主要以它維生，在西北部的旁遮普、西北諸省、奧德——玉米也成為主食項目之一。英國植物學家瓦特便大膽地「談講，玉米對印度人口的價值整體而言，可與小麥匹敵。」他更進一步強調它的重要性（而且，巧的是，也正好點出了寫作世界食物史時往往會落入的陷阱之一）：「如今印度已經如此完全地接納了玉米，將它據為己有，以致鄉間幾乎找不到任何父老願意承認：其實這食物並非一向都是村人的基本飲食項目，而認為從來就是如此。他們甚至還引述所謂的玉米古稱，或是富有智慧的玉米俗諺；卻完全不記得只在區區數年之前，這些名稱、諺語，一般都當成是指另一種完全不同的植物呢。」而自瓦特那時以來，至今殊少改變，只除了現在種植的玉米更多，印度也慢慢擠進全球玉米主要大產國之列。[59]

再來是甘薯，它在印度從未取得如玉米那般重要的地位，可是當印度人發現，這東西可以種在其他作物都覺得太瘠的土壤，其栽作立即開始遍及炎熱的低地區，到了二十世紀之前，其根部也已成為印度所有階級共有的日常飲食項目。通常只在山間或冬季栽種的愛爾蘭馬鈴薯，也在印度所有適合地區普遍栽種。馬鈴薯的食用也非常普遍，尤其是印度教禁食不准吃穀類的齋戒期間。[60]

樹薯到印度似乎來得很晚，直到一八五〇年才成為常見作物。但是從此開始，再沒有一位夠資格講論印度飲食攝生的作家，可以對這個植物視而不見了。樹薯旋成為阿薩姆地區的主食項目，上世紀有位陸軍少校傑金斯便談到當地的樹薯：「我們周遭沒有任何瘠土荒地或山坡，是這個玩意兒不能生長茂盛的地方。」它的驚人適應力，令少校先生注目：「我從沒見它在大農地或小塊田裡種過，卻總是擠在矮樹籬間（而且等它冒高，正好成一根有用的籬柱），一有需要或長熟了，就挖出來。」[61]

樹薯在南印的特拉凡哥爾與柯欽，取得了最大的重要地位；在那裡它可能真正成為主要食物。這裡的人口稠密，全面接納樹薯自屬當然。樹薯為印度人提供了每平方公頃一千一百六十萬的卡洛里，與稻米、玉米的五百五十萬與五百萬比起來，遙遙領先。

印度已成為世界主要花生大國，一九六三年一年即產出幾達五百三十萬公噸的花生。花生更成為當地人尤其在南印度的常見飲食。利馬豆也可以在印度全地發現，南瓜、美國南瓜、胡亦然。南瓜的身影不僅可在下層階級的菜園裡見到，更常見它攀爬上他們家的屋頂。[62]

辣椒雖是重要的維他命來源，一般並不把它視為日常用飲食中真正重要的一環，可是它在印度的地位，卻幾乎正是如此重要。美洲辣椒在十七世紀的印度可說完全沒沒無聞，十八世紀才開始揚名，時至今日卻已成每餐印度飯裡幾乎不可或缺的成分。若沒有美洲辣椒，根本無法想像無所不在的印度甜嗆調味醬與咖哩。瓦特在十九世紀末寫道，辣椒「夾在二石之間磨成糊，攙一小點芥末油、薑、鹽巴……就成了數百萬窮人唯一可以取得，用以配著他們的米飯吃的佐料。」[63]

就人口數量與土地面積而言，東南亞的最大國是印尼，那裡的人口在過去一個多世紀快速成長，尤其在幾處大島。一八一五年爪哇與馬杜拉二島的人口約在四百六十萬左右。一八九〇年已幾至二千四百萬。一九六〇年更暴增約達六千二百五十萬[64]。同一個一百五十年間，美洲食用作物也正在印尼愈來愈廣泛地栽植。兩大現象之間的聯繫，和世上其他地區一般確鑿。

一如東方人普遍狀況，稻米也是多數印尼人的主食，可是多少世代以來，這裡的居民卻面對一項簡單事實：那就是多數適宜耕作稻米的土地，以及多數可以提高稻米產量的明顯方法，都已在許久之前就已開發利用淨盡了。以他們必須面對、處理的氣候、土壤，以及工具條件來說，印尼稻農以及他們在遠東其他地區的同行，可說是非常優秀的農人，竟能誘哄區區一公頃地傾吐出如此鉅額的稻米產量。然而，上世紀的稻作產量雖然大幅增加，卻畢竟不足以引發人口巨幅成長，而後者正是這同一時期主要特色的事件。

歐洲人前腳剛踏上東印度群島，美洲印地安食用作物可謂也立即隨之登陸。早在十七世紀，美洲作物即已在那裡耕植。早在一六九九年間，根據探險家丹皮爾所說，玉米已是帝汶島沿海平原居民的一種主食。一七八九年，同樣也是在這座島嶼，英國商船邦提號那位被艦上叛員解任的船長布萊一行，駕著一艘無篷船進行他那劃時代三千六百海里的求生航行，終於蹣跚上岸（見電影《叛艦喋血記》）。當地土著「拿給我們幾片乾烏龜肉，還有幾串印地安玉米。」一八〇〇年左右，荷蘭人也將愛爾蘭馬鈴薯引入爪哇山區。[65]

上世紀期間，那些原屬次要的作物——多為美洲來客：玉米、樹薯、甘薯、花生、辣椒——相對於稻米的重要性俱見提高。這種現象印尼丘陵地帶尤其真切；那裡不適稻米生長，人口成長卻與沿岸低地區不相上下。次要作物之中，最重要者尤屬玉米、樹薯，與甘薯，與印度情況相同。[66]

玉米對十七世紀的東印度可謂毫無地位，但是及至一八〇〇年際，它很可能已成為最重要的次要作物，至少在爪哇一地如此。蘇格蘭人克勞富德在一八二〇年出版的《印度群島史》中表示，玉米的栽植受到人口成長推促，正快速延伸廣布，因為適合稻米生長的土地稀少。從那時開始，隨著人口擴張加速，玉米生產亦然。到了二十世紀中期，玉米已高居印尼第二最大穀類，重要性僅次稻米，也是西里貝斯、帝汶、龍目、東爪哇、馬杜拉諸島部分地區的主食。[67]

樹薯在東印度群島現身的日期，至少早在十七世紀，可是正如世上其他地區，當地農人對它的接納相當緩慢。但隨著越多的口腹需要食物餵飽，樹薯又具有不可思議的生產力，兩項因素合起來最終使得它的吸引力無可抵擋。想想看，稻米收成之後，還必須保留一部分以待來年播種之用；再看看樹薯，完全不必預留任何可食部位，只消將它那不能吃的莖部拿去種植即可。更何況爪哇每單位耕作面積土的玉米卡洛里產量，幾達稻米兩倍。於是在只有傻瓜才會開闢小稻田的地方，以及甚至連玉米也凋萎不振的所在（比方爪哇島上古農色霧石灰高原的不毛之地），樹薯成了最主要的作物。關於樹薯，聯合國的統計數字非常概略，可是其中有一事頗值一提：那就是聯合國將印尼列為主要樹薯產國，僅次於此物家鄉的巴西。[68]

印尼也名列世上大甘薯產國之一，一九六二年收成量高達二百六十萬公噸。甘薯做為一種「居間」作物尤為重要，正如美洲其他某些植物亦然。當最後一季稻作收成結束，下季尚未來到之前，甘薯便成許多印尼人口不可或缺的養分來源。[69]

稻米生產已無法與爪哇的人口擴張同步，尤其在本世紀更是如此。兩者間差距愈來愈大，這個缺口都是以栽植其他農作填補，或與稻米輪種，或在灌溉系統無法及於之處。一九〇〇年的爪哇人民，每人每年擁有一百一十公斤的稻米、三十公斤的可食塊莖，以及約三公斤左右的籽仁類食物。及至一九四〇年際，組合已發生改變：每人每年有八十五公斤稻米、四十公斤玉米、一百八十公斤塊莖，以及約十公斤的籽仁[70]。兩組不同的飲食內容，主要是因為一九四〇年際美洲食物所占的比例大增。

美洲食物對人口增加具有深刻影響，同樣的例子，在亞洲其他地區也層出不窮。以日本為例，雖然地理位置過北不利樹薯茁長，日本人民也從未喜歡上玉米此物；可是美洲馬鈴薯，不論甘薯白薯，卻都已成為該國重要營養內容多年。甘薯是經由琉球群島從中國傳到日本，時間在十六世紀晚期——有個故事版本是如此傳說。將甘薯帶回國的那位日本農人，其墓地便稱作甘藷廟，每年春天心懷感戴的後人都前來奉上獻禮。甘藷也向眾人證明，有了它鐵定不會斷糧：四個不同的年月裡——一八三二、一八四四、一八七二、一八九六——大量日本人發現自己是靠著甘藷方才活了下來。[71]

在日本多數地區，愛爾蘭馬鈴薯始終無法與甘藷的地位匹敵，不過在較寒冷的地域卻長得極好。它抵達日本的日期，最早決不超過一六一五年六月十九日；那一天，有位英國東印度公司駐日的代理經紀寫道：「今天我下了菜園，種了馬鈴薯。」正如其他許多人，日本人一開始並不喜歡這東西的味道，可是在一六八〇年代水災饑荒期間，卻發現它是很好的牛飼料，又比甘藷更能耐較寒氣候與較高海拔。同一世紀後期，俄人將馬鈴薯引入北海道，從此其栽植更加上把勁。到了十九世紀中期日本向世界打開她的門戶，來訪者發現馬鈴薯早已是當地常見作物，北方更是如此。[72]

雖然日本人口的成長現象與美洲食物生產的關係，並不似世界其他某些地區那般顯著。但仍值得納入考量。一九五〇年日本的稻米種植量勝過其他任何食物——單單是農家耕作就種出了八百五十多萬公噸——不過同樣這些農家，也種出了四百六十多萬公噸的甘藷，二百二十萬愛爾蘭馬鈴薯[73]。日本是世界第二大甘藷生產國，它是沖繩島上的主食所寄。甘藷與愛爾蘭馬鈴薯，欣欣向榮長在日本人把它們種下的土壤中，而在日本人可以栽植的農作之中，也很難再找到這般豐碩的收成了。

世界最大的甘藷產國卻是中國。對於美洲食物在中國造成的衝擊，我們所知比先前所列其他任何地區為多。原因在華裔史學家何炳棣那部精采著作《一三六八年至一九五三年中國人口研究》；以下文字多數採自此書。中國的人口統計數字是出名地含糊，到底中國一詞的定義又為何，何者為中國何者又不為中國，同樣也變化多端並極有爭議；因此若太專注於確切數字本身，反成自欺之舉。總之自從有人試圖做出確切的紀錄以來，中國人口的數字就已極巨，過去幾世紀的成長更是驚人地巨大。一六六一年中國有高達一億人口；一九〇〇年更達四億；今日共產政權則宣稱共有六億八千七百萬以上的子民（編按：此為一九七三年的紀錄）。[74]

中國能在十七世紀擁有如此巨量的人口，主要是因為他們充分開發利用了稻米這項作物，尤其是十一世紀首先引入的快熟品種，從此可有兩期稻作。中國人多居於平地，因仰賴稻米被綁在潮濕低地不能他移。事實上有證據顯示，甚至遲至一七〇〇年際，地占中國全境三分之二的北方旱坡與山區，都被中國農民留在那裡原封不動。中國人全心全意投入稻作栽植，雖然帶來大量回報——一〇〇〇年至一八五〇年間稻米產量倍增——報酬率愈來愈減的問題卻日趨明顯。中國母親似乎有量能生出數不清的寶寶，可是她的土地卻沒有這相同量能，種不出無數稻米。因此不可能單靠稻米與傳統的旱地作物——小麥、小米類等等——就可以鼓勵或使得中國能夠發動如此爆增的人口現象。這個大舉躍升的結果，致令今天中國的人口，直等於二百五十年前世上所有人類的總和。有清一代的政治穩定，無疑是促成十七、十八世紀人口增長的一大因素；可是過去這個世紀，雖是中國人口成長最輝煌的時期，同時卻也是混亂當家的年月。而通常被視為人口擴張最主要的貢獻因素：現代醫學的救命技術，也一直到這個時候才正開始進入農鄉地區。[75]

舊世界內，再也沒有比中國人更快接納美洲作物的大群人口了。當年在科爾蒂斯率領之下突臨猛攻特諾茲提朗城的那批人馬，猶在人世之際，花生就已經在今日上海附近的沙質地上肥簇茁長；玉米則在南中國將田野變成一片綠海，甘薯也正在福建逐漸成為窮人家的主糧。[76]

及至十八世紀末與十九世紀初期，玉米已在西南中國大片丘陵地帶成為主要糧食作物。十八世紀的長江及其支流谷地，處處人煙稠密，過剩人口被迫遷入丘陵區與山間，發現玉米正是向前此貧瘠高地汲取生存所需的最佳解答。中國北方農人的動作比其南方兄弟為慢，直到十九世紀方才接受玉米開始墾植，可是今日北中國從所有食物之中取得的精力養分，約有七分之一係由玉米提供。一九五二至一九五三年間，中國一共收成了一百六十八億四千九百萬公噸的玉米（這個數字過鉅，有待商榷），僅僅次於美國。而且，一如埃及、印度、印尼，中國種植的玉米幾乎全用來養活人類，而非動物，與美國截然不同。[77]

然而無論玉米在中國有多重要，甘薯簡直是一項更了不起的恩物。它至少早在一五六〇年代即已抵達中國，很快便被接受，因為甘薯不與稻米及其他傳統作物爭地，卻在前此未開拓利用的土壤蓬勃，比方山東多岩的沿岸，東南稻米不足的省分，以及乾旱為患的高地。及至十八世紀，在官方敕令推動之下，甘薯幾乎已遍布全中國每一處氣候適宜的角落。它的愛好者自那時起亦已不斷增加，而且僅次於稻米與小麥，成為中國第三大重要作物。甘薯是最貧窮階級人口的傳統食物：事實上，若被稱作是「吃甘薯的」，在共產之前的中國是個極大侮辱。中國是世界上遙遙領先的最大甘薯產國，一九三一至一九三七年間至少平均年產一千八百萬公噸。[78]

中國的農業產出如此浩大，甚至對它本身而言僅屬於次要的農產品，產量也高居世界重要產國。比方一九四八年到一九五二年間，每年產有一千二百萬噸馬鈴薯，幾與美國同量。一八〇〇年之前福建即已開始種植此物，但自那時以後它已成高山區最重要的農作，並成為當地主食。甘肅高原、內蒙古、東北亦然。[79]

中國在一九六二至一九六三年間共收成了二百四十萬噸花生，作為花生產國，名次僅屈居印度之後。花生在中國扮演的角色，遠比我們只是在下棋玩遊戲時啃花生米更為重要。這個植物，使得中國農民更能發揮沿海或河岸多沙土質的效用，遠比十六世紀之前所能做到的為高。在某些稻米區域，花生甚至可以盡到輪栽的重要功用。這位農民大兄，雖然從未聽過所謂花生的固氮結瘤，卻清楚知道種植花生有助於維持土壤的沃質生產力。今日全中國人都知道花生此物，它更是北方常見食品。[80]

美洲作物對中國的衝擊影響，根據何炳棣指出，一言以蔽之就是其巨無比。十七世紀初期，稻米占中國糧食總產出的七成。及至一九三七年際，這個百分比已降到約百分之三十六。過去三百年裡，旱地作物如小麥、小米、玉米、甘薯等等，正與稻米相反，「增加為百分之六十四，單單是美洲來的糧食作物就占去約達二成的糧食總產。」「過去兩世紀中，」何繼續表示：「稻米文化逐漸接近局限，迎頭撞上報酬遞減的法則；各式由美洲引進的旱地農作，對全國糧食總產量的增加貢獻最大，也使得人口持續增長成為可能。」[81]

根據聯合國一九六三年世界農產統計，種植最多的作物如表三所示。（由於政治情況因素，這些數字未計入阿爾巴尼亞、中國大陸、蒙古、北韓、北越。）

但如果中國的農產量也包括在內，表三的排行順序必然改觀。儘管如此，依然可以明顯看出，那些由美洲印地安人首先開發栽植的作物是多麼重要。這個統計數字似乎意味著，世上所有種以養活人類及其禽畜的食用作物之中，約有三分之一係來自原生於美洲的植物。

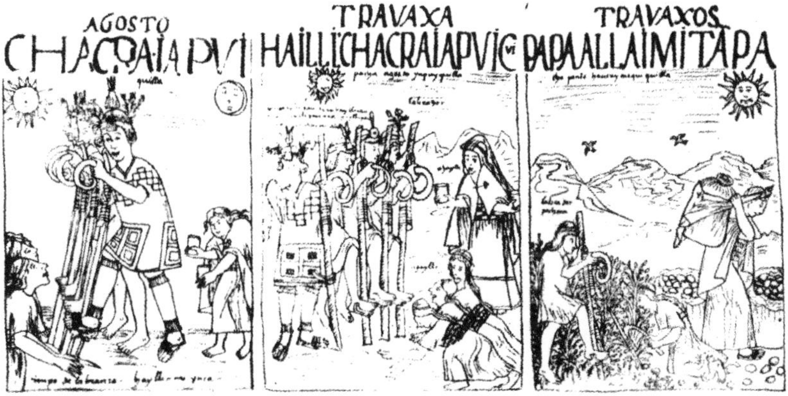

印地安人在馬鈴薯田中工作：印加統治年代，十七世紀畫作，祕魯本土人民阿亞拉繪。

或許，即使馬鈴薯、玉米等美洲作物從未在這世上存在過，而且它們占有的土地也都來種植舊世界的作物，世界糧食生產也依然足以餵飽當前全球人口。可是我認為讀者應該會贊成，這個說法其實是一個很大的「或許」。更可能的情況是，若沒有當年新石器時代美洲人的農藝技巧，今日住在這個星球上的人類，數量會小上許多。

表三：一九六三世界最大作物（單位：百萬公噸[82]）

馬鈴薯	277.6
稻米	257.4
小麥	250.3
玉米	231.8
大麥＊	102.9

＊排名在大麥之後的每項作物，產量依次銳減。

第六章　至今未停止的大交換後遺症

哥倫布大交換繼續進行，而且會永遠繼續下去。舊世界眾人繼續享受著這場生物大戰帶來的福利，在此同時，美洲印地安人則繼續死於舊世界疾病之下。一八七一年至一九四七年間，南美火地島的原住民總人口已從七至九千人掉到一百五十人，多數都成為痲疹的犧牲者。這同一疾病，至今仍然是洽克原住民的主要殺手之一。[1]

千疾性病之中，那些最具殺傷力的頭號疾病多是在哥倫布登陸後一百年間，即已穿越重洋來到美洲。但是病毒病菌的遷移始終未告停止。一次次霍亂疫疾，帶著它們的高致死率到來，正是十九世紀在美洲爆發的最恐怖事件之一。非洲瘧蚊於一九二九年左右來到巴西，雖並未在美洲引發瘧疾——幾世紀來新世界早已有這類蚊子——卻能生存於美洲本土蚊無法生存的環境。數十萬計人紛紛病倒，待得這外來異蚊終於全數消滅，已有兩萬人失去性命。[2]

相反的是，多數原生於新世界的疾病，最後都證明無法外傳。當初曾令皮薩羅人馬病倒、今天依然在取人性命的祕魯疣，最明顯的徵狀是大疣或潰瘍。這個「爆長出肉芽腫」的怪病，對世界其餘人類來說，所幸仍只限於祕魯、哥倫比亞、厄百多爾等地。奧羅亞熱症的炮火，也只落在祕魯、厄百多爾、波利維亞、哥倫比亞、智利，或許還包括瓜地馬拉在內等地，將健康人擊中倒下，卻從未能在舊世界建立任何灘頭堡。洛磯山脈的斑疹熱，也只停駐在它自家這一邊的大西洋岸。當年墨西哥阿茲特克帝國皇帝蒙特祖瑪有一批奴僕，科爾蒂斯稱之為「虎人」，他們那身奇怪的皮膚，可能即是品他症造成。品他症也從未跨海而去；「從未」的定義，是指——除非，我們把它視作另一型密螺旋體病。[3]

只有一個疾病——如果可以將它稱作疾病——專家都同意原本來自美洲，並已令舊世界多人病倒，那就是沙蚤或稱熱帶潛蚤引起的毛病。奧維耶多四百年前對它在艾斯班紐拉為患的描述，完全適用於今天的美、非兩洲（這蟲子約於一八七二年現身非洲）。他記錄這個熱帶潛蚤：

> 會鑽進腳的皮膚，在皮與肉之間形成一個鷹嘴豆大小的袋囊。然後在內產卵，袋囊因而腫脹。如果不及時取出，小蟲就會開始長大，對患者產生嚴重影響，甚至會造成跛足，致使終生殘廢。[4]

這個蟲病最大的威脅，在於它下卵之處，往往成為會帶來真正危險感染的通道。潛蚤常常是破傷風的開路先鋒。[5]

可是比起非洲采采蠅或瘧蚊，潛蚤可真是小巫見大巫，造不了什麼歷史。而歷來從美洲出口的最大病害，更可能是梅毒螺旋體。十五世紀以來它已傳布四方，對社會造成的創傷，潛在偽善的包裝表層下流膿。它的受害者，還包括一些舉足輕重的人物，他們的身體健康（或不健康）狀態，歷來深深形塑了我們的歷史、文化。法國最偉大的回憶錄作家之一聖西門，他的回憶錄便告訴我們，路易十四麾下那位名將旺多姆公爵即身染梅毒。莫泊桑、尼采兩人死時都精神錯亂，禍首很可能也是梅毒。[6]

最後到了十九世紀中期，終於發現一物可迅速治癒梅毒，並因此抑制它繼續蔓延：此物即盤尼西林。當初原希望盤尼西林一出，廣泛採用之下，可將梅毒從此一掃而空。然而這藥物太過有效，反造成信心過度。一九五〇年代梅毒患者人數大降，隨之而來的卻是此病再度崛起。比方一九六四年英格蘭、威爾斯兩地的傳染病死因，梅毒就僅次於肺結核而已。[7]

除了看不見的病毒，另一批因哥倫布航行引發的生物大交換，是由肉眼可見的生命形式組成，從南瓜到野水牛均是。這項大交換的結果——從人類觀點視之——也是正負參半。比方南瓜被舊世界無數人歡喜地吃下肚去，印度教聖書《清靜戒疏》也推崇這個水果。北美的野水牛則被引進亞馬遜下流區域，希望牠可以像牠在亞洲的同行般提供負重服務，結果卻變成危險的野生獸。[8]

時至今日，兩半球之間的動植物交換並未停止，依然在進行下去。對於行事不符合人類利益的微生物，我們記載的搬家紀錄自然較那些益友的遷移故事完善。根據傳說，美洲小麥的天敵麥癭蠅，是在美國獨立革命時與麻雀一同到來。白頭翁與英國麻雀飛遍北美全地，逐走了數百萬隻美洲本土鳥兒。一八七七年首度引入美洲的鯉魚，已經爆炸性地漫布，把美洲本土魚與水鳥趕出許多水塘、湖泊、河川。外來進口，無論是有意或無心引入，已使得二十世紀的美國人有可能被北非髯羊碾踏——如果他身在新墨西哥；或被俄羅斯豬刺傷——如果他跑到科羅拉多。又如果他坐在家中，也會看見他的花屈死於日本甲殼蟲之吻，他的樹凋萎於荷蘭榆樹病害與栗樹菌類（見第四章）。所有這些，只除了麥癭蠅，都是上世紀方才抵達新世界的外來品。[9]

從東半球轉往西半球的生物遷移，因此，最多只能說好壞參半。美洲廣大地域的生態，已因舊世界生命形式的來到與繁衍完全改觀。本土原有的動物，比方大角綿羊，一度曾在廣袤的領域徜徉，如今不是已遭毀滅，就是被迫回返山區。在那裡，它們的羊眼向下瞪視，看著那些巨群牛馬侵占了牠們的古老家園。美洲成千上萬平方英里的地面上，本土植物若不是完全消滅，就是被限制在道路兩旁狹長的空間——那是僅餘的未耕之處。大片田野則被糖、咖啡、香蕉、小麥、大麥、稞麥等外來作物占領。這些發展的正面結果，是糧食產量巨幅上升，因此，人類亦大幅增長。負面結果卻是廣大地域的生態穩定遭到破壞，而且流失沖蝕之巨，簡直是犯下罪行對不起後代子孫。當初是西班牙人啟動了這個過程，而許多被納入盎格魯美洲字彙的西班牙用語，都與家畜或土壤流失有關，或許確有其深長意義吧。在此隨便舉幾個例子可略見一二：bronco（野馬）、lariat（套索）、chaps（皮護腿）、buckaroo（牛仔）、arroyo（枯乾小河道、旱谷）、baranca（峽谷）。

新世界可以貢獻給舊世界的價值動物不多。土雞、天竺鼠、莫斯科鴨，都很快便泅過大西洋東去。一九〇五年麝香鼠是特意引入歐洲，原希望牠的皮毛可以生財，結果蔓延奇速，及至一九一七年歐洲人反要開始想法子控制牠了。多數歐洲人都同意把這傢伙弄進來是個錯誤。[10]

新世界送給舊世界的無用動物真是不少。比方過去七十年來，北美來的灰松鼠就幾乎將不列顛島上的紅松鼠全數掃地出門。一八六〇年代，有一種美洲爬藤蟲害蚜蟲幾乎毀了整個法國葡萄酒業，只有在把歐洲藤蔓接枝到能抗此蚜蟲的美洲根莖之後，方才解此危局。科羅拉多馬鈴薯甲蟲也跟著白馬鈴薯於一九二〇年渡洋而來，及至一九五五年已遠征至俄羅斯。[11]

美洲對舊世界付出的真正正面貢獻，是它的植物大軍。當然也有一些美洲植物，歐洲人希望從未見過它們；比方加拿大來的野生水草，上世紀中期幾乎把不列顛水道窒息而死。可是美洲印地安人開發出來的食用作物，的的確確是舊世界農人最有價值的斬獲。舊世界人民對美洲作物的仰賴，今日在某些例子中甚至比前更甚。比方中國對甘薯的倚重自二次大戰以來無疑更有增長。一九五〇年代晚期「大躍進」運動期間，中國領導人的打算是——今天可能依舊如此——讓這個根部食物滿足二到三成的中國糧食所需。[12]

哥倫布大交換中最明顯的一項成分——至少從人類觀點言之——是本書所要談的最後一個題目：亦即人類本身。極少極少的新世界原住民跨大西洋赴舊世界移民，可是歐、非兩洲的原住民卻幾千萬幾千萬地前往美洲，在那裡建國立家。他們之前，更已有前鋒部隊先行抵達，立下好一樁豐功偉業：疾病大軍毀滅、削弱了美洲原住民的抵抗力。說真的，如今那些歐裔、非裔美人，還常常真以為自己是這些國家的原住民，卻把印地安人當成外來客呢。

舊世界人民大舉移往新大陸，最早一批來源並非來自歐洲，雖然歷史教科書往往予人此種印象。大批非洲移民在大批歐人之前即已來到美洲。十六、十七、十八世紀期間，陸續倒在冰冷的鐵器、毛瑟槍的子彈、威士忌、疾病之下的印地安人，人數可能高達好幾百萬，濱海地區尤甚。因此僕傭、奴隸短缺，歐洲對美洲的剝削開發速度遂緩慢下來。但是歐人又無法或不肯提供足夠的自家人彌補這項短缺，於是白人大征服者、大農場主、大生意鉅子，紛紛將目光轉向非洲。勞力短缺的問題，在熱帶美洲的島嶼與沿岸最為迫切，因為舊世界的刀劍與疾病已將那裡的土著清除得一乾二淨；而在此大規模栽植菸草、稻米、靛藍染料、咖啡，尤其是蔗糖等物，帶來的可能利潤同時卻也最大。於是那些硬生生被迫與家園分離、遠赴美洲為奴的非洲人，幾達九成便是在新世界的熱帶地區勞動。單單在巴西與安地列斯群島兩處，就分別占有百分之三十八與百分之四十二。被擄往美洲的全部人數，約在八百到一千零五十萬之間，而且幾乎全數在一八五〇年之前即已抵達。一九五〇年他們的後代人數至少達四千七百萬，包括純非裔與部分非裔血源在內。至於非洲本地內含白人與亞裔的全部人口，則共為一億九千八百萬人。[13]

大批歐洲原住民遷往美洲的現象，其實最早也只是過去一個半世紀內才發生的事件。一五〇九至一七四〇年間，根據賽維爾港口當局記錄，只有十五萬人登船赴美。雖然這個數字嚴重低估了真正做出這項離鄉選擇的西班牙人人數，卻也顯示移民人口確實不多。進入十七世紀，同樣也只有二十五萬人離開不列顛群島前往美洲，十八世紀一百五十萬人。一八〇〇年之前日耳曼地區只送去二十萬人，其他歐洲國家甚至更少[14]。雖然這些歐洲移民與印地安人、非裔美人交配，而且儘管新移民的人口出生率有時出奇地高，還是不足以填滿印地安人空出的廣大地域，只有在後來隨之紛至沓來的大批人馬幫助之下，情況才幡然改觀。

十九世紀之時，兩大好消息傳遍歐洲：美洲殖民開墾區不再僅限於幾處灘頭據點形式；美洲土地既美又廉。在此同時，過去那種狹小擁擠、不可靠的帆船，也已被寬敞可靠的蒸汽引擎船隻取代。歐洲農村的人口壓力沉重，愈來愈難取得甚至一小塊土地耕種。工業革命正開始，城市工資變低，失業現象頻仍。人類史上最大規模的越洋遷移於焉展開；剛開始一八三〇年代只是一股注入大海的淡水水流，然後英格蘭人、蘇格蘭人、愛爾蘭人、德意志人、瑞士人、波蘭人、西班牙人、葡萄牙人、捷克人、義大利人、俄羅斯人、新教徒、天主教徒、猶太教徒，傾盆洪流地渡過大西洋來到美洲，填滿了印地安人留下的空曠地面——或被這些族裔主義中心的新移民定義為所謂空曠無主的地面。一八五一至一九六〇年間，共有六千一百萬歐洲人移出，前往自己出生地大陸之外的其他各洲[15]。這些男男女女，絕大多數是遷往美洲；及至一九二四年已達四千五百萬眾。其中多數選擇美利堅合眾國為自己的新家園，約有三千四百萬人。前往拉丁美洲者主要是赴阿根廷與巴西；一八五〇至一九四〇年間，選擇赴前者的人數接近七百萬；一八二一至一九四五年間，選擇後者的約有四百五十萬

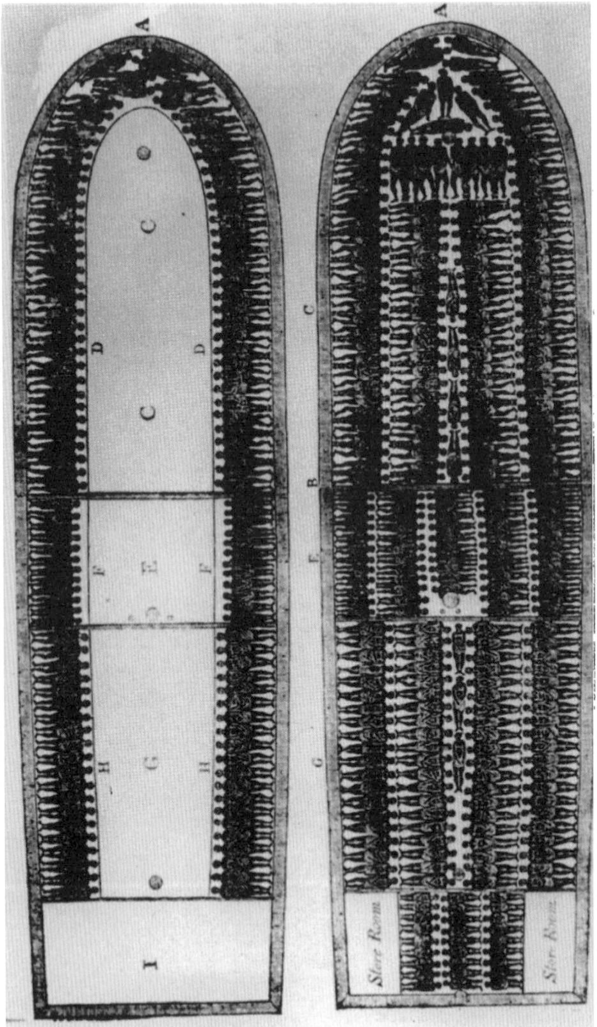

前往美國的奴隸船：奴隸被密密擠裝在船艙（一七九一年）。

人。至於其他也屬於歐洲移民目的地的大陸，如澳大利亞、南非，移民人數都遠遠落在美洲之後。[16]

一九三〇年際，在歐洲出生此時卻已移往他洲居住的人數約為兩千萬；其中幾乎有一千四百萬係在北美——一千兩百萬在美國，其餘多在加拿大——五百萬在拉丁美洲，主要在阿根廷與巴西。一九四六至一九五七年間，移民新大陸令歐洲失去了五千四百萬人，美洲則新獲四千四百萬人。[18]

到了一九五〇年代，百分之八十五的美國人口屬歐洲血統，這個比率在巴西為百分之四十二，智利四十六，烏拉圭九十六，阿根廷九十九[19]。因此地球上有兩個歐洲，一如也有兩個非洲：各分據大西洋的兩岸。美洲大陸上的歐洲人與非洲人，正是哥倫布大交換下最赤裸裸的結果。

舊世界移民橫渡大西洋而來，連同著他們的農業、工業，造成的影響後果當然至鉅。浩浩蕩蕩的史家軍團已將畢生志業投入這方面的研究，在此我們就只略列幾項其餘不表。

過去兩百年內，世界各大洲人口俱皆增加，獨有歐洲增加最速，從一七五〇年占世界人口百分之十九至二十，躍升至一八五〇年的百分之二十三。即使到一九六〇年際，這個比率依然維持在百分之二十一[20]。兩世紀年月間呈現的相對人口成長，必然為歐洲的開疆闢土扮演了重要角色，他們因此可以擴張自己殖民定居的疆域，從一七五〇年僅占全球百分之二十二的面積，增加到一九五〇高峰期的百分之三十六。[21]

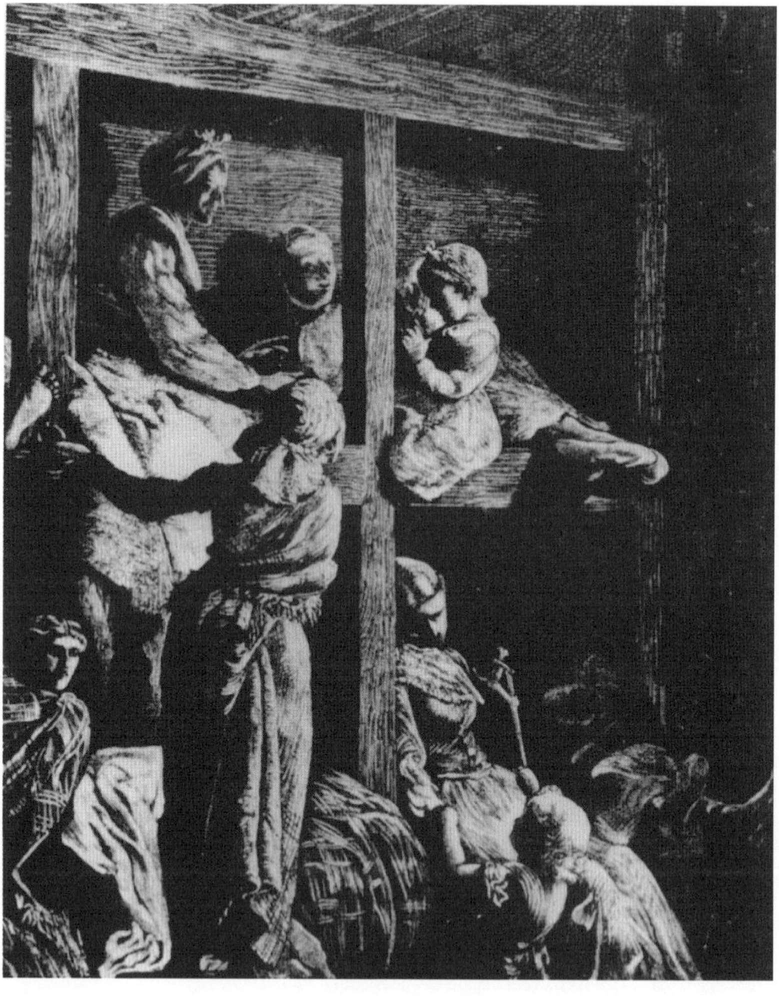

〈移民圖〉：十九世紀畫作，描繪橫渡大西洋航程船上的艱辛狀況。
（Courtesy University of Chicago Press）

表四：洲際移民統計（選擇性列舉國家、時期[17]）

移出

移出國	時期	人數
不列顛群島	1846-1932	18,020,000
義大利	1846-1932	10,092,000
奧地利與匈牙利	1846-1932	5,196,000
德國	1846-1932	4,889,000
西班牙	1846-1932	4,653,000
俄羅斯	1846-1924	2,253,000
葡萄牙	1846-1932	1,805,000
瑞典	1846-1932	1,203,000
挪威	1846-1932	854,000
波蘭	1920-1932	642,000
法國	1846-1932	519,000
丹麥	1846-1932	387,000
芬蘭	1871-1932	371,000
瑞士	1846-1932	332,000
荷蘭	1846-1932	224,000
比利時	1846-1932	193,000
合計		**51,633,000**

移入

移入國	時期	人數
美國	1821-1932	34,244,000
阿根廷	1856-1932	6,405,000
加拿大	1821-1932	5,206,000
巴西	1821-1932	4,431,000
澳大利亞	1861-1932	2,913,000
英屬西印度群島	1836-1932	1,587,000
古巴	1901-1932	857,000
南美	1881-1932	852,000
烏拉圭	1836-1932	713,000
紐西蘭	1851-1932	594,000
墨西哥	1911-1932	226,000
合計		**58,028,000**

為什麼歐洲人口成長，相對於美、亞為多？因為他們更充分地利用了美洲作物？或許不是。因為他們的政府較有效率、公共衛生較佳，或擁有其他優勢？或許是吧。把超過五千萬人之眾，拔離原鄉跨大西洋易洲而居，肯定令出生地紓解了不少的人口與資源壓力，因而也鼓勵了那裡的人口成長。歐洲、非洲人口紛紛輸往美洲，一定也為歐人在美洲的投資帶來多倍報酬。因而降低貧困重擔，鼓勵結婚與出生率。

歐非兩洲人在美洲工作，財富同時也回流歐洲，歐洲因此受惠深長；以下公認極端之例正可以顯示其中意義：一七一四至一七七三年間，不列顛從他在西印度的地盤進口了價值一億一百二十六萬四千八百一十八英鎊的貨物，多數為糖——共占其同時期進口總值百分之二十・五——然後再加上利潤轉出口歐陸。當時估計，每一名在美洲蔗田驅奴工作的英國人，可以比他留在祖國的類似仁兄，為英國帶回多出二十倍的淨利。[22]

歐洲人大批遷往美洲，也為歐洲製造業開闢出巨大市場，因此對歐洲而言又是一項巨利回益。甚至就算我們只挑出幾乎全由歐裔組成的美洲國家，並排除那些擁有數百萬歐裔如巴西等國在外，還是會發現這些歐裔美洲人為歐洲出口形成了巨大市場。比方美國、加拿大、阿根廷三國，就收下了一八六〇年百分之十七的英國總出口，一九六〇年為百分之二十一。當然，英國之例事屬極端，因為它長久以來就是世上最大的生產與貿易國之一。但即令法國，雖然一向在這些範疇上遠遠落後其海峽對岸的敵手，一八六〇年與一九六〇年也分別有百分之十一與百分之六的出口是輸往美國。[23]

當然，另外也還有一千種方式令美洲為歐洲財富的創造效勞，但那也是另外一本書的內容了。在此，我們已顯示：哥倫布大交換確為歐洲開創了市場，這個說法具有充分的真實性。若沒有這些新闢市場，五百年來的歐洲，以及今天的歐洲，會是地上一個非常不同而且比實際上貧瘠甚多的地區。而貧窮一事，對年輕人的求偶意向，也可想而知會是更沉重的擔子。

走筆至此，必須在一個悲觀的筆觸下結束此書，因為我們想以比較長遠的眼光看去，至少就某種程度而言如此——也就是以生命史家，而非單以人類本身建制的角度觀看世界。哥倫布大交換為生物帶來的長程影響，實在不怎麼樂觀。

如果我們看重所有的生命形式，而非只顧我們自己這個物種的價值，就一定會關切所謂的基因池，也就是所有生命物產出五花八門不同後代的總潛能之所在：這些後代有各種形式、尺寸、色彩、內部結構、對抗多細胞單細胞寄生病原的各型機制、最大化的繁殖能力。以及概括而言，能夠生下具有最大適應力的子子孫孫。不同的洲際大陸遇合之際，這個基因池通常會因此擴大。隨著動植物遷入處女新域，競爭亦形加大，而那些能在新環境下生存的適者，便產出新的型態有時甚至許多新的物種。古生物學者與動物學者稱這種現象為「爆炸式的演化」，意指「只」消幾百萬年便成其功[24]。一四九二年新舊世界相逢後，本來在正常情況下亦應如此——但因有「人」在其中，一切卻完全不同了。

五億年時光之久，說不定在五億年之前更久，整個地球的面貌都不曾發生過任何極端、或永久的具體改變。在這項大通則之中，可能只有過一次例外，就是歐洲人挾其科技出現，包括農業與工業兩方面科技。他帶著它們遍布全球，而非歐洲人也紛紛採納他的技術，天涯海角無遠弗屆，只除了世上那些最小的島嶼。他所造成的影響後果之鉅，可與宇宙射線匯湧突增的現象相符，亦不啻於一整串新的安地斯山脈加上喜雅拉馬山脈的隆起。

哥倫布大交換的內容也包括了「人類」，而這個人改變了新舊世界的樣貌，有時雖純屬無心之舉，有時則蓄意而為，但經常都以出以粗暴。他與他帶來的動植物，在過去四百年內消滅的生命種類，可能比一百萬年演化滅絕的物種都多。人的殺傷速度遠較演化為快；然而哥倫布年代以來，我們並沒有百萬年光陰，可容演化再設計出一種鳥兒，可以取代現已絕跡的北美候鴿。也再沒有人能記得，哥倫布之前安地列斯群島上的植物相是何模樣。北美喇叭手天鵝（全世界體型最大的天鵝，因鳴聲如軍號而得名）、北美水牛，以及其他百類物種，都已經縮減到如許稀少，只要生態環境隨便抽搐一下，或人類隨便許個希望，就可能令它們全數滅絕。舊世界的動、植物相，尤其是新世界的動、植物相，俱已被人類縮減或專門化了。專門化往往意味著未來改變的可能性愈趨窄化：為了眼前方便，我們劫掠了未來。[25]

哥倫布大交換留給我們的不是一個更豐富多樣的基因池，它反而愈形枯涸貧乏。我們本身，以及這座星球上的所有生命，因有哥倫布而較前貧乏，而這貧乏現象只會有增無減。

注釋

翻譯協力：李宛儒

三十週年新版前言

1. Hans Zinsser 的 *Rats, Lice, and History* (1934) 勉強算是這類作品。這是一位醫師戲謔地為斑疹傷寒所作的小傳。

第一章　新舊大陸，對比分明

1. 本章節和本書的理論基礎，在 George Gaylord Simpson, *The Geography of Evolution*, 69-132 中有簡要的整理。
2. Christopher Columbus, *Journals and Other Documents on the Life and Voyages of Christopher Columbus,* trans. Samuel Eliot Morison, 72-73, 84.
3. 同前，66, 90。
4. Hui-Lin Li, "Floristic Relationships Between Eastern Asia and Eastern North America," 403; Henry A. Gleason and Arthur Cronquist, *The Natural Geography of Plants,* 34; Ronald Good, *The Geography of the Flowering Plants,* 64.
5. Jean de Léry, *Journal de Bord de Jean de Léry,* ed. M. R. Mayeux, 129, 293; William Strachey, *The Historie of Travell into Virginia Britania,* 117-133; Stefan Lorant, ed., *The New World,* 230-262.

6. Carl H. Lindroth, *The Faunal Connections Between Europe and North America*, 15-134; Léry, *Journal*, 239. 貘是一種古怪的動物，具有粗短而有些蜷曲的鼻子，身高僅三英尺、長六英尺。李約只能這樣描述巴西貘：既像驢、又像牛，但又兩者都不像。
7. Martin Waldseemüller, *Cosmographiae Introductio by Martin Waldseemüller ... To Which Are Added the Four Voyages of Amerigo Vespucci,* trans. Joséph Fischer and Franz von Wiesser, 106; Simpson, *Geography of Evolution,* 167-208.
8. Pedro Castañeda, *The Journey of Coronado,* trans. George Parker Winship, 140-141; Frederick W. Hodge and Theodore H. Lewis, eds., *Spanish Explorers in the Southern United States, 1528-1543,* 210.
9. Samuel Champlain, *Narrative of a Voyage to the West Indies and Mexico in the Years 1599-1602,* trans. Alice Wilmere, 36.
10. Philip J. Darlington, *Zoogeography, The Geographical Distribution of Animals,* 423; Philip L. Sclater, "On the General Geographical Distribution of the Members of the Class Aves," 137-145; Alfred Russel Wallace, *The Geographical Distribution of Animals,* 1:58ff.
11. Wallace, *Distribution of Animals*, 2:5-19, 115-125. 對華萊士過度簡化的修正，請見 Darlington, *Zoogeography*, 442-449.
12. Léry, *Journal,* 406.
13. Joseph de Acosta, *The Natural and Moral History of the Indies,* trans. Edward Grimston, 1:90; André Thevet, *The New Found Worlde, or Antartike,* trans. Thomas Hacket, 138.
14. Michel Eyquem de Montaigne, *Montaigne, Selected Essays,* ed. Blanchard Bates, 77.

15. Quoted in T. Bendyshe, “The History of Anthropology,” 365.
16. Henry Steele Commager, ed., *Documents of American History,* 3; Lewis Hanke, ed., *History of Latin American Civilization, Sources and Interpretations,* 1: 123-124; Lewis Hanke, *The Spanish Struggle for Justice in the Conquest of America,* 33, 72-73.
17. Bendyshe, “History of Anthropology,” 353.
18. Acosta, *Natural and Moral History,* 1:277-278.
19. Bendyshe, “History of Anthropology,” 355-366, Matthew Hale, *The Primitive Origination of Mankind,* 182ff; Lee Eldridge Huddleston, *Origins of the American Indians, European Concepts, 1492-1729,* 139-140; David Rice McKee, “Issac de La Peyrère, A Precursor of Eighteenth Century Critical Deists,” 456-485; Margaret T. Hodgen, *Early Anthropology in the Sixteenth and Seventeenth Century,* 207-253; Isaac de La Peyrère, *Prae-Adamitae,* 23.
20. Sclater, “Geographical Distribution of the Class Aves,” 131, 145.
21. For an example of polygenetic racism, see Alexander Winchell,” *Preadamites, or a Demonstration of the Existence of Men Before Adam.*
22. Bernabé Cobo, *Obras,* 1: 13-14; Hanke, *Latin American Civilization,* 1:124; Paul Hazard, *The European Mind (1680-1715),* 47.
23. Raymond C. Moore, *Introduction to Historical Geology,* 578-579.
24. Edwin H. Gilbert, *Evolution of the Vertebrates,* 424.
25. 同前，262-267, 338, 348.
26. David M. Hopkins, “The Cenozoic History of Beringia-A Synthesis,” 410; Hansjurgen Müller-

Beck, "On Migrations Across the Bering Land Bridge in the Upper Pleistocene," 380.

27. David Beers Quinn, ed., *The Voyage and Colonizing Enterprises of Sir Humphrey Gilbert,* 1:137-142.
28. Quoted in A. L. Rowse, *The Elizabethans and America,* 29.
29. Acosta, *Natural and Moral History,* 1:60.
30. Hopkins, "Cenozoic History," 451ff.
31. 同前，475; Colbert, *Evolution of Vertebrates,* 360, 364, 386.
32. Wallace, *Distribution of Animals,* 1:150; P. S. Martin, "Prehistoric Overkill," 78.
33. William E. Edwards, "The Late-Pleistocene Extinction and Diminution in Size of Many Mammalian Species," 143-145.
34. Martin, "Prehistoric Overkill," 75-120.
35. 同前，77。
36. Müller-Beck, "Migration," 373, 381; Edwards, "Late-Pleistocene Extinction," 145-148.
37. Henry Steele Commager and Elmo Giordanetti, eds., *Was America a Mistake? An Eighteenth Century Controversy,* 53ff.
38. Quoted in D. P. Mannix and Malcolm Cowley, *Black Cargoes, 5-6.*
39. Cobo, *Obras,* 2:13; Waldseemüller, *Cosmographiae lntroductio,* 92.
40. Frederick S. Hulse, *The Human Species, An Introduction to Physical Anthropology,* 346.
41. J. V. Neel and F. M. Salzano, "A Prospectus for Genetic Studies on the American Indians," 249.
42. A. E. Mourant, Ada Kópec, and Kazimiera Domaniewska-Sobczak, *The ABO Groups,*

Comprehensive Tables and Maps of World Distribution, 268-270.

43. Neel and Salvano, "Genetic Studies," 253.
44. T. D. Stewart, "A Physical Anthropologist's View of the Peopling of the New World," 262.
45. W. S. Laughlin, "Human Migration and Permanent Occupation in the Bering Sea Area," 416.
46. Charles W. Brooks, *Japanese Wrecks Stranded and Picked up Adrift in the North Pacific Ocean,* 10.
47. Fredeick E. Zeuner, *A History of Domesticated Animals,* 436-439.
48. Stewart, "Peopling of the New World," 265.

第二章　大征服者與奪命疫疾

1. *The Book of Chilam Balam of Chumayel,* trans. Ralph L. Roy, 83.
2. P. M. Ashburn, *The Ranks of Death. A Medical History of the Conquest of America,* passim; Henry H. Scott, *A History of Tropical Medicine,* 1: 128, 283; Sherburne F. Cook, 'The Incidence and Significance of Disease Among the Aztecs and Related Tribes," 321, 335; Jehan Vellard, "Causas Biológicas de la Desparición de los Indios Americanos," 77-93; Woodrow Borah, "America as Model: The Demographic Impact of European Expansion upon the NonEuropean World," 379-387.
3. 出自E. Wagner Stern and Allen E. Stearn, *The Effect of Smallpox on the Destiny of the Amerindian,* 17。
4. Charles Gibson, *The Aztecs Under Spanish Rule,* 448-451; Henry F. Dobyns, "An Outline of Andean Epidemic History to 1720," 494.
5. Antonio de Herrera y Tordesillas, *Historia General,* 2:35; Charles Gibson, *Spain in America,* 141-

142.

6. Joseph de Acosta, *The Natural and Moral History of the Indies,* 1:160. 人口減少的具體參考資料，請見 Antonio Vazquez de Espinosa, *Compendium and Description of the West Indies,* paragraphs 98, 102, 115, 271, 279, 334, 339, *695,* 699, 934, *945,* 1025, 1075, 1079, 1081, 1102, 1147, 1189, 1217, 1332, 1342, 1384, 1480, 1643, 1652, 1685, 1852, 1864, 1894, 1945, 1992, and 2050. 同在西班牙統治下的美洲和菲律賓形成了有趣的對比：兩地的原住民皆受到剝削，但傳染病盛行及其造成的人口銳減，在菲律賓都沒那麼嚴重。由於菲律賓的島嶼和亞洲大陸相銜，數代以來的菲律賓人已從大陸獲得免疫力。請見 John L. Phelan, *The Hispanization of the Philippines,* 105-107; Emma H. Blair and James A. Robertson, eds., *Philippine Islands,* 12:311; 13:71; 30:309; 32:93-94; 34:292.

7. Sherburne F. Cook and Woodrow Borah, *The Indian Population of Central Mexico, 1531-1610;* Sherburne F. Cook and Woodrow Borah, *The Aboriginal Population of Central Mexico on the Eve of the Spanish Conquest.*

8. Dobyns, "Andean Epidemic History," 514.

9. *Hans Staden, The True History of His Captivity,* trans. Malcolm Letts, 85-89; Alexander Marchant, *From Barter to Slavery: The Economic Relations of the Portuguese and Indians in the Settlement of Brazil, 1500-1580,* 116-117; Claude Lévi-Strauss, *A World on the Wane,* 87; Juan López de Velasco, *Geografía y Descripción Universidad de las Indias,* 552.

10. David B. Quinn, ed., *The Roanoke Voyages,* 1:378.

11. 同前。

12. 出自 Alfred G. Bailey, *The Conflict of European and Eastern Algonkian Cultures, 1504-1700: A Study in Canadian Civilization,* 13.
13. Charles Francis Adams, *Three Episodes of Massachusetts History,* 1:1-12.
14. Hubert Howe Bancroft, *History of Alaska, 1730-1885,* 350, 560-563.
15. C. W. Dixon, *Smallpox,* 68.
16. Franklin H. Top et al., *Communicable and Infectious Diseases,* 515; Hans Zinsser, *Rats, Lice and History,* 87-88.
17. Donald B. Cooper, *Epidemic Disease in Mexico City, 1761-1813,* 87-88; Raúl Porras Barrenechea, ed., *Cartas del Perú, 1524-1543,* 22, 24, 33, 46.
18. Dixon, *Smallpox,* 171, 299-301.
19. Ashburn, *Ranks of Death,* 86.
20. Dixon, *Smallpox,* 325; John Duffy, *Epidemics in Colonial America,* 20, 22; Stearn and Stearn, *Effect of Smallpox,* 14.
21. Samuel Eliot Morison, *Admiral of the Ocean Sea, A Life of Christopher Columbus,* 1:304-305.
22. Gonzalo Fernández Oviedo y Valdés, *Historia General y Natural de las Indias,* 2d ed., 1:66-67.
23. 同前：*Colección de Documentos Inéditos Relativos al Descubrimiento, Conquista y Colonización de las Posesiones Españolas en América y Oceanía,* 1:428.
24. S. P. Bedson et al., *Virus and Rickettsial Diseases,* 151-152, 157; Dixon, *Smallpox,* 174, 189, 296-297, 304, 359; Jacques M. May, ed., *Studies in Disease Ecology,* 1, 8.
25. *Colección de Documentos Inéditos,* 1:367, 369-370, 429; *Colección de Varios Documentos para la*

Historia de la Florida y Tierras Adyzacentes, 1:44; Fray Bartoloméde Las Casas, *Obras Escogidas de Bartolomé de Las Casas,* 2:484.

26. *Colección de Documentos Inéditos,* 1:368, 397-398, 428-429; Dixon, *Smallpox,* 317-318, 325.

27. Pablo Alvarez Rubiano, *Pedrarias Dávila,* 608; *Colección de Varios Documentos para la Historia de fa Florida,* 1:45.

28. Diego de Landa, *Landa's Relación de las Cosas de Yucatan,* trans. Alfred M. Tozzer, 42; *Book of Chilam Balam,* 138.

29. Patricia de Fuentes, ed. and trans., *The Conquistadors. First-Person Accounts of the Conquest of Mexico,* 159. 有人認為這是麻疹而非天花，相關論點請見 Horacio Figueroa Marroquin, *Enfermedades de los Conquistadores,* 49-67。

30. Bernal Díaz del Castillo, *The Bernal Díaz Chronicles: The True Story of the Conquest of Mexico,* trans. Albert Idell, 250; Diego Durán, *The Aztecs: The History of the Indies in New Spain,* trans. Doris Heyden and Fernando Horcasitas, 323; Francisco López de Gómara, *Cortés, the Life of the Conqueror by His Secretary,* trans. Lesley Byrd Simpson, 204-205; Toribio Motolinía, *Motolinía's History of the Indians of New Spain,* trans. Elizabeth A. Foster, 38; Bernardino de Sahagún, *Florentine Codex: General History of the Things of New Spain,* trans. Arthur J. O. Anderson and Charles E. Dibble, 9:4.

31. *Anales de Tlatelolco, Unos Anales Históricos de la Nación Mexicana y Códice de Tlatelolco,* 64. *The Annals of the Cakchiquels and Title of the Lords of Totonicapan,* trans. Adrian Recinos, Dioniscio José Chonay and Delia Goetz, 115-116; Bedson, *Virus,* 155; Díaz del Castillo,

Chronicles, 289; Miguel Léon-Portilla, ed., *The Broken Spears: The Aztec Account of the Conquest of Mexico,* 132; Top, *Diseases,* 515.

32. Hernando Cortés, *Five Letters,* trans. J. Bayard Morris, 226; Díaz del Castillo, *Chronicles,* 405-406; López de Gómara, *Cortés,* 285, 293; León-Portilla, *Broken Spears,* 92; Sahagún, *Florentine Codex,* 13:81.

33. *Colección de Documentos Inéditos,* 37:200; Oviedo, *Historia General,* 2d ed., 3:353. 相關證據請見 M. M. Alba C., *Etnología y Población Historica,* passim; Porras Barrenechea, *Cartas del Perú,* 24; López de Velasco, *Geografía,* 341; *Relaciones Históricas y Geográficas de America Central,* 216-218。

34. Herrera, *Historia General,* 5:350; *Relaciones Históricas y Geográficas,* 200.

35. Alvarez, *Pedrarias Dávila,* 608, 619, 621, 623; *Colección de Documentos para la Historia de Costa Rica,* 4:8.

36. Pascual de Andagoya, *Narrative of the Proceedings of Pedrarias Dávila,* trans. Clements R. Markham, 6; *Colección de Documentos Inéditos,* 17:219-222; Herrera, *Historia General,* 4:217; Scott, *Tropical Medicine,* 1:192, 288.

37. Garcilaso de la Vega, *First Part of the Royal Commentaries of the Yncas,* trans. Clements R. Markham, 2:456-457. Fernando Montesinos, *Memorias Antiguas Historiales del Perú,* trans. Philip A. Means, 126. Pedro Sarmiento de Gamboa, *History of the Incas,* trans. Clements R. Markham, 187. 有人認為此處所說的傳染病大流行，是由 Alonso de Molina 和 Ginés 這兩人引起，皮薩羅於一五二七年偵查通貝斯時把他們留在此地。Pedro de Cieza de León, *The Incas of Pedro*

Cieza de León, ed. Victor W. von Hagen, trans. Harriet de Onis, n. 51。如果是天花或麻疹，這個解釋不太可能成立，因為這些疾病病程很短，且沒有帶病原體狀態。這次遠征的人馬從通貝斯返回之前，已經有一段時間沒和疫情肆虐的巴拿馬接觸，如果這兩人帶有天花或麻疹，傳染病應該早已出現在印地安人之中。

38. Felipe Guamán Poma Ayala, *Nueva Corónica y Buen Govierno,* 85-86. Cieza de León, *Incas,* 52, 253; Bernabé Cobo, *Obras,* 2:93. Garcilaso de la Vega, *Royal Commentaries,* 2:461; Martín de Murúa, *Historia General del Perú, Origen y Descendencia de los Incas,* 1: 103-104; Clements R. Markham, ed. and trans., *Narratives of the Rites and Laws of the Incas,* 110; Pedro Pizarro, *Relation of the l)iscovery and Conquest of the Kingdoms of Peru,* trans. Philip A. Means, 1: 196-198; Sarmiento de Gamboa, *History of the Incas,* 167-168; Miguel Cabello Valboa, *Miscelánea Antártica, una Historia del Perú Antigua,* 393-394; Marcos Jiménez de la Espada, ed., *Relaciones Geográficas de Indias-Perú,* 2:267. 天花在一五二〇年代之前是否曾在印加王國出現？十七世紀的 Fernando Montesinos 宣稱，哥倫布抵達美洲之前的秘魯人 Capac Titu Yupanqui，便是死於一次天花的大流行。此外在莫奇卡文明著名的寫實陶藝作品中，也出現過長著膿皰和麻子，像是患了天花的印地安人。然而 Montesinos 是公認最不可靠的印加時期歷史學者之一；而且有很多南美洲西北區域的本土疾病，像是可怕的疣，會使患者皮膚外觀看起來很像得了天花。尤有甚者，印加帝國的原住民曾告訴皮薩羅，他們在哥倫布來到之前並不認識罹患天花的人。Montesinos, *Memorias Antiguas,* 54; Pizarro, *Relation,* 1: 196; Victor W. von Hagen, *Realm of the Incas,* 106; Myron G. Schultz, “A History of Bartonellosis (Carrion’s Disease),” 503-515; 也可參考 Raoul and Marie D’Harcourt, *La Médicine dans l’Ancien Pérou.* passim.

39. Cook and Borah, *Aboriginal Population,* 4, 89; Motolinía, *History,* 38; Sahagún, *Florentine Codex,* 13:81.
40. Ashburn, *Ranks of Death,* 20; Cieza de León, *Incas,* 52; Murua, *Historia General,* 1: 104; Pizarro, *Relation,* 1:196.
41. Vellard, "Causas Biológicas," 85; Bedson, *Virus,* 157, 167; Dixon, *Smallpox,* 313.
42. Reginaldo de Lizárrago, *Descripción Colonial por Fr. Reginaldo de Lizárrago,* 1: 136.
43. Díaz del Castillo, *Chronicles,* 282, 301; López de Gómara, *Cortés,* 238-239.
44. Cortés, *Five Letters,* 136; Díaz del Castillo, *Chronicles,* 289, 311.
45. Cieza de León, *Incas, 53;* Pizarro, *Relation,* 1: 198-199.
46. Ayala, *Nueva Corónica,* 86; Cobo, *Obras,* 2:93; Sarmiento de Gamboa, *History of the Incas,* 167-168; Valboa, *Miscelánea Antártica,* 393.
47. Sarmiento de Gamboa, *History of the Incas,* 167-168, 197-199; 相關證據請見 Cieza de León, *Incas,* 253; Valboa, *Miscelánea Antártica,* 394.
48. Pizarro, *Relation,* 1: 199.
49. Sahagún, *Florentine Codex,* 13:81.
50. Motolinía, *History,* 38; Sahagún, *Florentine Codex,* 9:4.
51. Sahagún, *Florentine Codex,* vol. 13:81; López de Gómara, *Cortés,* 204-205; Dixon, *Smallpox,* 94; A. J. Rhodes and C. E. van Rooyen, *Textbook of Virology,* 2d. ed., 319.
52. F. Webster McBryde, "Influenza in America During the Sixteenth Century," 296-297.
53. *Annals of the Cakchiquels,* trans. Recinos, Chonay, Goetz, 116.

第三章　舊世界植物、動物移居新世界

1. Bernabé Cobo, *Obras,* 1:420.
2. Jean de Léry, *Journal de Bord de Jean de Léry,* ed. M. R. Mayeux, *52-53;* Joseph de Acosta, *The Natural and Moral History of the Indies,* 1:233.
3. Acosta, *The Natural and Moral History,* 169, 232; Juan López de Velasco, *Geografía y Descriptión Universidad de las lndias,* 39, 40, 47, 98; Gonzalo Fernández Oviedo y Valdés, *Natural History of the West Indies,* trans. Sterling A. Stoudemire, 15, 17.
4. Caio Prado, Jr., *The Colonial Background of Modern Brazil,* trans. Suzette Macedo, 191; Samuel Purchas, ed. *Hakluytus Posthumus or Purchas His Pilgrimes,* 14:550; López de Velasco, *Geografía, 566;* Pero de Magalhães, *The Histories of Brazil,* trans. John B. Stetson, 2:158-159; André Thevet, *The New Founde Worlde, or Antarctike,* trans. Thomas Hacket, 92r.
5. Richard Hakluyt, ed., *The Principal Navigations, Voyages, Traffiques and Discoveries of the English Nation,* 9:391; Jorge Juan and Antonio de Ulloa, *A Voyage to South America,* trans. John Adams, 33. 西班牙人從未如英國人那般，從十三個殖民地學到玉米的好處，請見 Peter Kalm, "Peter Kalm's Description of Maize, How It is Planted and Cultivated in North America, Together with the Many Uses of This Crop Plant," trans. Esther L. Larsen, 3.
6. Marcos Jiménez de la Espada, ed., *Relaciones Geográficas de Indias-Perú,* 1:382; Pedro de Cieza de León, *The Incas of Pedro de Cieza de León,* 271.
7. Percy W. Bidwell and John I. Falconer, *History of Agriculture in the Northern United States, 1620-1860, 91-98.*

8. Acosta, *Natural and Moral History,* 1:265.
9. Christopher Columbus, *Journals and Other Documents on the Life of Christopher Columbus,* trans. Samuel Eliot Morrison, 143; Ferdinand Columbus, *The Life of the Admiral Christopher Columbus by His Son Ferdinand,* trans. Benjamin Keen, 127.
10. Purchas, *Hakluytus Posthumus,* 14:440; Girolamo Benzoni, *History of the New World,* trans. W. H. Smyth, 90-91.
11. Oviedo, *Natural History,* 100, 102; Coho, *Obras,* 1:421.
12. Noel Deerr, *The History of Sugar,* 1: 115-133; Mervyn Ratekin, "The Early Sugar Industry in Española," 1-14.
13. Coho, *Obras,* 1:405-406; François Chevalier, *Land and Society in Colonial Mexico,* trans. Alvin Eustis, 74; Antonio Vazquez de Espinosa, *Compendium and Description of the West Indies,* trans. Charles Upson Clark, 41, 42, 173, 221, 320-321, 323, 338, 390, *455,* 471, 497, 553, *591,* 601, 613, 621, 643, 683, 688, 731.
14. Deerr, *History of Sugar,* 1:102-104.
15. Arthur P. Whitaker, ''The Spanish Contribution to American Agriculture," 4; Hakluyt, *Navigations,* 9:357; Chevalier, *Land and Society,* 50, 51, *59,* 60, 61; Charles Gibson, *The Aztecs Under Spanish Rule,* 322, 324.
16. Coho, *Obras,* 1:407; Emilio Romero, *Historia Económica del Perú,* 98; Cieza de León, *Incas,* 18, 42, 97, 317, 350; Purchas, *Hakluytus Posthumus,* 14:531.
17. Thomas Gage, *A New Survey of the West Indies, 1648,* 219-220.

18. Henry Steele Commager and Elmo Giordanetti, eds., *Was America a Mistake? An Eighteenth Century Controversy,* 30.

19. Purchas, *Hakluytus Posthumus,* 14:439.

20. Romero, *Historia Económica,* 123-125; Acosta, *Natural and Moral History,* 1:168, 267; Cieza de León, *Incas,* 43, Jiménez de la Espada, *Relaciones Geográficas,* 1:176, 251, 348, 394, 2:48, 49, *57,* 287, 294-295; Julian H. Steward, ed., *Handbook of South American Indians,* 2:356-357.

21. Vazquez de Espinosa, *Compendium and Description,* 678, 733; Purchas, *Hakluytus Posthumus,* 14:539, *546-547;* Emilio A. Coni, "La Agriculture, Ganadería e Industrias Hasta el Virreinato," 4:364-365.

22. Cobo, *Obras,* 1:393-395; Purchas, *Hakluytus Posthumus,* 14:464, 522; Vazquez de Espinosa, *Compendium and Description,* 171, 390, 394, 426-427, 454-455, 471, *495,* 503, 512, 518, 520, 727; López de Velasco, *Geografía, 516.*

23. Edgar Anderson, *Plants, Man and Life,* 8, 12; Bidwell and Falconer, *History of Agriculture,* 19-20, 159-160; Henry N. Ridley, *The Dispersal of Plants Throughout the World,* 638; William L. Thomas, Jr., ed., *Man's Role in Changing the Face of the Earth,* 730--731.

24. Kalm, "Description of Maize," 102; Alonso de Zorita, *Life and Labor in Ancient Mexico,* trans. Benjamin Keen, 251; Charles Gibson, *Spain in America,* 119; Steward, *Handbook,* 2:354, 357, 358; Jiménez de la Espada, *Relaciones Georgraficas,* 2:277; Homer Aschmann, "The Head of the Colorado Delta," 251.

25. Frederick E. Zeuner, *A History of Domesticated Animals,* 436-439; Carl O. Sauer, *The Early*

Spanish Main, 59, 71, 115.

26. Sauer, *The Early Spanish Main,* 193-194.
27. 同前，59; F. Columbus, *Life of the Admiral,* 109; C. Columbus, *Journals,* 217.
28. C. Columbus, *Journals,* 217; F. Columbus, *Life of the Admiral,* 209-210; Sauer, *Early Spanish Main,* 189.
29. F. Columbus, *Life of the Admiral,* 194; Jiménez de la Espada, ed., *Relaciones Geográficas,* 1: 11.
30. Alan Burns, *History of the British West Indies,* 292; Clarence H. Haring, *The Buccaneers in the West Indies in the XVIII Century, 57.*
31. Coho, *Obras,* 1:382; Jiménez de la Espada, *Relaciones Geográficas,* 1:11; Oviedo, *Natural History,* 10-11.
32. Hakluyt, *Navigations,* 11:238; Purchas, *Hakluytus Posthumus,* 14:454; Vazquez de Espinosa, *Compendium and Description,* 119; John J. Johnson, "The Introduction of the Horse Into the Western Hemisphere," 600.
33. Quoted in Richard J. Morrisey, "Colonial Agriculture in New Spain," 26.
34. Sauer, *Early Spanish Main,* 189; Bidwell and Falconer, *History of Agriculture,* 31. 在十七世紀的新英格蘭，英國豬也發生了同樣的事。
35. 出自 Madaline W. Nichols, "The Spanish Horse of the Pampas," 125.
36. Hakluyt, *Navigations,* 8:63; Purchas, *Hakluytus Posthumus,* 19:23; Bryan Edwards, *The History, Civil and Commercial, of the British West Indies,* 317; Burns, *History of the British West Indies,* 115.

37. Sauer, *Early Spanish Main,* 189; Frederick W. Hodge and Theodore H. Lewis, eds., *Spanish Explorers in the Southern United States, 1528-1543,* 171, 235; John J. Johnson, "The Spanish Horse in Peru Before 1550," 32.

38. Chevalier, *Land and Society,* 84-85; Coho, *Obras,* 1:385; Benzoni, *History of the New World,* 252; Romero, *Historia Económica,* 98-99.

39. Purchas, *Hakluytus Posthumus,* 14:500.

40. Prado, *Modern Brazil,* 231-232; Cobo, *Obras,* 1:386; Vazquez de Espinosa, *Compendium and Description,* 20, 118, 746; Oviedo, *Natural History,* 50; Ramon Paez, *Wild Scenes of South America or, Life in the Llanos of Venezuela,* 143; Acosta, *Natural and Moral History,* 1:16.

41. Charles J. Bishko, "The Peninsular Background of Latin American Cattle Ranching," 507.

42. 摩爾人教了西班牙人許多關於馬的知識：根據 Garcilaso de la Vega 的紀錄，西班牙人征服秘魯是 *a la gineta*，意指踏著穆斯林款式的馬鐙。出自 R. B. Cunningham Graham, *The Horses of the Conquest,* 18.

43. Johnson, "Introduction of the Horse," 589.

44. 同前，589, 592, 593, 594, 597-598.

45. C. Columbus, *Journals,* 241; F. Columbus, *Life of the Admiral,* 129; Johnson, "Introduction of the Horse," 599; Cobo, *Obras,* 1:379.

46. Graham, *Horses, 55ff,* 68; Johnson, *Greater America,* 27.

47. Cobo, *Obras,* 1:382.

48. Graham, *Conquest,* 136; López de Velasco, *Geografía,* 138-148; Antonio de Herrera Tordesillas,

Historia General de los Hechos de los Castellanos en las Islas y Tierra Firme del mar Océano, 1:42ff. 後兩者提供了嚴格否定的證據。

49. Chevalier, *Land and Society,* 85, 94; J. Frank Dobie, *The Mustangs,* 96; Miguel de Cervantes Saavedra, *Don Quixote,* trans. Samuel Putman, 571.
50. Dobie, *The Mustangs,* 96, 100, 108; Gibson, *Spain in America,* 192-193.
51. Purchas, *Hakluytus Posthumus,* 14:500; Magalhães, *Brazil,* 2:150.
52. Johnson, "Spanish Horse in Peru," 25, 33; Cobo, *Obras,* 1:382.
53. López de Velasco, *Geografía,* 516, 531-532; Cobo, *Obras,* 1:382; Vazquez de Espinosa, *Compendium and Description,* 675; Coni, "La Agricultura," 4:360; Julio V. González, *Historia Argentina,* vol. 1, *La Era Colonial,* 127; Harris Warren, *Paraguay, An Informal History,* 77, 127-128.
54. Herrera, *Historia General,* 1:183; Nichols, "Spanish Horse," 119-129.
55. Vazquez de Espinosa, *Compendium and Description,* 675, 694; Hakluyt, *Navigations,* 11:253.
56. Cobo, *Obras,* 1:382.
57. Hakluyt, *Navigations,* 9:357.
58. Chevalier, *Land and Society,* 107; Cobo, *Obras,* 1:383; Vazquez de Espinosa, *Compendium and Description,* 625.
59. Bishko, "Peninsular Background," 494, 497-498.
60. 同前，500; Oviedo, *Natural History,* 11; Acosta, *Natural and Moral History,* 1:62-63, 271; Ratekin, "Early Sugar Industry," 13. 也可參考 Benzoni, *History of the New World,* 92; López de Velasco,

Geografía, 98, 111, 120, 127, 137; Purchas, *Hakluytus Posthumus,* 14:440, 16:91; Vazquez de Espinosa, *Compendium and Description,* 41, 47; Hakluyt, *Navigations,* 11:239; Morrisey, "Colonial Agriculture," 25; Dolores Mendez Nadal and Hugo W. Alberts, "The Early History of Livestock and Pastures in Puerto Rico," 61-64.

61. Donald D. Brand, "The Early History of the Range Cattle Business in Northern Mexico," 132-133; Chevalier, *Land and Society,* 85, 92; Hakluyt, *Navigations,* 9:361-362.

62. Chevalier, *Land and Society,* 63, 92, 93, 94; Brand, "Range Cattle Industry," 134.

63. Acosta, *Natural and Moral History,* 1:271.

64. J. Frank Dobie, "The First Cattle in Texas and the Southwest Progenitors of the Longhorns," 181-182.

65. J. H. Parry and P. M. Sherlock, *A Short History of the West Indies,* 86; Vazquez de Espinosa, *Compendium and Description,* 244, 314; López de Velasco, *Geografía,* 358; Purchas, *Haklutus Posthumus,* 14:487, 490, 494.

66. Taylor M. Harrell, "The Development of the Venezuelan Llanos in the Sixteenth Century," 1-5, 59, 65, 70, 72, 162, 168, 172-172, 197; C. Langdon White, "Cattle Raising: A Way of Life in the Venezuelan Llanos," 123.

67. Paez, *Wild Scenes,* 74ff, 280; Alexander Walker, *Columbia: Being a Geographical, Statistical, Agricultural, Commercial and Political Account of that Country,* 2:154-156; Purchas, *Hakluytus Posthumus,* 14:455; Vazquez de Espinosa, *Compendium and Description,* 91; Eduardo Arcila Farias, *Económica Colonial de Venezuela,* 77-78.

68. Rollie E. Poppino, "Cattle Industry in Colonial Brazil," 219-226; Magalhães, *Histories,* 2: 150; Purchas, *Hakluytus Posthumus,* 16:500.

69. Oviedo, *Natural History,* 79; Carl L. Johannessen, *Savannas of Interior Honduras,* 36-37; López de Velasco, *Geografía,* 350, 359, 383; Purchas, *Hakluytus Posthumus,* 14:498; Vazquez de Espinosa, *Compendium and Description,* 205, 220-221, 227, 351, 376, 633, 644; Romero, *Historia Económica,* 99, 118; Jiménez de la Espada, ed., *Relaciones Geográficas,* 2:213.

70. López de Velasco, *Geografía,* 516-533; Vazquez de Espinosa, *Compendium and Description,* 733.

71. Vazquez de Espinosa, *Compendium and Description,* 647, 675, 690; González, *Historia Argentina,* 1:131-133.

72. Vazquez de Espinosa, *Compendium and Description,* 691; Ricardo Levene, *A History of Argentina,* trans. William S. Robertson, 117.

73. Cobo, *Obras,* 1:386; López de Velasco, *Geografía,* 20. 也可參考 Bidwell and Falconer, *History of Agriculture,* 28 中對早期新英格蘭綿羊的類似分析。

74. Chevalier, *Land and Society,* 107; Juan and de Ulloa, *Voyage,* 223; Vazquez de Espinosa, *Compendium and Description,* 541.

75. Vazquez de Espinosa, *Compendium and Description,* 133, 135, 136, 173, 363, 368, 393, 400, 475, 491, 493, 616, 732, 746; William H. Dusenberry, "Woolen Manufacture in Sixteenth-Century New Spain," 223-234.

76. Edward N. Wentworth, *America's Sheep Trails,* 23; Dusenberry, "Woolen Manufacture," 223; Whitaker, "Spanish Contribution," 4-5.

77. Morrisey, "Colonial Agriculture," 27; Purchas, *Hakluytus Posthumus,* 14:469; Chevalier, *Land and Society,* 95; Dobie, "Cattle in Texas," 173.
78. Cobo, *Obras,* 1:386; Jiménez de la Espada, *Relaciones Geográficas,* 2:213.
79. Romero, *Historia Económica,* 117; Cobo, *Obras,* 1:367.
80. Romero, *Historia Económica,* 118; Cobo, *Obras,* 1:387; Purchas, *Hakluytus Posthumus,* 14:533; López de Velasco, *Geografía,* 20; Acosta, *Natural and Moral History,* 1:270.
81. Vazquez de Espinosa, *Compendium and Description,* 733; Magalhães, *Histories,* 2:150; Purchas, *Hakluytus Posthumus,* 16:500; Prado, *Colonial History,* 232; Carlos Pereyra, *La Obra de España en America,* 171.
82. Oviedo, *Natural History,* 11; López de Velasco, *Geografía,* 20-21; Acosta, *Natural and Moral History,* 1:272; Vazquez de Espinosa, *Compendium and Description,* 667; Cobo, *Obras,* 1:388-389; Purchas, *Hakluytus Posthumus,* 16:92.
83. Vazquez de Espinosa, *Compendium and Description,* 49, 117-118, 396, 530, 727, 733, 748; Oviedo, *Natural History,* 11; Cobo, *Obras,* 1:387-388, 390; Charles Darwin, *The Voyage of the Beagle,* 120.
84. Cobo, *Obras,* 1:390-391, 420; Purchas, *Hakluytus Posthumus,* 16:500-501; F. Columbus, *Life of the Admiral,* 234; Benzoni, *History of the New World,* 252; Steward, *Handbook,* 6:394; Sauer, *Early Spanish Main,* 212.
85. Cobo, *Obras,* 384; Hakluyt, *Navigations,* 9:390-391; Acosta, *Natural and Moral History,* 1:272; Vazquez de Espinosa, *Compendium and Description,* 678; George Laycock, *The Alien Animals,* 149-154。美洲現在還有許多野生騾子，一九五七年美國約有一萬三千隻，這點對讀者來說

可能很有趣。

86. Acosta, *Natural and Moral History,* 1:272; Cobo, *Obras,* 1:420--421; Frank Lammons, “Operation Camel, An Experiment in Animal Transportation, 1857-1860,” 20-50.
87. Vazquez de Espinosa, *Compendium and Description,* 339; “Rats,” *Encyclopaedia Britannica,* 18:989-990; Hans Zinsser, *Rats, Lice and History,* 141-158.
88. Cobo, *Obras,* 1:350-351.
89. Purchas, *Hakluytus Posthumus,* 19:180-182.
90. Herrera, *Historia General,* 2:34-35.
91. Cobo, *Obras,* 1:383; Gibson, *Aztecs Under Spanish Rule,* 345-346; Gibson, *Spain in America,* 193-194.
92. Lesley Byrd Simpson, *Exploitation of Land in Central Mexico in the Sixteenth Century,* frontispiece; Chevalier, *Land and Society,* 94; Zorita, *Life and Labor,* 9, 109, 268-271; Steward, *Handbook,* 2:23.
93. Steward, *Handbook,* I:265; Gibson, *Spain in America,* 194.
94. Gibson, *Spain* in *America,* 193; Steward, *Handbook,* 1:192; González, *Historia Argentina,* 1:69-70; Vazquez de Espinosa, *Compendium and Description,* 647.
95. López de Velasco, *Geografía,* 148; Steward, *Handbook,* 4:20, 369, 371; Gustaf Bolinder, *Indians on Horseback,* 42, 94.
96. Bolinder, *Indians,* 26; Walker, *Columbia,* 1:545-551.
97. Steward, *Handbook,* 2:427; Robert M. Denhardt, “The Role of the Horse in the Social History of

Early California," 17; Dobie. *Mustangs,* 25.

98. González, *Historia Argentina,* 1:68-70; Steward, *Handbook,* 1:250, 2:756, 763-764; Alfred J. Tapson, "Indian Warfare on the Pampa During the Colonial Period," *5.*

99. Ruth M. Underhill, *Red Man's America,* 153; Tapson, "Indian Warfare," *5;* Walter P. Webb, *The Great Plains, 65.*

100. John C. Ewers, *The Horse in Blackfoot Indian Culture with Comparative Mat erial from Other Western Tribes,* 308.

101. Steward, *Handbook,* 1:203.

102. Ewers, *Horse in Blackfoot Indian Culture,* 109-110; Clark Wissler, "The Influence of the Horse in the Development of Plains Culture," 17.

103. Chevalier, *Land and Society,* 103; Harold E. Driver, ed., *The Americas on the Eve of Discovery,* 19; Jack D. Forbes, *Apache, Navaho and Spaniard,* 167, 191; Edward H. Spicer, *Cycles of Conquest,* 547; Ewers, *Horse in Blackfoot Indian Culture,* 3.

104. Ewers, *Horse in Blackfoot Indian Culture,* 4, Wissler, "Influence of the Horse," *5-6.*

105. Richard M. Morse, ed., *The Bandeirantes,* 110.

106. Steward, *Handbook,* 1:201-203, 312; Tadeo Haenke, *Viaje Par el Virreinato del Río de la Plata,* 57; R. B. Cunningham Graham, *Conquest of the River Plate,* 127.

107. Steward, *Handbook,* 2:764.

108. Tapson, "Indian Warfare" 1, *5,* 11; Steward, *Handbook,* 1:14-15, 139; 2:763-764; Nichols, "Spanish Horse," 129.

109. Parry and Sherlock, *West Indies,* 148-149. 不列顛西印度群島農莊中的眾多奴隸對生長迅速的食用植物有大量需求，因此一七八七年，布萊船長和英國皇家海軍邦蒂艦才會奉命前往大溪地搜集麵包樹。
110. *Food Composition Tables for Internation Use: Food and Agricultural Organization Nutritional Studies No. 3,* 9, 10; Steward, *Handbook,* 2:54, 356.
111. Prado, *Colonial Background,* 214.
112. Poppino, "Cattle Industry," 246.
113. Morrisey, "Colonial Agriculture," 24.
114. Johannessen, *Savannas,* 109-111; Harrell, "Venezuelan Llanos," 24; Sauer, *Early Spanish Main,* 287-288.
115. Sauer, *Early Spanish Main,* 156; López de Velasco, *Geografía,* 98; Simpson, *Exploitation of Land,* 22-23; Brand, "Range Cattle Industry," 138. Also see Sherburne F. Cook, *The Historical Demography and Ecology of Teotlalptin* and *Soil Erosion and Population in Central Mexico.*
116. Sauer, *Early Spanish Main,* 285-288; Johannessen, *Savannas,* 109-111; White, "Cattle Raising," 127-128; Darwin, *Voyage of the Beagle,* 119-120.
117. Chevalier, *Land and Society,* 102, 104-105. 也可以參考 Mendez Nadal and Alberts, "Livestock and Pastures," 62.

第四章　梅毒現身：一頁病史

1. Desiderius Erasmus, *The Colloquies of Erasmus,* trans. Craig R. Thompson, 401, 405.

2. Ulrich von Hutton, *Of the Wood Called Guaiacum,* trans. Thomas Paynel, 1; Ruy Díaz de Isla, *Tractado llamado fructo de todos los sanctos: contra el mal Serpentino,* iii. 此書中涉及梅毒起源於美洲的段落，重現於 Ivan Bloch, *Der Ursprung des Syphilis,* 306-307. Bloch 這本書是梅毒美洲起源最著名的二手資料，而梅毒舊世界起源最著名的資料則是 Karl Sudhoff *Essays in the History of Medicine* 中的 "The Origin of Syphilis"。
3. K. Chimin Wong and Lien-teh Wu, *History of Chinese Medicine,* 218; William A. Pusey, *The History and Epidemiology of Syphilis,* 12.
4. P. Huard, «La Syphilis Vue par les Médecins Arabo-Persans, Indiens et Sino-Japonais du XVe et XVIe Siècles,» 9-13.
5. 同前，passim; Wong and Wu, *Chinese Medicine,* 217; Cyril Elgood, *A Medical History of Persia and the Eastern Caliphate,* 378; Pusey, *Syphilis,* 7-8; Bloch, *Ursprung des Syphilis,* 297-305; G. L. Hendrickson, "The 'Syphilis' of Girolamo Fracastoro with Some Observations on the Origin and History of the Word 'Syphilis,'» 544; Díaz de Isla, *Tractado,* iii.
6. Girolamo Fracastoro, *Fracastor, Syphilis or the French Disease, A Poem in Latin Hexameters,* trans. Heneage Wynne-Finch, 8; F. S. Morton, *Venereal Diseases,* 27, 87; Pusey, *Syphilis,* 11; von Hutten, *Guaiacum,* 2-2r.
7. Bruce Barrack, "Syphilis and Yaws," 510; Folke Henschen, *The History and Geography of Diseases,* trans. Joan Tate, 124-126.
8. Henschen, *History and Geography of Diseases,* 124; Saul Jarcho, "Some Observations on Diseases in Prehistoric America," 14-15; James E. Anderson, "Human Skeletons of Tehuacan," 497; Henry E.

Sigerist, *A History of Medicine,* vol. 1: *Primitive and Archaic Medicine, 55-56;* C. W. Goff, "Syphilis," 279-294.

9. Nicolás Monardes, *Ioyfull Newes Out of the Newe Founde Worlde,* trans. John Frampton, l0r; Robert S. Munger, "Guaiacum, the Holy Wood from the New World," 196, 197, 226; Samuel Eliot Morison, *Admiral of the Ocean Sea, A Life of Christopher Columbus,* 2:199-200; Charles C. Dennie, *A History of Syphilis,* 30.
10. 可參考 Morison, *Admiral of the Ocean Sea,* 2:193-218. 對這些證據的斟酌使用。
11. Ferdinand Columbus, *The Life of Admiral Christopher Columbus by His Son Ferdinand,* trans. Benjamin Keen, 155, 191.
12. Bartolomé de Las Casas, *Historia de las Indias,* 5:349; Gonzalo Fernández Oviedo y Valdés, *Historia General y Natural de las lndias,* 1st ed., 1 :55; Gonzalo Fernández Oviedo y Valdés, *Natural History of the West Indies,* trans. Sterling A. Stoudemire, xi, xii, 88-90. Carl O. Sauer, *The Early Spanish Main,* 38-39.
13. Díaz de Isla, *Tractado,* iii; Richmond C. Holcomb, Letter to the Editor, 515; Dennie, *History of Syphilis,* 16.
14. Richmond C. Holcomb, "Ruiz Díaz de Isla and the Haitian Myth of European Syphilis," 277-280.
15. Morison, *Admiral of the Ocean Sea,* 2:204, 248; Bloch, *Ursprung des Syphilis,* 307; Emiliano Jos, "Centenario de Fernando Colón (Enfermedad de Martín Alonso)," 99-100.
16. E: H. Hudson, "Treponematosis in Perspective," 738.
17. Morton, *Venereal Diseases,* 69; C. J. Hackett, "On the Origin of Human Treponematoses," 21.

18. Hudson, "Treponematosis in Perspective," 735-748; E. H. Hudson, "Treponematosis and Man's Social Evolution," 885-901; E. H. Hudson, "Treponematosis and African Slavery," 43-52.
19. Ed. Jeanselme, *Traité de la Syphilis,* 227-228; Max Isenberg, "Syphilis in the Eighteenth and Early Nineteenth Centuries," 456; John E. Lane, "A Few Early Notes on Syphilis in the English Colonies of North America, 217-218; Dennie, *Syphilis,* 66, 68; Jean de Ury, *Journal de Bord de Jean de Léry,* ed. M. R. Mayeux, 376-378; André Thevet, *The New Found Worlde, or Antarctike,* trans. Thomas Hacket, 70-71.
20. Hackett, "Human Treponematoses," 8, 18-19; Abner I. Weisman, "Syphilis: Was It Endemic in Pre-Columbian America of Was It Brought Here from Europe?" 297; Thorstein Guthe, ''The Treponematoses as a World Problem," 68; Philip H. Manson-Bahr, *Manson's Tropical Diseases,* 512; Morton, *Venereal Diseases,* 42--43, 69.
21. A. J. Rhodes and C. E. van Rooyen, *Textbook of Virology for Students and Practitioners of Medicine* (1962), 156, 167, 173-174.
22. von Hutten, *Guaiacum,* 2r-3.
23. Barrack, "Syphilis and Yaws," 515.
24. 這種多樣演化的情況，在許多人類的寄生生物中都有發生。例如，自古以來就與人類為伴的蝨子，在不同種族之間有不同的適應演化，東亞人、高加索人、非洲人與美洲印第安人身上蝨子不盡相同。請見 Thomas A. Cockburn, "The Origin of the Treponematoses," 221-228.
25. W. D. Billings, *Plants and Ecosystems,* 35.
26. Hackett, "Human Treponematoses," 16.

27. 美國公共衛生局一九四八年的報告中指出，有隨機挑選的八十位海員，承認他們曾在四十五個不同國家的一百一十二個港口，與總共六百一十五人性交。請見 Eduard H. Hermans, "Interrelationship of Syphilis Incidence and Maritime Activity," 132.
28. *The Cambridge Modern History,* vol. 1, *The Renaissance,* 108-117; *The New Cambridge Modern History,* vol. 1, *The Renaissance,* 350-354.
29. Voltaire, *Candide and Other Stories,* trans. Joan Spencer, 125; Morison, *Admiral of the Ocean Sea,* 2:197-198.
30. Fracastoro, *Fracastor,* 4.
31. 同前，*4-5,* 9; Pusey, *Syphilis, 5.*
32. John Fisher, *The English Works of John Fisher,* ed. John E. B. Mayor, 240; E. L. Zimmermann, "An Early English Manuscript on Syphilis," 468.
33. Holcomb, «Ruiz Díaz de Isla,» *355;* Huard, «La Syphilis Vue Par Les Médecins,» 10; Fracastoro, *Fracastor, 5.*
34. Fracastoro, *Fracastor,* 208; von Hutten, *Guaiacum,* passim.
35. Pusey, *Syphilis,* 6, 7, 10.
36. R. S. Morton, "Some Aspects of the Early History of Syphilis in Scotland," 176-177; Jean Astruc, *A Treatise of Venereal Diseases,* part 1:95-99, 104.
37. von Hutten, *Guaiacum,* 3r, 4, 6r; E. L. Zimmermann, "Extragenital Syphilis as Described in the Early Literature (1497-1624) with Special Reference to Focal Epidemics," 771-772.
38. Fracastoro, *Fracastor,* 22-25.

39. William Clowes, *Selected Writings of William Clowes,* ed. F. N. L. Poynter, 65; von Hutten, *Guaiacum,* 6; Morton, "Syphilis in Scotland," 177; Wong and Wu, *Chinese Medicine,* 219.
40. von Hutten, *Guaiacum,* 9; Benevenuto Cellini, *The Memoirs of Benvenuto Cellini,* trans, Anne MacDonell, 122-123.
41. Munger, "Guaiacum," 212, 213-218; Fracastoro, *Fracastor,* 27.
42. von Hutten, *Guaiacum,* 51.
43. Preserved Smith, *The Age of the Reformation, 501;* Clowes, *Selected Writings,* 74.
44. R. S. Morton, "St. Denis, Patron Saint of Syphilitics," 285; von Hutten, *Guaiacum,* 19r; Munger, "Guaiacum," 209-210, 227; Henry E. Sigerist, *Civilization and Disease,* 76-77.
45. Miguel de Cervantes Saavedra, *Don Quixote,* trans. Samuel Putnam, 652.
46. François Rabelais, *The Five Books of Gargantua and Pantagruel,* trans. Jacques Le Clerq, 162.
47. Erasmus, *Colloquies,* 428-429.
48. William Shakespeare, *King Henry IV,* Part II, act 1, sc. 2; William Shakespeare, *King Henry V,* act 2, sc. 3.
49. Holcomb, «Ruiz Díaz de Isla,» 359. Henschen, *History and Geography of Diseases,* 127; Morton, «Syphilis in Scotland,» 179; James Kemble, *Idols and Invalids,* 86; Will Durant, *The Renaissance, A History of Civilization in Italy from 1304-1476* A.D., 441. 以好色著稱的亨利八世似乎並未罹患梅毒。請見 J. F. D. Shrewsbury, "Henry VIII:A Medical Study," 141-185.
50. Martin Luther, *Luther's Letters of Spiritual Counsel,* ed. and trans. Theodore Tappery, 293.
51. Zimmermann, «Extragenital Syphilis,» 757-780; Erasmus, *Colloquies,* 150, 402.

52. Shakespeare, *King Henry V,* act 2, sc. 3, act 3, sc. 6, act *5,* sc. 1.
53. Shrewsbury, “Henry VIII,” 175.
54. Erasmus, *Colloquies,* 411.
55. Clowes, *Selected Writings,* 91-92.
56. B. E. Finch and Hugh Green, *Contraception through the* Ages, 4.

第五章　食物與人口

1. Dennis, H. Wrong, *Population and Society,* 13.
2. William H. McNeill, *The Rise of the West,* 627-628 暗示哥倫布大交換是人口暴增的主因之一。新舊世界的疾病交換一開始限制了人口發展，然而當全球各地都能抵擋這些疾病之後，人口便開始增長：「古老的傳染病原會限制人口，現已減弱成只會造成區域性的威脅。」
3. Dorothy S. Thomas, *Social and Economic Aspects of Swedish Population Movements, 1750-1933,* 83-84.
4. George Carter, “Plant Evidence for Early Contacts with America,” 162-182; George Carter, “Plants Across the Pacific,” 62-71; George Carter, “Maize to Africa,” 3-8; Carl O. Sauer, “Maize into Europe,” 777-778; Thor Heyerdahl, “Merrill’s Reappraisal of Ethnobotanical Evidence for Prehistoric Contact Between South America and Polynesia,” 789-796.
5. Nikolai Ivanovich Vavilov, *The Origin, Variation, Immunity and Breeding of Cultivated Plants,* 44. See also C. D. Darlington, *Chromosome Botany and the Origins of Cultivated Plants,* 132-180.
6. Vavilov, *Cultivated Plants,* 39--43.

7. 仙人掌等未被馴化的植物也從新世界遷徙至舊世界，但他們的影響，似乎較其舊世界的對應植物來得小。一如往常，「雜草」在一個區域被摧毀時變得特別強大，Henry N. Ridley 認為一八二二年的新加坡島嶼被濃密的森林覆蓋，而一八八八年他抵達此處時，叢林已被人們砍伐殆盡，且他在新生的植物中發現了一些外來入侵物種：「來自南美洲和西印度三十九種，來自熱帶亞洲其他地區十九種，來自中國三種，來自非洲七種，來自歐洲四種。還有十四種野外常見的雜草，由於分布太廣泛而無法確定它們源於何處。」Henry N. Ridley, *The Dispersal of Plants Throughout the World,* 639.

8. Vance Bourjaily, "The Corn of Coxcatlán," *55;* Richard S. MacNeish, "Ancient Mesoamerican Civilization," 531-537; Paul C. Mangelsdorf, Richard S. MacNeish, Walton C. Galinat, "Domestication of Corn," 538-545.

9. Food and Agricultural Organization of the United Nations, *Production Yearbook, 1963,* 17:37-38, 46-48; David Mitrany, *The Land and the Peasant in Rumania,* 304.

10. Désiré Bois, *Les Plantes Alimentaires Chez Tous les Peuples et à Travers les Ages,* 1:331; William L. Langer, "Europe's Initial Population Explosion," 11; Cecil Woodham-Smith, *The Great Hunger: Ireland 1845-1849,* 30; Berthold Laufer, *The American Plant Migration,* part 1: *The Potato,* 11.

11. FAO *Production Yearbook, 1963,* 52, 79; Ping-ti Ho, *Studies on the Population of China, 1368-1953,* 186; A. Hyatt Verrill, *Foods America Gave the World,* 46, 48; Ruth McVey, ed., *Indonesia,* 131.

12. Herbert J. Spinden, "Thank the American Indian," 331; Wilbur H. Youngman, "America—Home of the Bean," 228; Carl O. Sauer, *Agricultural Origins and Dispersals, 65;* W. R. Arkroyd, *Legumes in*

Human Nutrition, vi, 38, 109; Artemas Ward, *Encyclopedia of Food,* 29; Bois, *Plantes Alimentaires,* 1: 142.

13. Sauer, *Agricultural Origins,* 66.
14. William O. Jones, *Manioc in Africa,* 4.
15. 同前，5.
16. Roger Barlow, *A Brief Summe of Geographie,* 154-155.
17. Jones, *Manioc,* 4, 6, 256; Donald D. Brand, ''Tapioca from a Brazilian Root,'' 93.
18. Brand, ''Tapioca,'' 93-94; Jones, *Manioc,* 15.
19. 此表由 FAO *Production Yearbook, 1963,* passim 中的作物產量統計，與 FAO *Food Composition Tables for International Use,* passim. 中食物所含熱量統計相乘而得。
20. Arthur Young, *Travels During the Years 1787, 1788 and 1789,* 2:41. *Spain,* 470; John Locke, *Locke's Travels in France, 1675-1679,* 207.
21. Bois, *Plantes Alimentaires,* 1: 142; Rafael Altamira, *A History of Spain,* 470; John Locke, *Locke's Travels in France, 1675-1679,* 207.
22. Jean Lamarck, ed., *Encyclopédie Méthodique, Botanique,* 3:71.
23. Paul Weatherwax, *Indian Corn in Old America,* 45-47; C. E. P. Brooks, *Climate Through the Ages,* 310.
24. Márton Pécsi and Béla Sárfalvi, *The Geography of Hungary,* 251; Lamarck, *Encyclopédie Méthodique,* 3: 682; Food and Agricultural Organization, *Maize and Maize Diets, A Nutritional Survey,* 62.

25. Locke, *Travels,* 236; Jorge Nadal, *La Población Española (Siglos XVI a XX),* 20; J. W. Goethe, *Italian Journey, 1786-1788,* trans. W. H. Auden and Elizabeth Mayer, 20; Young, *Travels,* 1:643, 645, 647, 650, 2:353; *Annual Register* (1810), 52:672; Sauer, "Maize into Europe," 777-778; Marion I. Newbegin, *Southern Europe, a Regional and Economic Geography,* 181; J. H. G. Lebon, *An Introduction to Human Geography,* 123-124; Edmond Soreau, *L'Agriculture du XVlle Siècle* à *la Fin du XVIlle,* 103, 179; D. V. Glass and D. E. C. Eversley, eds., *Population in History,* 455, 472, 573; Marcel R. Reinhard and AndréArmengaud, *Histoire Générale de la Population,* 144.
26. *The Statesman's Year book, Statistical and Historical Annual of the States of the World for the Year 1964-1965,* xix.
27. Elisee Reclus, *Universal Geography,* 3:145; Henry Marczali, *Hungary in the Eighteenth Century,* 46, *50, 55;* Reinhard and Armengaud, *Histoire Generdle,* 179.
28. J. E. Worcester, *A Geographical Dictionary or Universal Gazetteer,* 2:101, 788; L. C. Vialla .de Sommières, *Voyage Historique et Politique au Montenegro,* 2:75; Mitrany, *Rumania,* 304; L. S. Stavrianos, *The Balkans Since 1453,* 420; Doreen Warriner, ed., *Contrasts in Emerging Societies: Readings in the Social and Economic History of South-Eastern Europe in the Ninetheenth Century,* 298, 30~ 308, 322, 32~ 35~ 368.
29. Mitrany, *Rumania,* 305; Bernard Newman, *Balkan Background,* 95; Eugène Pittard, *La Romanie,* 147-149; Reclus, *Universal Geography,* 1:147.
30. Charles Eliot, *Turkey in Europe,* 328.
31. Joel Martin Halpern, *A Serbian Village,* 57-58.

32. Langer, "Population Explosion," 1-17.

33. 出自 Redcliffe N. Salaman, *The History and Social Influence of the Potato,* 424, 425, 428.

34. 出自 Laufer, *Potato,* 62-63.

35. Salaman, *The Potato,* 135, 189, 190, 251; Woodham-Smith, *The Great Hunger,* 30; Langer, "Population Explosion," 12.

36. Langer, "Population Explosion," 14; B. H. Slicher Van Bath, *The Agrarian History of Western Europe,* A.D. *500-1850,* 267.

37. *Annual Register* (1803), 45:850-853.

38. Slicher Van Bath, *Agrarian History,* 268; Langer, «Population Explosion,» 14; Marczali, *Hungary,* 55-56; Alexander von Humbolt, *Voyage de Humbolt et Bonpland, Première Partie Physique Générale, et Relation Historique du Voyage,* 1:29; Warriner, *Contrasts,* 66.

39. Worcester, *Geographical Dictionary,* 2:466; Langer, "Population Explosion," 15-16; Peter I. Layshchenko, *History of the National Economy of Russia,* 453; FAO *Production Yearbook, 1963, 16.*

40. FAO *Production Yearbook, 1963, 16;* 出自 Salaman, *The Potato,* 102.

41. Vavilov, *Cultivated Plants,* 44; L. Dudley Stamp, *Africa: A Study in Tropical Development,* 142; Sauer, *Agricultural Origins,* 34; Roland Oliver and J. D. Page, *A Short History of Africa,* 28.

42. George Peter Murdock, *Africa, Its People and Their Culture History,* 223, 233-234 and passim; George Petter Murdock, "Staple Subsistence Crops of Africa," 522-540; Roland Portères, "L'Introduction du Maïs en Afrique," 221; William A. Hance, *The Geography of Modern Africa,* 9.

43. 有人甚至宣稱在哥倫布的旅程之前，玉米就已出現在非洲。接受這個觀點的人不多（當然不能因此說它不正確），若讀者對此理論有興趣而想閱讀更多相關資料，George Carter's "Maize to Africa" 是一個很好的起點。
44. Marvin P. Miracle, "The Introduction and Spread of Maize in Africa," 39, 41, 44, 45.
45. 同前，52; S. M. Molena, *The Bantu, Past and Present,* 118; William J. Burchell, *Travels in the Interior of Southern Africa,* 1 :225; Hance, *Geography of Modern Africa, 541;* Marvin P. Miracle, "Murdock's Classification of Tropical African Food Economies," 219-244.
46. Jones, *Manioc,* 3, 16.
47. 同前，38; W. B. Harrison, Review of *Manioc in Africa,* by William O. Jones, 159; R. J. Harrison Church, *West Africa, A Study of the Environment and Man's Use of It,* 489; Miracle, "Murdock's Classification," 219, 224.
48. 也有人認為在十六世紀之前中東便種植玉米，而阿拉伯水手早在九世紀便已航行到美洲。請見 M. D. W. Jeffreys, "Pre-Columbian Maize into Africa," 965-966.
49. Portères, «Maïs en Afrique,» 99; *Déscription de l'Egypte ou Recueil des Observations et des Recherches qui ont été faites en Egypte Pendant l'Expédition de l'Armée Française,* 19:55.
50. John Ray, ed., *Collection of Curious Travels and Voyages Containing Dr. Leonhart Rauwolf's Journey into the Eastern Countries,* 2:50, 72, 124, 130, 133-134, 187, 189, 215; Karl H. Dannenfeldt, *Leon Rauwolf,* 97, 254.
51. Ömer Lufti Barkan, «Essai sur les Données Statistiques des Registres de Recensement dans l'Empire Ottoman aux XVe et XVIe Siècles,» 27; Spinden, «Thank the American Indian,» 331; John Payne,

Universal Geography, 1:335, *415;* Henry Blunt, *A Voyage into the Levent,* passim; Chevalier Chardin, *Voyages de Chevalier Chardin en Perse et Autres Lieux de l'Orient,* passim.

52. Reader Bullard, ed., *The Middle East, a Political and Economic Survey, 55;* Vivi and Gunnar Täckholm, *Flora of Egypt, 1 :546;* J. D. Tothill, *Agriculture in the Sudan,* 319; Charles Issawi, *Egypt at Mid-Century, An Economic Survey,* 20; Payne, *Universal Geography,* 1 :453; Helen Anne B. Rivlin, *The Agricultural Policy of Muhammad 'Ali in Egypt,* 158.
53. Marcel R. Reinhard, *Histoire de la Population Mondiale de 1700 à 1948,* 446-447.
54. Issawi, *Egypt,* 111; W. B. Fisher, *The Middle East,* 468.
55. Pierre Gourou et al., *The Development of Upland Areas in the Far East,* 1:8.
56. Warren S. Thompson, "Population," 11; V. D. Wickizer and M. K. Bennett, *The Rice Economy of Monsoon Asia,* 208ff.
57. Kingsley Davis, *The Population of India and Pakistan,* 24, 25.
58. Irfan Habib, *The Agrarian System of Mughal India, 1556-1707,* 38, 47-48, 56.
59. George Watt, *A Dictionary of the Economic Products of India,* 6:334–335; *Statesman's Yearbook, 1964-1965,* xix.
60. Watt, *Products of India,* 4:479-482, 6:266; Laufer, *Potato,* 91.
61. Watt, *Products of India,* 5:159; Jones, *Manioc,* 25, 33.
62. Statistical Office of the United Nations, *Statistical Year book, 1964,* 138; Watt, *Products of India,* 1:286, 2:639.
63. Watt, *Products of India,* 2:137.

64. Nitisastro Widjojo, *Migration, Population Growth, and Economic Development in Indonesia: A Study of the Economic Consequences of Alternative Patterns of Inter-Island Migration,* 6, 254.
65. I. H. Burkhill, *A Dictionary of the Economic Products of the Malay Peninsula,* 2:1709, 2047-2048; Charles Robequain, *Malaya, Indonesia, Borneo and the Philippines,* 95; William Bligh, *The Mutiny of H.M.S. Bounty,* 193; Laufer, *Potato,* 95.
66. McVey, *Indonesia,* 125; Gourou et al., *Upland Areas,* 2:53.
67. Gourou et al., *Upland Areas,* 1:74-75; McVey, *Indonesia,* 120; Burkill, *Products of the Malay Peninsula,* 2:2280.
68. Burkill, *Products of the Malay Peninsula,* 2: 1413; Jones, *Manioc,* 25; McVey, *Indonesia,* 17; FAO *Production Yearbook, 1963,* 81-82; Clifford Geertz, *Agricultural Involution: The Process of Ecological Change in Indonesia,* n. 92.
69. MvVey, *Indonesia,* 131; Gourou et al., *Upland Areas,* 2:84-85.
70. Geertz, *Agricultural Involution,* 96.
71. J. S. Cooley, "Origin of the Sweet Potato and Primitive Storage Practices," 328-329; Berthold Laufer, ''The American Plant Migration," 244-245.
72. Peter Pratt, *History of Japan Compiled from the Records of the English East India Company, at the Instance of the Court of Directors,* 2:60; Laufer, *Potato,* 81-82; Rutherford Alcock, *The Capital of the Tycoon, A Narrative of Three Years Residence in Japan,* 245, 263; Henry Dyer, *Dai Nippon,* 242.
73. FAO *Report on the 1950 World Census of Agriculture* [no pagination].

74. L. Carrington Goodrich, *A Short History of China,* n. 202; Kenneth S. Latourette, *A Short History of the Far East, 114.*
75. William Peterson, *Population,* 372-373.
76. Ho, *Population of China,* 183-184.
77. 同前，187-189; John King Fairbank, *The United States and China,* 127; FAO *Production Yearbook, 1963, 41;* FAO, *Maize and Maize Diets,* 62-63.
78. Ho, *Population of China,* 186-187; Iago Galdston, ed., *Human Nutrition, Historic and Scientific,* 68.
79. *Statesman's Yearbook, 1964-1965,* xxi; Ho, *Population of China,* 189.
80. Ho, *Population of China,* 184-186.
81. 同前，184, 191-192.
82. United Nations, *Statistical Yearbook, 1964,* 21.

第六章　至今未停止的大交換後遺症

1. Jehan Vellard, "Causas Biologicas de la Desaparición de los Indios Americanos," 83 and passim.
2. Charles S. Elton, *The Ecology of Invasions by Animals and Plants,* 20.
3. William H. Prescott, *History of the Conquest of Mexico and the History of the Conquest of Peru,* 894; Philip H. Manson-Bahr, *Manson's Tropical Diseases,* 181, 184; Alfonso Elizondo Langagne, "Program for the Eradication of Pinta (Spotted Sickness) in Mexico," 172.
4. Gonzalo Fernández Oviedo y Valdés, *Natural History of the West Indies,* trans. Sterling A.

Stoudemire, 23. 也可參考 Fray Bartolomé de Las Casas, *Historia de las Indias,* 5:349; Luis L. Dominguez, ed., *The Conquest of the River Plate, 1535-1555,* 74; François Pyrard, *The Voyage of François Pyrard of Laval to the East Indies, the Maldives, the Moluccas and Brazil,* trans. Albert Gray, 319; Hans Staden, *Hans Staden: The True History of His Captivity,* trans. Malcolm Letts, 166.

5. Manson-Bahr, *Tropical Diseases,* 622-623.
6. J. D. Rolleston, «Syphilis in Saint-Simon's *Mémoires,*» 183; Guy de Maupassant, *The Portable Maupassant,* ed. Lewis Galantière, 21; H. A Reyburn, H. E. Hinderks, and J. G. Taylor, *Nietzsche, The Story of a Human Philosopher,* 497-498. 若想知道其他罹患梅毒的名人，可從 Judson B. Gilbert and Gordon E. Mestler, *Disease and Destiny* 著手，這是一本關於歷史上名人的醫學文獻指引。
7. R. S. Morton, *Venereal Diseases,* 38-44.
8. Julian H. Steward, ed., *Handbook of South American Indians,* 6:424; George A. Watt, *A Dictionary of Economic Products of India,* 1:286, 2:639.
9. George Laycock, *The Alien Animals,* 10, 13, 28-45, 47, 51, 61-62, *75,* 83, 110--117, 162-170.
10. 同前，95-100.
11. 同前，91, 93; Elton, *Ecology of Invasions, 59;* Carl Lindroth, *The Faunal Connections Between Europe and North America,* 136.
12. Iago Galdston, ed., *Human Nutrition, Historic and Scientific,*74.
13. Philip D. Curtin, *The African Slave Trade, A Census,* 87-91, 265-266.

14. Brinley Thomas, "Migration, Economic Aspects," 293.
15. 我注意到這六千一百萬人中，有許多最終回到了歐洲，但他們大多數確實在歐洲以外的地區住上了好幾年。如果不扣除那些在五到十年內就死去的移民，我認為也不需要扣除這些人。
16. B. Thomas, "Migration," 296; William Woodruff, *Impact of Western Man, A Study of Europe's Role in the World Economy, 1750-1960,* 106; Population Division, Department of Social Affairs, United Nations, *The Determinants and Consequences of Population Trends,* 101-103.
17. B. Thomas, "Migration," 294.
18. 同前，295; United Nations, *Determinants and Consequences of Population Trends,* 101.
19. Woodruff, *Impact of Western Man,* 112; United States, Bureau of the Census, Department of Commerce, *Pocket Data Book, 1969,* 36-49.
20. 包含人數相對不顯著的亞裔俄羅斯人。
21. Woodruff, *Impact of Western Man,* 103.
22. Eric Williams, *Capitalism and Slavery,* 52-53, 225.
23. Woodruff, *Impact of Western Man,* Tables VII/14 and VII/16.
24. George Gaylord Simpson, *The Geography of Evolution,* 7.
25. George Gaylord Simpson, *The Meaning of Evolution, A Study of the History of Life and of its Significance for Man,* 194-195, 249.

參考書目

翻譯協力：李宛儒

很少人能身兼歷史學家和生物學家，所以生物歷史學家得讀過大量資料，才能從中淘洗出少數對他們有價值的內容。正因如此，這本小書的參考書目有點長，可能無法幫助想更深入了解哥倫布大交換的學生，反倒造成他們的困擾。開頭這篇短文收錄了對我最有幫助的參考資料，或許能提供一些指引。

要看出新世界和舊世界的反差，以及舊世界微生物、植物和動物對美洲的影響，早期歐洲探險家和殖民者留下的文字自然極有幫助。其中特別有用的是 *The Journals and Other Documents of the Life of Christopher Columbus*, trans. Samuel Eliot Morison (New York: Heritage Press, 1963) 和 Ferdinand Columbus, *The Life of Admiral Christopher Columbus by His Son Ferdinand*, trans. Benjamin Keen (New Brunswick: Rutgers University Press, 1959)。對於新世界內陸的描述，也可以參考 Hernando Cortés, *Five Letters*, trans. J. Bayard Morris (New York: W. W. Norton and Co., 1962)、*The Bernal Díaz Chronicles*, trans. Albert Idell (Garden City: Doubleday and Co., 1956)、Francisco López de Gómara, *Cortés, The Life of the Conqueror by His Secretary*, trans. Lesley Byrd Simpson (Berkeley and Los Angeles: University of California Press, 1964)，以

及 Pedro Pizarro, *Relation of the Discovery and Conquest of the Kingdoms of Peru,* 2 vols., trans. Philip A. Means (New York: Cortés Society, 1921）。

Gonzalo Fernández Oviedo y Valdés 和 Bartolomé de Las Casas 筆下的輝煌現代歷史提供了珍貴史料。他們書中大部分的內容，對生物歷史學家仍是無用之物，但 Oviedo 的 *Natural History of the West Indies* 則非常重要，且 Sterling A. Stoudemire 已將此書譯為英文 (Chapel Hill: University of North Carolina Press, 1959)。在 Oviedo 的 *Historia General y Natural de las Indias,* 4 vols. (Madrid: Ediciones Atlas, 1959) 中，可以找到他對新世界的完整評論。Las Casas 所著的 *Historia de las Indias*，最好的版本由 Agustín Millares Carlo 和 Lewis Hanke 編纂 (3 vols., Mexico: Fondo de Cultura Económica, 19 51），可惜我無法取得這個版本。

在上述那些人之後的殖民者，特別是神職人員和僧侶，首次有意識地察覺到哥倫布大交換的重大意義，並留下紀錄。我認為 Joseph de Acosta 的 *The Natural and Moral History of the Indies,* trans. Edward Grimston 2 vols. (New York: Burt Franklin, n.d.) 和 Bernabé Coho's *Obras,* 2 vols. (Madrid: Atlas Ediciones, 1964) 全書都極具價值。其他對生物歷史學有特殊價值的早期作者，包含 Bernandino de Sahagún、Juan López de Velasco、Antonio Vasquez de Espinosa、Diego de Durán、Toribio Motolinía、Alonso de Zorita,、Pedro de Cieza de León、Pero de Magalhães，以及 Pedro Sarmiento de Gamboa（詳細參考資料請見後文），而 Richard Hakluyt 和 Samuel Purchas 則蒐集了這些漫遊者的足跡紀錄。*Colección de Documentos Inéditos*

Relativos al Descubrimiento, Conquista y Colonización de las Posesiones Españoles en America y Oceania (Madrid: Imprenta de Quiros, 1864- 1884), 42 vols. 也很有用，可惜並未引起生物歷史學家的興趣。

二十世紀的作品中，對我最有幫助的是 P. M. Ashburn 的 *The Ranks of Death, A Medical History of the Conquest of America* (New York: Coward-McCann, 1947)。坦白說，Sherburne F. Cook、Woodrow Borah、Henry F. Dobyns、Alexander Marchant、Mervyn Ratekin、Arthur P. Whitaker、Carl Otwin Sauer、John J. Johnson、Madaline W. Nichols、François Chevalier、Charles J. Bishko、Donald D. Brand、Rollie E. Poppino、Alfred J. Tapson 和 Clark Wissler 等人的書籍文章，所提供的素材讓我受益最多（詳細參考資料如下）。而哥倫布大交換對南美洲印地安人影響的相關研究，若沒有 Julian H. Steward, ed., *Handbook of South American Indians* (Washington D. C., United States Government Printing Office, 1946-1959), 7 vols，將難以執行。

天花疫情自一五二〇年代開始肆虐，對此有興趣的讀者，應該仔細讀讀 C. W. Dixon 的醫學文獻 *Smallpox* (London: J. and A. Churchill, 1962)，以及 E. Wagner Steam's 和 Allen E. Steam 深具啟發性的 *The Effect of Smallpox on the Destiny of the Amerindian* (Boston: Bruce Humphries, 1945)。

相較於舊世界對新世界的影響，要研究美洲疾病、動物和植物對舊世界的影響則更加困難。除了梅毒造成的風波之外，二十世紀以前鮮有人注意到哥倫布大交換對歐亞非三洲的影響。來自美洲的食物中，最引人關注的是馬鈴薯造成的影響，對此我極力推薦 Berthold Laufer, *The American Plant Migration,* Part I, *The Potato,* Anthropological Series, Vol. 28 (Chicago: Field Museum of Natural History, 1938)，以及 Redcliffe N. Salaman, *The History and Social Influence of the Potato* (Cambridge: Cambridge University Press, 1949)。William L. Langer 的 "Europe's Initial Population Explosion," *The American Historical Review* 69 (October 1963), 1-17 對研究馬鈴薯影響歐洲人口特別有價值。而對各洲食物起源有興趣的人，都該讀讀 William O. Jones, *Manioc in Africa* (Stanford: Stanford University Press, 1959)。想要大致了解哥倫布大交換對非洲的影響，George P. Murdock, *Africa, Its People and Their Culture History* 應該是最有用的書。

關於哥倫布大交換對遠東的影響，素材少得令人沮喪。珍稀史料包含 Ping-ti Ho 的 *Studies on the Population of China, 1368-1953* (Cambridge: Harvard University Press, 19 59)，此書中關於美洲玉米影響中國人口的理論，理應啟發許多學者進行後續研究。至於印度，Irfan Habib, *The Agrarian System of Mughal India, 1556-1707* (New York: Asia Publishing House, 1963) 有些幫助。對細心的學者來說，I. H. Burkill, *A Dictionary of the Economic Products of the Malay Peninsula* (London: Published on behalf of the Governments of the Straits Settlements and Federated Malay States by the Crown Agents for the Colonies, 1935), 2 vols., 和 George Watt, *A Dictionary of the Economic Products of India* (Calcutta: Superintendant of the Government Printing,

India, 1889-1899), 7 vols. 也有珍貴內容可尋。如果對食用植物的遷徙有興趣，當然必須知道植物起源何處，這幾十年來已有許多相關研究，但我們還是得讀讀 Nikolai Ivanovich Vavilov, *The Origin, Variation, Immunity and Breeding of Cultivated Plants* (New York: Ronald Press Co., 1951).

梅毒與哥倫布大交換的其他面向都不同，其早期歷史已獲大量研究。讀者可以從 R. S. Morton 的小書 *Venereal Diseases* (Baltimore: Penguin Books, 1966) 開始，一併了解此疾病本身以及它的歷史。關於梅毒的第一手資料，包含 Ruy Díaz de Isla, *Tractado llamado fructo de todos Sanctos: contra el mal Serpentino* (Seville: 1542)、Ulrich von Hutten, *Of the Wood Called Guaiacum,* trans. Thomas Paynel (London: Thomas Bertheletregii, 1540),、Girolamo Fracastoro, *Fracastor, Syphilis or the French Disease, a Poem in Latin Hexameters,* trans. Heneage Wynne-Finch (London: William Heinemann 1935)，以及前面提到的 Las Casas、Oviedo 和 Ferdinand Columbus等人的作品。接著在眾多二手資料中，Iwan Bloch的 *Der Ursprung der Syphilis* (Jena: Verlag von Gustav Fischer, 1901) 最為精采，這本書論證了梅毒的哥倫布帶回理論（書中還收錄 Díaz de Isla 作品中與梅毒直接相關的部分，這是很難取得的資料）；Samuel Eliot Morison 的 *Admiral of the Ocean Sea, A Life of Christopher Columbus* (Boston: Little, Brown and Co., 1942), 2 vols. 對梅毒起源於美洲特別有說服力。另一個觀點認為梅毒這種性病在哥倫布之前的舊世界就已出現，且是獨立的特殊疾病，從 Richmond C. Holcomb, "Ruiz Díaz de Isla and the Haitian Myth of European Syphilis," *Medical Life* 43 (July, August, September, November 1936): 270-316, 318-364, 415-470, 487-514. 中的細節可見一斑：此觀點的經典著作還有 Karl Sudhoff, *Essays in the History of Medicine,* various translators (New York: Medical File Press, 1926).。一元論觀點的支持者有諸多作品，E. H. Hudson 的文章對此做了很好的介紹（詳細資參考資料如下）：Jean Astruc's *A Treatise on Venereal Diseases* (London: W. Innys and J. Richardson, C. Davis, J. Clarke, R. Manby and H. S. Cox, 1754) 成書已超過兩百年，但仍非常有價值。

人口發展的歷史研究如今正處於快速進展的階段，許多目前通行、想當然耳的觀念，可能過不久就會被推翻。但在最新研究的綜論出現之前，對於想檢視哥倫布大交換開始後人口擴增紀錄的讀者，我還是要推薦 Marcel R. Reinhard 和 André Armengaud 的 *Histoire Générale de la Population*(Paris: Editions Montchrestien, 1961)。黑人移民新世界的統計請見 Philip D. Curtin's *The African Slave Trade, A Census* (Madison: University of Wisconsin Press, 1969)，歐洲移民統計則可參考 Brinley Thomas's "Migration" in the *International Encyclopedia of the Social Sciences* (New York: Macmillan Co. and the Free Press, 1968), vol. 10.。關於美洲食物於今日世界產出的統計，請見下方列出的聯合國糧農組織出版品。

第一章 新舊大陸，對比分明

Acosta, Joseph de. *The Natural and Moral History of the Indies.* 2 vols. Translated by Edward Grimston. New York: Burt Franklin [n.d.].

Bendyshe, T. "The History of Anthropology." *Memoirs of the Anthropological Society of London* 1 (1863-1864): 335-458.

Brooks, Charles W. *Japanese Wrecks Stranded and Picked Up Adrift in the North Pacific Ocean.* Fairfield, Washington: Ye Galleon Press, 1964.

Castañeda, Pedro. *The Journey of Coronado.* Translated by George Parker Winship. Ann Arbor: Microfilms, 1966.

Champlain, Samuel. *Narrative of a Voyage to the West Indies and Mexico in the Years 1599-1602.* Translated by Alice Wilmere. London: The Hakluyt Society, 1859.

Cobo, Bernabé. *Obras.* 2 vols. Madrid: Atlas Ediciones, 1964.

Colbert, Edwin H. *Evolution of the Vertebrates.* New York: John Wiley and Sons, 1955.

Columbus, Christopher, *Journals and Other Documents on the Life of Christopher Columbus.* Translated by Samuel Eliot Morison. New York: Heritage Press, 1963.

Commager, Henry Steele, ed. *Documents of American History.* New York: Appleton-Century-Crofts, Inc., 1949.

——, and Giordanetti, Elmo, eds. *Was America a Mistake? An Eighteenth Century Controversy.* Columbia: University of South Carolina Press, 1968.

Darlington, C. D. *Chromosome Botany and the Origins of Cultivated Plants.* New York: Hafner

Publishing Co., 1963.

Darlington, Philip J. *Zoogeography: The Geographical Distribution of Animals.* New York: John Wiley and Sons, 1966.

Edwards, William E. "The Late-Pleistocene Extinction and Diminution in Size of Mammalian Species." In *Pleistocene Extinctions, The Search for a Cause,* edited by P. S. Martin and H. E. Wright, Jr. New Haven: Yale University Press, 1967.

Gleason; Henry A., and Cronquist, Arthur. *The Natural Geography of Plants.* New York: Columbia University Press, 1964.

Good, Ronald. *The Geography of the Flowering Plants.* New York: John Wiley and Sons, 1964.

Hale, Matthew. *The Primitive Origination of Mankind, Considered and Examined According to the Light of Nature.* London: Printed by W. Godbid for W. Shrowsbery, 1677.

Hanke, Lewis. *The Spanish Struggle for Justice in the Conquest of America.* Boston: Little, Brown and Co., 1965.

——.*History of Latin American Civilization, Sources and Interpretations.* 2 vols. Boston: Little, Brown and Co., 1967.

Hazard, Paul. *The European Mind, 1680-1715.* London: Hollis and Carter, 1953.

Hodge, Frederick W., and Lewis, Theodore H., eds. *Spanish Explorers in the Southern United States, 1528-1543.* New York: Charles Scribner's Sons, 1907.

Hodgen, Margaret T. *Early Anthropology in the Sixteenth and Seventeenth Centuries.* Philadelphia: University of Pennsylvania Press, 1964.

Hopkins, David M. "The Cenozoic History of Beringia-A Synthesis." In *The Bering Land Bridge.* Edited by David M. Hopkins. Stanford: Stanford University Press, 1967.

Huddleston, Lee Eldridge, *Origins of the American Indians. European Concepts, 1492-1729.* Austin: University of Texas Press, 1967.

Hulse, Frederick S. *The Human Species, An Introduction to Physical Anthropology.* New York: Random House, 1963.

Laughlin, W. S. "Human Migration and Permanent Occupation in the Bering Sea Area." In *The Bering Land Bridge,* edited by David M. Hopkins. Stanford: Stanford University Press, 1967.

Léry, Jean de. *Journal de Bard de Jean de Léry en la Terre de Brésil.* Edited by M. R. Mayeux. Paris: Editions de Paris, 1957.

Li, Hui-Lin. "Floristic Relationships Between Eastern Asia and Eastern North America." *Transactions of the American Philosophical Society* 42 N.S. (1952): 371-430.

Lindroth, Carl H. *The Faunal Connections Between Europe and North America.* New York: John Wiley and Sons, 1957.

Lorant, Stefan, ed. *The New World.* New York: Duell, Sloan and Pearce, 1965.

Mannix, D. P ., and Cowley, Malcolm, *Black Cargoes.* New York: Viking Press, 1965.

Martin, P. S. "Prehistoric Overkill." In *Pleistocene Extinction, The Search for a Cause,* edited by P. S. Martin and H. E. Wright, Jr. New Haven: Yale University Press, 1967.

McKee, David Rice. "Isaac de la Peyrère, A Precursor of Eighteenth-Century Critical Deists." *Publications of the Modern Language Association of America* 59 (June 1944): 456-485.

Montaigne, Michel Eyquem de. *Montaigne, Selected Essays.* Edited by Blanchard Bates. New York: Modern Library, 1949.

Moore, Raymond C., *Introduction to Historical Geology* (New York, Toronto and London: McGraw-Hill Book Co., 1958).

Mourant, A. E.; Kopéc, Ada; and Domaniewska-Sobczak, Kasimiera. *The ABO Groups, Comprehensive Tables and Maps of World Distribution.* Springfield, Illinois: Charles C. Thomas, 1958.

Müller-Beck, Hansjurgen. "On Migration Across the Bering Land Bridge in the Upper Pleistocene." In *The Bering Land Bridge,* edited by David M. Hopkins. Stanford: Stanford University Press, 1967.

Neel, J. V., and Salzano, F. M. "A Prospectus for Genetic Studies on the American Indians." In *The Biology of Human Adaptability,* edited by Paul T. Baker and J. S. Weiner. Oxford: Clarendon Press, 1966.

Peyrère, Isaac de La. *Prae-Adamita.* n.p.: 1655.

Quinn, David B., ed. *The Voyages and Colonising Enterprises of Sir Humphrey Gilbert.* 2 vols. London: The Hakluyt Society, 1940.

Rowse, A. L. *The Elizabethans and America.* New York: Harper and Row, 1959.

Sclater, Philip L. "On the General Geographical Distribution of the Members of the Class Aves." *Journal of the Proceedings of the Linnean Society (Zoological)* 2 (1858): 130-145.

Simpson, George Gaylord. *The Geography of Evolution.* New York: Capricorn Books, 1965.

Stewart, T. D. "A Physical Anthropologist's View of the Peopling of the New World." *Southwestern Journal of Anthropology* 16 (Autumn 1960): 259-279.

Strachey, William. *The Historie of Travell into Virginia Britania.* London: The Hakluyt Society, 1953.

Thevet, André. *The New Found Worlde, or Antarctike.* Translated by Thomas Racket. London: Henrie Bynneman, 1568.

Wallace, Alfred Russel. *The Geographical Distribution of Animals.* 2 vols. New York: Hafner Publishing Co., 1962.

Waldseemüller, Martin. *Cosmographiae Introductio by Martin Waldseemuller ... To Which Are Added the Four Voyages of Amerigo Vespucci.* Edited and translated by Joseph Fischer and Franz von Wiesser. Ann Arbor: University Microfilms, 1966.

Winchell, Alexander. *Preadamites, or a Demonstration of the Existence of Men Before Adam.* Chicago: Scott, Foresman and Co., 1901.

Zeuner, Frederick E. *A History of Domesticated Animals.* London: Hutchinson and Co., 1963.

第二章　大征服者與奪命疫疾

Adams, Charles Francis. *Three Episodes of Massachusetts History.* 2 vols. New York: Russell and Russell, 1965.

Alba C., M. M. *Etnología y Población Historica.* Panama: Imprento Nacional, 1928.

Alvarez Rubiano, Pablo. *Pedrarias Dávila.* Madrid: Consejo Superior de Investigaciones Cientificas, Instituto Gonzalo Fernández de Oviedo, 1944.

Anales de Tlatelolco, Unos Anales Historicos de la Nación Mexicana y Códice de Tlatelolco. Edited by Heinrich Berlin. Mexico: Antigua Rebredo de José Porrua e Hijos, 1948.

Andagoya, Pascual de. *Narrative of the Proceedings of Pedrarias Dávila.* Translated by Clements R. Markham. London: The Hakluyt Society, 1865.

The Annals of the Cakchiquels and Title of the Lords of Totonicapán. Translated by Adrian Recinos, Dioniscio José Chonay, and Delia Goetz. Norman: University of Oklahoma Press, 1953.

Ashburn, P. M. *The Ranks of Death: A Medical History of the Conquest of America.* New York: CowardMcCann, Inc., 1947.

Ayala, Felipe Gaumán Poma. *Neuva Corónica y Buen Govierno.* Lima: Arqueologia e Historia del Ministerio de Educacion Publica de Peru, 1956.

Bailey, Alfred G. *The Conflict of European and Eastern Algonkian Cultures, 1504-1700: A Study in Canadian Civilization.* St. John: New Brunswick Museum, 1937.

Bancroft, Hubert Howe. *History of Alaska, 1730-1885.* San Francisco: A. L. Bancroft and Co., 1886.

Bedson, S. P., et al. *Virus and Rickettsial Diseases.* Baltimore: Williams and Wilkins Co., 1950.

Blair, Emma H., and Robertson, James A., eds. *Philippine Islands.* 55 vols. Cleveland: Arthur H. Clark Co., 1903-1909.

Borah, Woodrow. "America as Model: The Demographic Impact of European Expansion upon the Non-European World." *Actas y Memorias del XXXV Congresso Internacional de Americanistas* 3 (Mexico: 1964): 379-387.

The Book of Chilam Balam of Chumayel. Edited and translated by Ralph L. Roy. Washington, D.C.: Carnegie Institution of Washington, 1933.

Cieza de León, Pedro de. *The Incas of Pedro de Cieza de León.* Edited by Victor W. von Hagen.

Translated by Harriet de Onis. Norman: University of Oklahoma Press, 1959.

Colección de Documentos Inéditos Relativos al Descubrimiento, Conquista y Colonización de las Posesiones Españolas en América y Oceanía. 42 vols. Madrid: Imprenta de Quiros, 1864-1884.

Colección de Documentos para la Historia de Costa Rica. 10 vols. Paris: Imprenta Pablo Dupont, 1886.

Colección de Varios Documentos para la Historia de la Florida y Tierras Adyacentes. London: La Casa de Trübner and Co., 1857.

Cook, Sherburne F. "The Incidence and Significance of Disease Among the Aztecs and Related Tribes." *Hispanic American Historical Review* 26 (August 1946): 320-325.

Cook, Sherburne F., and Borah, Woodrow. *The Indian Population of Central Mexico 1531-1610.* Berkeley: University of California Press, 1960.

——. *The Aboriginal Population of Central Mexico on the Eve of the Spanish Conquest.* Berkeley: University of California Press, 1963.

Cooper, Donald B. *Epidemic Disease in Mexico City, 1761-1813.* Austin: University of Texas Press, 1965.

Cortés, Hernando. *Five Letters.* Translated by J. Bayard Morris. New York: W. W. Norton and Co., 1962.

Díaz del Castillo, Bernal. *The Bernal Díaz Chronicles: The True Story of the Conquest of Mexico.* Translated by Albert Idell. Garden City: Doubleday and Co., 1956.

Dixon, C. W. *Smallpox.* London: J. and A. Churchill, 1962.

Dobyns, Henry F. "An Outline of Andean Epidemic History to 1720." *Bulletin of the History of Medicine* 37 (November-December 1963): 493-515.

Duffy, John. *Epidemics in Colonial America.* Baton Rouge: Louisiana State University Press, 1953.

Duran, Diego. *The Aztecs: The History of the Indies of New Spain.* Translated by Doris Heyden and Fernando Horcasitas. New York: Orion Press, 1964.

Figueroa Marroquin, Horacia. *Enfermedades de los Conquistadores.* San Salvador: Ministerio de Clutura, 1955.

Fuentes, Patricia de, ed. and trans. *The Conquistadores. First Person Accounts of the Conquest of Mexico.* New York: Orion Press, 1963.

Garcilaso de la Vega. *First Part of the Royal Commentaries of the Yncas.* Translated by Clements R. Markham. London: The Hakluyt Society, 1871.

Gibson, Charles. *The Aztecs Under Spanish Rule.* Stanford: Stanford University Press, 1964.

——. *Spain in America.* New York: Harper and Row, 1966.

D'Harcourt, Raoul and Marie. *La Médecine dans l'Ancien Pérou.* Paris: Librairie Maloine, 1939.

Herrera y Tordesillas, Antonio de. *Historia General de los Hechos de los Castellanos en las Islas y Tierra Firme del Mar Océano.* 17 vols. Madrid: Real Academia de Historia, 1934-57.

Jarcho, Saul. "Some Observations on Diseases in Prehistoric America." *Bulletin of the History of Medicine* 38 (January-February 19M): 1-19.

Landa, Diego de. *Landa's Relación de las Cosas de Yucatán.* Translated by Alfred M. Tozzer. Cambridge, Massachusetts: Peabody Museum, 1941.

Las Casas, Fray Bartolomé de. *Obras Escogidas de Fray Bartolomé de Las Casas.* 5 vols. Madrid: Ediciones Atlas, 1957-1958.

León-Portilla, Miguel, ed. *The Broken Spears. The Aztec Account of the Conquest of Mexico.* Boston: Beacon Press, 1962.

Lévi-Strauss, Claude. *A World on the Wane.* London: Hutchinson and Co., 1961.

Lizárrago, Reginaldo de. *Descripción Colonial por Fr. Reginalao de Lizárrago.* Buenos Aires: J. Roldan, 1928.

López de Gómara, Francisco. *Cortés, the Life of the Conqueror by His Secretary.* Translated by Lesley Byrd Simpson. Berkeley: University of California Press, 1964.

López de Velasco, Juan. *Geografía y Descripción Universidad de las Indias.* Madrid: Establecimiento Tipográfico de Fortanet, 1894.

Marchant, Alexander. *From Barter to Slavery: The Economic Relations of the Portuguese and Indians in the Settlement of Brazil, 1500-1580.* Baltimore: The Johns Hopkins Press, 1942.

Markham, Clements R., ed. and trans. *Narratives of the Rites and Laws of the Incas.* London: The Hakluyt Society, 1873.

May, Jacques M., ed. *Studies in Disease Ecology.* New York: Hafner Publishing Co., 1961.

McBryde, F. Webster. "Influenza in America During the Sixteenth Century (Guatemala: 1523, 1559-1562, 1576)." *Bulletin of the History of Medicine* 8 (February 1940): 296-302.

Montesinos, Fernando. *Memorias Antiguas Historiales del Perú.* Translated by Philip A. Means. London: The Hakluyt Society, 1920.

Morison, Samuel Eliot. *Admiral of the Ocean Sea, A Life of Christopher Columbus.* Boston: Little, Brown and Co., 1942, 2 vols.

Motolinía, Toribio. *Motolinía's History of the Indians of New Spain.* Translated by Elizabeth A. Foster. Berkeley: The Cortés Society, 1950.

Murúa, Martin de. *Historia General del Perú, Origen y Descendencia de los Incas.* 2 vols. Madrid: Instituto Gonzalo Fernández de Oviedo, 1962.

Oviedo y Valdés, Gonzalo Fernández. *Historia General y Natural de las Indias.* 4 vols. Madrid: Ediciones Atlas, 1959.

Phelan, John L. *The Hispanization of the Philippines.* Madison: University of Wisconsin Press, 1959.

Pizarro, Pedro. *Relation of the Discovery and Conquest of the Kingdoms of Perus.* 2 vols. Translated by Philip A. Means. New York: Cortés Society, 1921.

Porras Barrenechea, Raúl, ed. *Cartas del Perú, 1524-1543.* Lima: Sociedad de Bibliófilos Peruanas, 1959.

Prescott, William H. *History of the Conquest of Mexico and the History of the Conquest of Peru.* New York: Modern Library, [n.d.].

Quinn, David B., ed. *The Roanoke Voyages.* London: The Hakluyt Society, 1955.

Relaciones Históricas y Geograficas de América Central. Madrid: Libreria General de Victoriano Suarez, 1908.

Rhodes, A. J., and van Rooyen, C. E. *Textbook of Virology for Students and Practitioners of Medicine.* Baltimore: The Williams and Wilkins Co., 1962 and 1968.

Sahagún, Bernardino de. *Florentine Codex: General History of the Things of New Spain.* 12 vols. Translated by Arthur J. 0. Anderson and Charles E. Dibble. Santa Fe: School of American Research and the University of Utah, 1950-1959.

Sarmiento de Gamboa, Pedro. *History of the Incas.* Translated by Clements R. Markham. Cambridge: The Hakluyt Society, 1907.

Schultz, Myron G. "A History of Bartonellosis (Carrion's Disease)." *The American Journal of Tropical Medicine and Hygiene* 17 (1968): 503-515.

Scott, Henry H. *A History of Tropical Medicine.* 2 vols. London: Edward Arnold and Co., 1939.

Staden, Hans. *The True History of His Captivity.* Translated by Malcolm Letts. New York: Robert M. McBride and Co., 1929.

Stearn, E. Wagner, and Stearn, Allen E. *The Effect of Smallpox on the Destiny of the Amerindian.* Boston: Bruce Humphries, 1945.

Sudhoff, Karl. *Essays in the History of Medicine.* Various translators. New York: Medical File Press, 1926.

Top, Franklin H., et al. *Communicable and Infectious Diseases.* St. Louis: C. V. Mosby Co., 1964.

Valboa, Miguel Cabello. *Miscelánea Antártica, una Historia del Perú Antiguo.* Lima: Universidad Nacional Major de San Marcos, Facultad de Letras, Instituto de Etnología, 1951.

Vasquez de Espinosa, Antonio. *Compedium and Description of the West Indies.* Translated by Charles Upson Clark. Washington D.C.: Smithsonian Institute, 1948.

Vellard, Jehan. «Causas Biologicas de la Desaparición de los Indios Americanos.» *Boletín del insituto*

Riva-Agüero (Pontifica Universidad Catolica del Perú), no. 2 (1956): 77-93.
von Hagen, Victor W. *Realm of the Incas.* New York: Mentor, 1957.
Zinsser, Hans. *Rats, Lice and History.* New York: Bantam Books, 1960.

第三章　舊世界植物、動物移居新世界

Acosta, Joseph de. *The Natural and Moral History of the Indies.* 2 vols. Translated by Edward Grimston. New York: Burt Franklin, n.d.

Anderson, Edgar. *Plants, Man and Life.* Berkeley: University of California Press, 1967.

Arcila Farias, Eduardo. *Económica Colonial de Venezuela.* Mexico: Fondo de Cultura Económica, 1946.

Aschmann, Homer. "The Head of the Colorado Delta." In *Geography as Human Ecology, Methodology by Example,* edited by S. R. Eyre and G. R. Jones. New York: St. Martins Press, 1966.

Benzoni, Girolamo. *History of the New World.* Translated by W. H. Smyth. New York: Burt Franklin, [n.d.].

Bidwell, Percy W., and Falconer, John I. *History of Agriculture in the Northern United States, 1620-1860.* Washington, D.C.: Carnegie Institute of Washington, 1925.

Bishko, Charles J. "The Peninsular Background of Latin-American Cattle Ranching." *Hispanic American Historical Review* 32 (November 1952): 491-515.

Brand, Donald D., "The Early History of the Range Cattle Industry in Northern Mexico." *Agricultural History* 35 (July 1961): 132-139.

Burns, Alan. *History of the British West Indies.* Great Britain: George Allen and Unwin, 1954.

Cervantes Saavedra, Miguel de. *Don Quixote.* Translated by Samuel Putnam. New York: Viking Press, 1949.

Champlain, Samuel. *Narrative of a Voyage to the West Indies and Mexico in the Years 1599-1602.* Translated by Alice Wilmere. London: The Hakluyt Society, 1859.

Chevalier, François. *Land and Society in Colonial Mexico.* Translated by Alvin Eustis. Berkeley: University of California Press, 1963.

Cieza de León, Pedro de. *The Incas of Pedro de Cieza de León.* Translated by Harried de Onis. Edited by Victor W. von Hagen. Norman: University of Oklahoma Press, 1959.

Cobo, Bernabé. *Obras.* 2 vols. Madrid: Atlas Ediciones, 1964.

Columbus, Christopher. *Journals and Other Documents on the Life of Christopher Columbus.* Translated by Samuel Eliot Morison. New York: Heritage Press, 1963.

Columbus, Ferdinand. *The Life of the Admiral Christopher Columbus by His Son Ferdinand.* Translated by Benjamin Keen. New Brunswick: Rutgers University Press, 1959.

Commager, Henry Steele, and Geordanetti, Elmo, eds. *Was America a Mistake: An Eighteenth Century Controversy.* Columbia: University of South Carolina, 1968.

Coni, Emilio A. "La Agricultura, Ganadería e Industrias Hasta el Virrcinato." *Historia de la Nación Argentina,* vol. 4. Buenos Aires: Imprenta de la Universidad, 1938, 357-371.

Cook, Sherburne F. *The Historical Demography and Ecology of Teotlalpán.* Berkeley: University of California Press, 1949.

——. *Soil Erosion and Population in Central Mexico.* Berkeley: University of California Press, 1949.

Darwin, Charles. *The Voyage of the Beagle.* Garden City: Doubleday and Co., 1962.

Deerr, Noel. *The History of Sugar.* 2 vols. London: Chapman and Hall, 1949 and 1950.

Denhardt, Robert M. "The Role of the Horse in the Social History of Early California." *Agricultural History* 14 (January 1940): 13-22.

Dobie, J. Frank. "The First Cattle in Texas and the Southwest Progenitors of the Longhorns." *Southwestern Historical Quarterly* 42 (January 1939): 171-197.

——. *The Mustangs.* New York: Bramhall House, 1952.

Dominguez, Luis L., ed. *The Conquest of the River Plate,* 1535-1555. New York: Burt Franklin [n.d.].

Driver, Harold E., ed. *The Americas on the Eve of Discovery.* Englewood Cliffs: Prentice-Hall, 1964.

Dusenberry, William H. "Woolen Manufacture in Sixteenth-Century New Spain." *The Americas* 4 (October 1947): 223-234.

Edwards, Bryan. *The History, Civil and Commercial, of the British West Indies.* New York: AMS Press, 1966. *Encyclopaedia Britannica.* 1959 ed., s.v. "rats."

Ewers, John C. *The Horse in Blackfoot Indian Culture with Comparative Material from Other Western Tribes.* Washington, D.C.: Smithsonian Institute, 1955.

Forbes, Jack D. *Apache, Navaho and Spaniard.* Norman: University of Oklahoma Press, 1960.

Gage, Thomas. *A New Survey of the West Indies, 1648.* New York: Robert M. McBride and Co., 1929.

Gibson, Charles. *The Aztecs Under Spanish Rule.* Stanford: Stanford University Press, 1964.

González, Julio V. *Historia Argentina.* Vol. 1: *La Era Colonial.* Mexico and Buenos Aires: Fondo de

Cultura Económica, 1957.

Graham, R. B. Cunningham. *The Conquest of the River Plate.* Garden City: Doubleday, Page and Co., 1924.

——. *The Horses of the Conquest.* Norman: University of Oklahoma Press, 1949.

Haenke, Tadeo. *Viáje Por el Virreinato del Río de la Plata.* Buenos Aires: Emece Editores, 1943.

Hakluyt, Richard, ed. *The Principal Navigations, Voyages, Traffiques and Discoveries of the English Nation.* 12 vols. New York: AMS Press, 1965.

Haring, Clarence H. *Trade and Navigation Between Spain and the Indies in the Time of the Hapsburgs.* Cambridge: Harvard University Press, 1918.

——. *The Buccaneers in the West Indies in the XVI/l Century.* Hamden, Connecticut: Archon Books, 1966.

Harrell, Taylor M. "The Development of the Venezuelan Llanos in the Sixteenth Century." Master's Thesis, University of California, 1957.

Hendry, Gorge W. "The Source Literature of Early Plant Introduction into Spanish America." *Agricultural History* 8 (April 1934): 64-71.

Herrera y Tordesillas, Antonio de. *Historia General de los Hechos de los Castellanos en las Islas y Tierra Tirme del Mar Océane.* 17 vols. Madrid: Real Academia de Historia, 1934-1957.

Jiménez de la Espada, Marcos, ed. *Relaciones Geograficas de Indias-Perú.* 2 vols. Madrid: Ediciones Atlas, 1965.

Johannessen, Carl L. *Savannas of Interior Honduras.* Berkeley: University of California Press, 1963.

Johnson, John J. "The Introduction of the Horse into the Western Hemisphere." *Hispanic American Historical Review* 23 (November 1942): 587-610.

——. "The Spanish Horse in Peru Before 1550." In *Greater America, Essays in Honor of Herbert Eugene Bolton.* Berkeley: University of California Press, 1945.

Juan [y Santacilla], Jorge, and de Ulloa, Antonio. *A Voyage to South America.* Translated by John Adams. New York: Alfred A. Knopf, 1964.

Kalm, Peter. "Peter Kalm's Description of Maize, How It is Planted and Cultivated in North America, Together with Many Uses of This Crop Plant." Translated by Esther L. Larsen. *Agricultural History* 9 (April 1935): 97-117.

Lammons, Frank B. "Operation Camel: An Experiment in Animal Transportation in Texas, 1857-1860." *Southwestern Historical Quarterly* 41 (July 1957): 20-50.

Laycock, George. *The Alien Animals.* New York: Natural History Press, 1966.

Levene, Ricardo. *A History of Argentina.* Translated by William S. Robertson. Chapel Hill: University of North Carolina Press, 1937.

López de Velasco, Juan. *Geografía y Descripción Universidad de las Indias.* Madrid: Establecimiento Tipográfico de Fortanet, 1894.

Mendez Nadal, Dolores, and Alberts, Hugo W. "The Early History of Livestock and Pastures in Puerto Rico." *Agricultural History* 21 (January 1947): 61-64.

Morrisey, Richard J. "Colonial Agriculture in New Spain." *Agricultural History* 31 (July 1957): 24-29.

Morse, Richard M., ed. *The Bandeirantes.* New York: Alfred A. Knopf, 1965.

Nichols, Madaline W. "The Spanish Horse of the Pampas." *American Anthropologist* 41 N.S. (January-March 1939): 119-129.

Oviedo y Valdés, Gonzalo Fernández. *Natural History of the West Indies.* Translated by Sterling A. Stoudemire. Chapel Hill: University of North Carolina Press, 1959.

Paez, Ramon. *Wild Scenes in South America or, Life in the Llanos of Venezuela.* New York: Charles Scribner, 1862.

Parry, J. H., and Sherlock, P. M. *A Short History of the West Indies.* London: Macmillan and Co., 1963.

Pereyra, Carlos. *La Obra de España en América.* Madrid: Biblioteca Neuva [n.d.].

Poppino, Rollie E. "Cattle Industry in Colonial Brazil." *Mid-America* 31 (October 1949): 219-238.

Prado, Caio, Jr. *The Colonial Background of Modern Brazil.* Translated by Suzette Macedo. Berkeley: University of California Press, 1967.

Purchas, Samuel, ed. *Hakluytus Posthumus or Purchas His Pilgrimes.* 12 vols. Glasgow: James MacLehose and Sons, 1906.

Ratekin, Mervyn. "The Early Sugar Industry in Española." *Hispanic American Historical Review* 34 (February 1954): 1-19.

Ridley, Henry N. *The Dispersal of Plants Throughout the World.* Ashford, Kent, U.K.: L. Reeve and Co., 1930.

Romero, Emilio. *Historia Económica del Perú.* Buenos Aires: Editorial Sudamerica, 1949.

Sauer, Carl 0. *The Early Spanish Main.* Berkeley: University of California Press, 1966.

Simpson, Lesley Byrd. *Exploitation of Land in Central Mexico in the Sixteenth Century.* Berkeley:

University of California Press, 1952.

Spicer, Edward H. *Cycles of Conquest.* Tucson: University of Arizona Press, 1962.

Steward, Julian H., ed. *Handbook of South American Indians.* 7 vols. Washington, D.C.: United States Government Printing Office, 1946-1959.

Tapson, Alfred J. "Indian Warfare on the Pampa during the Colonial Period." *Hispanic American Historical Review* 42 (February 1962): 1-28.

Thomas, William L., Jr., ed. *Man's Role in Changing the Face of the Earth.* Chicago: University of Chicago Press, 1956.

Unanue, Hipólito. *Observaciones Sabre El Clima de Lima.* Lima: Comision Nacional de Cooperación Intelectual, 1940.

Underhill, Ruth M. *Red Man's America.* Chicago: University of Chicago Press, 1953.

Vazquez de Espinosa, Antonio. *Compendium and Description of the West Indies.* Translated by Charles Upson Clark. Washington, D.C.: Smithsonian Institute, 1948.

Walker, Alexander. *Columbia: Being a Geographical, Statistical, Agricultural, Commercial, and Political Account of that Country.* 2 vols. London: Baldwin, Cradock and Joy, 1822.

Warren, Harris. *Paraguay, An Informal History.* Norman: University of Oklahoma Press, 1949.

Webb, Walter P. *The Great Plains.* New York: Grosset and Dunlap, 1931.

Wentworth, Edward N. *America's Sheep Trails.* Ames: Iowa State College Press, 1948.

Whitaker, Arthur P. "The Spanish Contribution to American Agriculture." *Agricultural History* 3 (January 1929): 1-14.

White, C. Langdon. "Cattle Raising: A Way of Life in the Venezuelan Llanos." *The Scientific Monthly* 83 (September 1956): 122-129.

Wissler, Clark. "The Influence of the Horse in the Development of Plains Culture." *American Anthropologist* 16 (January-March 1914): 1-25.

Zeuner, Frederick E. *A History of Domesticated Animals.* London: Hutchinson and Co., 1963.

Zorita, Alonso de. *Life and Labor in Ancient Mexico.* Translated by Benjamin Keen. New Brunswick: Rutgers University Press, 1963.

第四章 梅毒現身：一頁病史

Abraham, J. Johnston. "The Early History of Syphilis." *The British Journal of Surgery* 32 (October 1944): 225-237.

Anderson, James E. "Human Skeletons of Tehuacan." *Science* 148 (23 April 1965): 496-497.

Astruc, Jean. *A Treatise of Venereal Diseases.* London: W. Innys and J. Richardson, C. Davis, J. Clarke, R. Manby and H. S. Cox, 1 754.

Barrack, Bruce. "Syphilis and Yaws." *Archives of Dermatology* 73 (May 1956): 510-515.

Billings, W. D. *Plants and the Ecosystem.* London: Macmillan and Co., 1964.

Bloch, Ivan. *Der Ursprung des Syphilis.* Jena: Verlag von Gustav Fischer, 1901.

Burckhardt, Jacob. *The Civilization of the Renaissance in Italy.* U.S.A.: Albert and Charles Boni, 1935.

The Cambridge Modern History. Vol. 1: *The Renaissance.* Edited by A. W. Ward; G. W. Prothero; and Stanley Leathes. New York: The Macmillan Co., 1902.

The New Cambridge Modern History. Vol. 1: *The Renaissance.* Edited by G. R. Potter. Cambridge: Cambridge University Press, 1957.

Castiglione, A. *History of Medicine.* Translated by E. B. Krumbhaar. New York: Alfred A. Knopf, 1947.

Cellini, Benvenuto. *The Memoirs of Benvenuto Cellini.* Translated by Anne MacDonell. New York: E. P. Dutton and Co., 1907.

Clowes, William. *The Selected Writings of William Clowes.* Edited by F. N. L. Poynter. London: Harvey and Blythe, 1948.

Cockburn, Thomas A. "The Origin of the Treponematoses." *Bulletin of the World Health Organization* 24 (1961): 221-228.

Columbus, Ferdinand. *The Life of the Admiral Christopher Columbus by His Son Ferdinand.* Translated by Benjamin Keen. New Brunswick: Rutgers University Press, 1959.

Cervantes Saavedra, Miguel de. *Don Quixote.* Translated by Samuel Putman. New York: Viking Press, 1949.

Díaz de Isla, Ruy. *Tractado llamado fructo de todos Sanctos: contra el mal Serpentino.* Selville: 1542.

Dennie, Charles C. *A History of Syphilis.* Springfield, Illinois: Charles C. Thomas, 1962.

Durant, Will. *The Renaissance, A History of Civilization in Italy from 1304-1576* A.D. New York: Simon and Schuster, 1953.

Elgood, Cyril. *A Medical History of Persia and the Eastern Caliphate.* Cambridge: Cambridge University Press, 1951.

Elizondo Langagne, Alfonso. "Program for the Eradication of Pinta (Spotted Sickness) in Mexico."

Proceedings of the World Forum on Syphilis and Other Treponematoses. Washington, D.C.: United States Department of Health, Education and Welfare, 1964.

Erasmus, Desiderius. *The Colloquies of Erasmus.* Translated by Craig R. Thompson. Chicago: University of Chicago Press, 1965.

Finch, B. E., and Green, Hugh. *Contraception through the Ages.* Springfield, Illinois: Charles C. Thomas, 1963.

Fisher, John. *The English Works of John Fisher.* The Early English Text Society, Extra Series, no. 27. Edited by J. E. B. Mayor. London: N. Trübner and Co., 1876.

Fracastoro, Girolamo. *Fracastor, Syphilis or the French Disease, A Poem in Latin Hexameters.* Translated by Heneage Wynne-Finch. London: William Heinemann Medical Books, 1935.

Gilbert, Judson B., and Mestler, Gordon E. *Disease and Destiny.* London: Dawsons of Pall Mall, 1962.

Goff, C. W. "Syphilis." In *Diseases in Antiquity: A Survey of the Diseases, Injuries and Surgery of Early Populations.* Edited by Don Brothwell and A. T. Sandison. Springfield, Illinois: Charles C. Thomas, 1967.

Guthe, Thorstein. "The Treponematoses as a World Problem." *British Journal of Venereal Diseases* 36 (June 19 · 60): 67-77.

Hackett, C. J. "On the Origin of Human Treponematoses." *Bulletin of the World Health Organization* 29 (1963): 7-41.

Hendrickson, G. L. "The 'Syphilis' of Girolamo Frascatoro with Some Observations on the Origin and History of the Word 'Syphilis.'" *Bulletin of the History of Medicine* 2 (November 1934): 515-546.

Henschen, Falke. *The History and Geography of Diseases.* Translated by Joan Tate. New York: Delacorte Press, 1966.

Hermans, Eduard H. "Interrelationship of Syphilis Incidence and Maritime Activity." *Proceedings of the World Forum on Syphilis and Other Treponematoses.* Washington, D.C.: United States Department of Health, Education and Welfare, 1964, 131-133.

Holcomb, Richmond C. "Ruiz Díaz de Isla and the Haitian Myth of European Syphilis." *Medical Life* 43 (July, August, September, November 1936): 270--316, 318-364, 415-470, 487-514.

——. Letter to the Editor, 14 March 1944. *American Journal of Syphilis, Gonorrhoea and Venereal Disease* 28 (July 1944): 515.

Huard, P. «La Syphilis Vue Par Les Médecins AraboPersans, Indiens et Sino-Japonais du XVe et XVIe Siècles.» *Histoire de la Médicine* 6 (July 1956): 9-13.

Hudson, E. H. "Treponematosis and African Slavery." *British Journal of Venereal Diseases* 40 (March 1964): 43-52.

——. "Treponematosis and Man's Social Evolution." *American Anthropologist 61* (August 1965): 8 · 85-901.

——. "Treponematosis in Perspective." *Bulletin of the World Health Organization* 32 (1965): 735-748.

Isenberg, Max. "Syphilis in the Eighteenth and Early Nineteenth Centuries." *Medical Record* 152 (18 December 11940): 456-460.

Jeanselme, Edouard. *Traité de la Syphilis.* Paris: G. Doin et Cie., 1931.

Jos, Emiliano. «Centenario de Fernando Colon (Enfennedad de Martín Alonso) e Impugnaciones a la

Histo ria del Almirante.» *Revista de Indias* 3 (1942): 85-110.

Kemble, James. *Idols and Invalids.* New York: Doubleday, Doran and Co., 1936.

Lane, John E. "A Few Early Notes on Syphilis in the English Colonies in North America." *Archives of Dermatology and Syphilis* 7 (August 1920): 215-219.

Las Casas, Fray Bartolomé de. *Historia de las Indias. 5* vols. Madrid: Imprenta de Miguel Ginestra, 1876.

Léry, Jean de. *Journal de Bard de Jean de Léry.* Edited by M. R. Mayeux. Paris: Editions de Paris, 1957.

Luther, Martin. *Luther's Letters of Spiritual Counsel.* Edited and translated by Theodore Tappert. Library of Christian Classics, vol. 17. Philadelphia: Westminster Press, 1955.

Manson-Bahr, Philip H. *Manson's Tropical Diseases.* Baltimore: The Williams and Wilkens Co., 1966.

Monardes, Nicolás. *Ioyfull Newes Out of the Newe Founde Worlde.* Translated by John Frampton. London: Willyam Norton, 1577.

Morison, Samuel Eliot. *Admiral of the Ocean Sea, A Life of Christopher Columbus.* 2 vols. Boston: Little, Brown and Co., 1942.

Morton, R. S. *Venereal Diseases.* Baltimore: Penguin Books, 1966.

——. "St. Denis Patron Saint of Syphilitics." *British Journal of Venereal Diseases* 37 (December 1961): 285-288.

——. "Some Aspects of the Early History of Syphilis in Scotland." *British Journal of Venereal Diseases* 38 (December 1962): 175-180.

Munger, Robert S. "Guaiacum, the Holy Wood from the New World." *Journal of the History of Medicine and Allied Sciences* 4 (Spring 1949): 196-229.

Parran, Thomas. *Shadow on the Land, Syphilis.* New York: Reynal and Hitchcock, 1937.

Pusey, William A. *The History and Epidemiology of Syphilis.* Springfield, Illinois: Charles C. Thomas, 1933.

Oviedo y Valdés, Gonzalo Fernández. *Historia General y Natural de las Indias.* 4 vols. Madrid: Imprenta de la Real Academia de la Historia, 1851-55.

Rabelais, François. *The Five Books of Gargantua and Pantagruel.* Translated by Jacques Le Clercq. New York: Modern Library, [n.d.].

Rhodes and C. E. yan Rooyen, *Textbook of Virology for Students and Practitioners of Medicine.* Baltimore: The Williams and Wilkens Co., 1962.

Shrewsbury, J. F. D. "Henry VIII, A Medical Study." *Journal of the History of Medicine and Allied Sciences* 7 (Spring 1952): 141-185.

Sigerist, Henry _E. *Civilization and Disease.* Chicago: University of Chicago Press, 1962.

——. *A History of Medicine.* Vol. 1: *Primitive and Archaic Medicine.* New York: Oxford University Press, 1951.

Smith, Preserved. *The Age of the Reformation.* New York: Henry Holt and Co., 1920.

Stewart, T. D., and Spoehr, Alexander. "Evidence of Paleopathology of Yaws." *Bulletin of the History of Medicine* 26 (November-December 1952): 538-553.

Thevet, André. *The New Found Worlde, or Antarctike.* Translated by Thomas Hacket. London: Henrie

Bynneman, 1568.

Voltaire [François Marie Arouet]. *Voltaire: Candide and Other Stories.* Translated by Joan Spencer. London, New York, Toronto: Oxford University Press, 1966.

von Hutten, Ulrich. *Of the Wood Called Guaiacum.* Translated by Thomas Paynel. London: Thomas Bertheletregii, 1540.

Weisman, Abner I. "Syphilis: Was It Endemic in Pre-Columbian America or Was It Brought Here from Europe?" *New York Academy Medical Bulletin* 42 (April 1966): 284-300.

Wong, K. Chimin, and Wu, Lien-teh. *History of Chinese Medicine.* Shanghai: National Quarantine Service, 1936.

Zimmermann, E. L. "An Early English Manuscript on Syphilis: A Fragmentary Translation from the Second Edition of Gaspar Torrella's *Tractatus cum Consiliis contra Pudendagram seu Mordum Gallicum.*" *Bulletin of the History of Medicine* 5 (May 1937): 461-482.

——,. "Extragenital Syphilis as Described in the Early Literature (1497-1624) with Special Reference to Focal Epidemics." *American Journal of Syphilis, Gonorrhoea and Veneral Disease* 22 (November 1938): 757-780.

第五章　食物與人口

Alcock, Rutherford. *The Capital of the Tycoon, A Narrative of Three Years Residence in Japan.* New York: Harper and Brothers, 1868.

Altamira, Rafael. *A History of Spain.* New York: Van Nostrand Co., 1949.

Annual Register, n.p.: 1803 and 1810.

Arkroyd, W. R. *Legumes in Human Nutrition.* Food and Agriculture Organization of the United Nations Study No. 19, 1964.

Barkan, Ömer Lufti. «Essai sur les Données Statistiques des Registres de Recensement dans l'Empire Ottoman aux XVe et XVIe Siècles.» *Journal of the Economic and Social History of the Orient* 1 (1958): 9-36.

Barlow, Roger. *A Brief Summe of Geographie.* London: The Hakluyt Society, 1932.

Bligh, William. *The Mutiny of H.M.S. Bounty.* New York: New American Library of World Literature, 1962.

Blount, Henry. *A Voyage into the Levant.* London: Printed by I. L. for Andréw Crooke, 1638.

Bois, Désiré. *Les Plantes Alimentaires Chez Tousles Peuples et à Travers les Ages.* Paris: Paul Lechevalier, 1927.

Bolinder, Gustaf. *Indians on Horseback.* London: Dennis Dobson, 1957.

Bourjaily, Vance. "The Corn of Coxcatlan." *Horizon* 7 (Spring 1966): 50-55.

Brand, Donald D. "Tapioca from a Brazilian Root." *Agriculture in the Americas* 3 (May 1943): 93-96.

Brooks, C. E. P. *Climate Through the Ages.* New York: McGraw-Hill Book Co., 1949.

Bullard, Reader, ed. *The Middle East, a Political and Economic Survey.* London: Oxford University Press, 1961.

Burchell, William J. *Travels in the Interior of Southern Africa.* London: Batchworth Press, 1953.

Burkill, I. H. *A Dictionary of the Economic Products of the Malay Peninsula.* 2 vols. London:

Published on behalf of the Governments of the Straits Settlements and Federated Malay States by the Crown Agents for the Colonies, 1935.

Carter, George F. "Plant Evidence for Early Contacts with America." *Southwestern Journal of Anthropology* 6 (Summer 1950): 161-182.

——. "Plants Across the Pacific." *Memoirs of the Society for American Archaeology,* no. 9. Supplement to *American Antiquity* 18, no. 3, part 2 (January 1953): 62-71.

——. "Maize to Africa." *Anthropological Journal of Canada* 1, no. 2 (1963): 3-8.

Chardin, Chevalier. *Voyages de Chevalier Chardin en Perse et Autres Lieux de l'Orient.* Paris: Le Normant, 1811.

Church, R. J. Harrison. *West Africa, A Study of the Environment and of Man's Use of It.* London: Longmans, Green and Co., 1960.

Cooley, J. S. "Origin of the Sweet Potato and Primitive Storage Practices." *The Scientific Monthly* 72 (May 1951): 325-331.

Dannenfeldt, Karl H. *Leonhard Rauwolf.* Cambridge: Harvard University Press, 1968.

Davis, Kingsley. *The Population of India and Pakistan.* Princeton: Princeton University Press, 1951.

Déscription de l›Egypte ou Recueil des Observations et des Recherches qui ont été faites en Egypte Pendant l'Expédition de l'Armée Française. 24 vols. Paris: C. L. F. Panckoncke, 1824.

Dyer, Henry. *Dai Nippon.* New York: Charles Scribner's Sons, 1904.

Eliot, Charles. *Turkey in Europe.* New York: Barnes and Noble, 1965.

Fairbank, John King. *The United States and China.* New York: Viking Press, 1962.

Fisher, W. B. *The Middle East.* London: Methuen and Co., 1950.

Food and Agricultural Organization of the United Nations. *Food Composition Tables for International Use* (FAO Nutritional Studies, no. 3). Rome: 1949.

——.*Maize and Maize Diets, a Nutritional Survey.* (FAO Nutritional Studies, no. 9). Rome: 1963.

——. *Production Yearbook, 1963.* Rome: 1964. XVII.

——. *Report on the 1950 World Census of Agriculture.* Vol. 1: *Census Results by Countries.* Rome, 1955.

Galdston, Iago, ed. *Human Nutrition, Historic and Scientific,* Monograph III. New York: International Universities Press, 1960.

Geertz, Clifford. *Agricultural Involution: The Process of Ecological Change in Indonesia.* Berkeley: University of California Press, 1963.

Glass, D. V., and Eversley, D. E. C., eds. *Population in History.* Chicago: Andine Publishing Co., 1965.

Goethe, J. W. *Italian Journey, 1786-1788.* Translated by W. H. Auden and Elizabeth Mayer. New York: Pantheon Press, 1962.

Goodrich, L. Carrington. *A Short History of China.* New York: Harper and Brothers, 1943.

Gourou, Pierre, et al. *The Development of Upland Areas in the Far East.* 2 vols. New York: International Secretariat, Institute of Pacific Relations, 1949, 1951.

Habib, Irfan. *The Agrarian System of Mughal India, 1556-1707.* New York: Asia Publishing House, 1963.

Halpern, Joel Martin. *A Serbian Village.* New York: Columbia University Press, 1958.

Hance, William A. *The Geography of Modern Africa.* New York: Columbia University Press: 1964.

Heyerdahl, Thor. "Merrill's Reappraisal of Ethnobotanical Evidence for Prehistoric Contact between South America and Polynesia." *Akten des 34. Internationalen Amerikanisten Kongresses.* Vienna: Verlag Ferdinand Berger, Horn, 1962.

Ho, Ping-ti. *Studies on the Population of China, 1368-1953.* Cambridge: Harvard University Press, 1959.

Issawi, Charles. *Egypt at Mid-Century, An Economic Survey.* London: Oxford University Press, 1954.

Jeffreys, M. D. W. "Pre-Columbian Maize into Africa." *Nature* 172 (21 November 1953): 965-966.

Jones, William O. *Manioc in Africa.* Stanford: Stanford University Press, 19 59.

Lamarck, Jean, ed. *Encyclopédie Méthodique, Botanique.* 8 vols. Paris: Chez Panckoncke and Chez H. Agasse, 1783-1808.

Langer, William L. "Europe's Initial Population Explosion." *American Historical Review* 69 (October 1963): 1-17.

Latourette, Kenneth S. *A Short History of the Far East.* New York: The Macmillan Co., 1964.

Laufer, Berthold. "The American Plant Migration." *Scientific Monthly* 28 (March 1929): 239-251.

——. *The American Plant Migration.* Part 1: *The Potato.* Anthropological Series, vol. 28. Chicago: Field Museum of Natural History, 1938.

Lebon, J. H. G. *An Introduction to Human Geography.* New York: Capricorn Books, 1966.

Locke, John. *Locke's Travels in France, 1675-1679.* Cambridge: Cambridge University Press, 1953.

Lyashchenko, Peter I. *History of the National Economy of Russia.* New York: The Macmillan Co.,

1949.

McNeill, William H. *The Rise of the West.* New York: Mentor, 1965.

MacNeish, Richard S. "Ancient Mesoamerican Civilization." *Science* 143 (7 February 1964): 531-537.

McVey, Ruth, ed. *Indonesia.* New Haven: Southeast Asia Studies, Yale University, 1963).

Mangelsdorf, Paul C.; MacNeish, Richard S.; and Galinat, Walton C. "Domestication of Corn." *Science* 143 (7 February, 1964): 538-545.

Marczali, Henry, *Hungary in the Eighteenth Century.* Cambridge: Cambridge University Press, 1910.

Miracle, Marvin P. "The Introduction and Spread of Maize in Africa." *Journal of African History* 6 (1965): 39-55.

——. "Murdock's Classification of Tropical African Food Economies." In *Reconstructing African Culture History,* edited by Creighton Gabel and Norman R. Bennett. Boston: Boston University Press, 1967.

Mitrany, David. *The Land and the Peasant in Rumania.* London: Oxford University Press, 1930.

Molena, S. M. *The Bantu, Past and Present.* Cape Town: C. Struik, 1963.

Morgan, W. B. Review of *Manioc in Africa,* by W. 0. Jones. *Journal of African History* 3 (1962): 159-160.

Murdock, George Peter. *Africa, Its Peoples and Their Culture History.* New York: McGraw-Hill Book Co., 1959.

——. "Staple Subsistence Crops of Africa." *Geographical Review* 50 (October 1960): 522-540.

Nadal, Jorge. *La Población Española (Siglos XVI a XX).* Barcelona: Ediciones Ariel, 1966.

Newbigin, Marion I. *Southern Europe, A Regional and Economic Geography of the Mediterranean Lands.* New York: E. P. Dutton and Co., [n.d.].

Newman, Bernard. *Balkan Background.* New York: The Macmillan Co., 1945.

Oliver, Roland, and Fage, J. D. *A Short History of Africa.* Baltimore: Penguin Books, 1962.

Payne, John. *Universal Geography Formed into a New and Entire System Describing Asia, Africa, Europe and America.* 2 vols. Dublin: Zachariah Jackson, 1794.

Pécsi, Márton, and Sárfalvi, Béla. *The Geography of Hungary.* London: Collet's, 1964.

Pelzer, Karl J. "The Agricultural Foundation." In *Indonesia,* edited by Ruth T. McVey. New Haven: Southeast Asia Studies, Yale University, 1963.

Petersen, William. *Population.* New York: The Macmillan Company, 1961.

Pittard, Eugène. *La Romanie.* Paris: Editions Bossard, 1917.

Population Division, Department of Social Affairs, United Nations. *The Determinants and Consequences of Population Trends.* New York: 1953.

Porteres, Roland. «L'Introduction du Maïs en Afrique.» *Journal d'Agriculture Tropicale et de Botanique Appliquée* 2 (May-June 1955): 221-231.

Pratt, Peter. *History of Japan Compiled from the Records of the English East India Co., at the Instance of the Court of Directors.* Kobe: J. L. Thompson and Co., 1931.

Ray, John, ed. *Collection of Curious Travels and Voyages Containing Dr. Leónhart Rauwolf's Journey into the Eastern Countries,* vol. 2. London: n.p., 1738.

Reclus, Elisee. *Universal Geography.* London: J. S. Virtue and Co. [n.d.]. Reinhard, Marcel R. *Histoire de la Population Mondiale de 1700 à 1948.* Paris: Editions Domat-Montchrestien, [n.d.].

Reinhard, Marcel R., and Armengaud, André. *Histoire Générale de la Population.* Paris: Editions Montchrestien, 1961.

Ridley, Henry N. *The Dispersal of Plants Throughout the World.* Ashford, Kent, U.K.: L. Reeve and Co., 1930.

Rivlin, Helen Anne B. *The Agricultural Policy of Muhammad Ali in Egypt.* Cambridge: Harvard University Press, 1961.

Robequain, Charles. *Malaya, Indonesia, Borneo and the Philippines.* London: Longmans, Green and Co., 1954.

Salaman, Redcliffe N. *The History and Social Influence of the Potato.* Cambridge: Cambridge University Press, 1949.

Sauer, Carl 0. *Agricultural Origins and Dispersals.* New York: The American Geographical Society, 1952.

——. "Maize into Europe." *Akten des 34. Internationalen Amerikanisten Kongresses.* Vienna: Verlag Ferdinand Berger, Hom, 1962.

Slicher Van Bath, B. H. *The Agrarian History of Western Europe,* A.D. *500-1850.* New York: St. Martin's Press, 1963.

Soreau, Edmond. *L'Agriculture du XVIIe Siècle à la Fin du XVIIIe.* Paris: E. de Boccard, 1952.

Spinden, Herbert, J. "Thank the American Indian." *Scientific American* 138 (April 1928): 330-332.

Stamp, L. Dudley. *Africa: A Study in Tropical Development.* New York: John Wiley and Sons, 1964.

Statistical Office of the United Nations, Department of Economic and Social Affairs. *Statistical Yearbook, 1964.* New York: 1965.

The Statesman's Yearbook, Statistical and Historical Annual of the States of the World for the Year 1964-1965. Edited by S. H. Steinberg. London: Macmillan and Co., 1964.

Stavrianos, L. S. *The Balkans Since 1453.* New York, Holt, Rinehart and Winston, 1958.

Täckholm, Vivi and Gunnar. *Flora of Egypt.* 2 vols. Cairo: Fouad I University Press, 1941.

Thomas, Dorothy Swaine. *Social and Economic Aspects of Swedish Population Movements,* 1750-1933. New York: The Macmillan Co., 1941.

Thompson, WarrenS. "Population." *Scientific American* 182 (February 1950): 11-15.

Tothill, J.D. *Agriculture in the Sudan.* London: Oxford University Press, 1948.

Vavilov, Nikolai Ivanovich. *The Origin, Variation, Immunity and Breeding of Cultivated Plants.* New York: Ronald Press Co., 1951.

Verrill, A. Hyatt. *Foods America Gave the World.* Boston: L. C. Page and Co., 1937.

Vialla de Sommières, L. C. *Voyage Historique et Politique au Montenegro.* Paris: Alexis Eymery, 1820.

von Humbolt, Alexander. *Voyage de Humbolt et Bonpland, Première Partie Physique Générale, et Relation Historique du Voyage.* Paris: Chez Fr. Schoen, Libraire and A. Tübingue, Chez J. G. Cotta, Libraire, 1807.

Ward, Artemas. *Encyclopedia of Food.* New York: Peter Smith, 1941.

Warriner, Doreen, ed. *Contrasts in Emerging Societies: Readings* in *the Social and Economic History of South-Eastern Europe in the Nineteenth Century.* Bloomington: Indiana University Press, 1965.

Watt, George. *A Dictionary of the Economic Products of India.* 7 vols. Calcutta: Superintendant of Government Printing, India, 1889-1899.

Weatherwax, Paul. *Indian Corn in Old America.* New York: The Macmillan Co., 1954.

Wickizer, V. D., and Bennett, M. K. *The Rice Economy of Monsoon Asia.* Stanford: Stanford University Food Research Institute, 1941.

Widjojo, Nitisastro. "Migration, Population Growth, and Economic Development in Indonesia: A Study of the Economic Consequences of Alternative Patterns of Inter-Island Migration." Ph.D. dissertation, University of California, Berkeley, 1961.

Willett, Frank. "The Introduction of Maize into West Africa: An Assessment of Recent Evidence." *Africa: Journal of the International African Institute* 32 (January 1962): 1-13.

Woodham-Smith, Cecil. *The Great Hunger: Ireland 1845-1849.* New York: The New American Library of World Literature, 1964.

Worcester, J. E. *A Geographical Dictionary or Universal Gazetteer.* 2 vols. Boston: Cummings and Hilliard, 1823.

Wrong, Dennis H. *Population and Society.* New York: Random House, 1965.

Young, Arthur. *Travels During the Years 1787, 1788 and 1789.* 2 vols. Dublin: n.p., 1793.

Youngman, Wilbur H. "America-Home of the Bean." *Agriculture in the Americas* 3 (December 1943): 228-232.

第六章　至今未停止的大交換後遺症

Curtin, Philip D. *The African Slave Trade, A Census.* Madison: University of Wisconsin Press, 1969.

Dominguez, Luis L., ed. *The Conquest of the River Plate, 1535-1555.* New York: Burt Franklin, n.d.

Elizondo Langagne, Alfonso. "Program for the Eradication of Pinta (Spotted Sickness) in Mexico," *Proceedings of the World Forum on Syphilis and Other Treponematoses.* Washington, D.C.: U.S. Dept. of Health, Education and Welfare, 1964, 171-177.

Elton, Charles S. *The Ecology of Invasions by Animals and Plants.* London: Methuen and Co., 1958. New York: John Wiley and Sons, 1958.

Galdston, Iago, ed. *Human Nutrition, Historic and Scientific, Monograph III.* New York: International Universities Press, 1960.

Gilbert, Judson B., and Mestler, Gordon E. *Disease and Destiny.* London: Dawsons of Pall Mall, 1962.

Las Casas, Bartolomé de. *Historia de las Indias. 5* vols. Madrid: Imprenta de Miguel Ginesta, 1876.

Laycock, George. *The Alien Animals.* New York: Natural History Press, 1966.

Lindroth, Carl H. *The Faunal Connections Between Europe and North America.* New York: John Wiley and Sons, 1957.

Maupassant, Guy de. *The Portable Maupassant.* Edited by Lewis Galantière. New York: Viking Press, 1947.

Morton, R. S. *Venereal Diseases.* Baltimore: Penguin Books, 1966.

Manson-Bahr, Philip H. *Manson's Tropical Diseases.* Baltimore: The Williams and Wilkins Co., 1966.

Oviedo y Valdés, Gonzalo Fernández. *Natural History of the West Indies.* Translated by Sterling A.

Stoudemire. Chapel Hill: University of North Carolina Press, 1959.

Prescott, William H. *History of the Conquest of Mexico and the History of the Conquest of Peru.* New York: Modern Library [n.d.].

Pyrard, François. *The Voyage of François Pyrard of Laval to the East Indies, the Maldives, the Moluccas and Brazil.* Translated by Albert Gray. New York: Burt Franklin [n.d.].

Reyburn, H. A.; Hinderks, H. E.; and Taylor, J. G. *Nietzsche, The Story of a Human Philosopher.* London: Macmillan and Co., 1948.

Rolleston, J. D. "Syphilis in Saint-Simon's *Memoires.*" *British Journal of Dermatology* 53 (June 1941): 183-186.

Simpson, George Gaylord. *The Geography of Evolution.* New York: Capricorn Books, 1965.

——. *The Meaning of Evolution, A Study of the History of Life and of Its Significance for Man.* New Haven: Yale University Press, 1967.

Steward, Julian H. Ed. *Handbook of South American Indians.* Washington, D.C.: United States Government Printing Office, 1946-1959, 7 vols.

Thomas, Brinley. "Migration, Economic Aspects." *International Encyclopedia of the Social Sciences,* vol. 10. New York: The Macmillan Co. and the Free Press, 1968.

United Nations. Department of Social Affairs. Population Division. *The Determinants and Consequences of Population Trends.* New York: 1953.

U.S. Bureau of the Census. Department of Commerce. *Pocket Data Book, 1969.* Washington, D.C.: Government Printing Office, 19 69.

Vellard, Jehan, "Causas Biologicas de la Desaparición de los Indios Americanos." *Boletín del instituto Riva-Agüero (Pontifica Universidad Catolica del Perú),* no. 2 (1956): 77-93.

Watt, George. *A Dictionary of the Economic Products of India.* 7 vols. Calcutta: Superintendent of Government Printing, 1889-1899.

Williams, Eric. *Capitalism and Slavery.* New York: Capricorn Books, 1966.

Woodruff, William. *Impact of Western Man, A Study of Europe's Role in the World's Economy, 1750-1960.* New York: St. Martin's Press, 1967.

三十周年新版參考書目

喬治城大學歷史系教授瓦爾維整理

第一章 新舊大陸，對比分明

Axtell, James. *Beyond 1492: Encounters in Colonial North America.* New York: Oxford University Press, 1992.

Black, Francis L. "Infectious Diseases in Primitive Societies." *Science* 187 (14 February 1975): 515-518.

Bonavía, Duccio. «Apuntes sobre los orígenes de la civilización andina.» *Revista del Museo de Arqueología e Historia* 6 (1966): 7-30.

Brokensha, David; Warren, D.M.; and Werner, Oswald. *Indigenous Knowledge Systems and Development.* Lanham, MD: University Press of America, 1980.

Butzer, Karl W. "No Eden in the New World (Evidence of environmental degradation during prehispanic agricultural practices in Mexico." *Nature* 362, no. 6415 (1993): 15-18.

Clutton-Brock, Juliet. *Domesticated Animals from Early Times.* Austin: University of Texas Press, 1981.

Crawford, Michael H. *The Origins of Native Americans: Evidence from Anthropological Genetics.* Cambridge: University of Cambridge Press, 1998.

Deagan, Kathleen A. *Columbus' Outpost among the Taínos: Spain and America at La Isabela, 1493-1498.* New Haven: Yale University Press, 2002.

Denevan, William M. "The Pristine Myth: The Landscape of the Americas in 1492." *Annals of the Association of American Geographers* 82 (1992): 369-385.

Earls, John. «Ecologia y agronomía en los Andes.» In *Altemativas etnicas al desarrollo,* edited by Javier Medina and David Tuschneider. La Paz: Hisbol, 1991.

Flannery, Kent V. "The Origins of Agriculture." *Annual Review of Anthropology* 2 (1973): 271-310.

Gade, Daniel W. "The Andes as a Dairyless Civilization: Llamas and Alpacas as Unmilked Animals." In *Nature and Culture in the Andes,* edited by Daniel W. Gade. Madison: University of Wisconsin Press, 1999.

Gade, Daniel W. *Nature and Culture in the Andes.* Madison: University of Wisconsin Press, 1999.

Garavaglia, Juan Carlos. "Human Beings and the Environment in America: on 'determinism' and 'possibilism.' « *International Social Science Journal/UNESCO* 134 (November 1992): 569-577.

Garza, Mercedes de la. *Sueño y alucinación en el mundo nahuatl y maya.* México, DF: Instituto de Investigaciones Filológicas, Centro de Estudios Mayas, UNAM, 1990.

Grigg, D.B. *The Agricultural Systems of the World: An Evolutionary Approach.* Cambridge: Cambridge University Press, 1974.

Harlan, Jack R. "The Plants and Animals that Nourish Man." *Scientific American* 253 (September 1976): 94-95.

Kidwell, Clara Sue. "Science and Ethnoscience: Native American World Views as a Factor in the

Development of Native Technologies." In *Environmental History: Critical Issues in Comparative Perspective,* edited by Kendall E. Bailes. Lanham: University Press of America, 1985, pp. 277-285.

Knapp, Gregory; Denevan, William M.; and Mathewson, K., eds. *Pre-Hispanic Agricultural Fields in the Andean Region.* Oxford: BAR International Series, 1987.

León-Portilla, Miguel, ed. *Broken Spears: The Aztec Account of the Conquest of Mexico.* Boston: Beacon Press, 1992.

LeVine, Terry Y., ed. *Inka Storage Systems.* Norman: University of Oklahoma Press, 1992.

Lockhart, James. *We People Here: Nahuatl Accounts of the Conquest of Mexico.* Berkeley: University of California Press, 1993.

López Austin, Alfredo. *The Human Body and Ideology: Concepts of the Ancient Nahuas.* 2 vols. Salt Lake City: University of Utah Press, 1988.

Martin, Calvin. *The Keepers of the Game: Indian-Animal Relationships and the Fur Trade.* Berkeley: University of California Press, 1978.

Mourant, A.E.; Kopéc, Ada C.; and Domaniewska-Sobczak, Kazimiera. *The Distribution of the Human Blood Groups and Other Polymorphisms.* Oxford: Oxford University Press, 1976.

Piperno, Dolores R., and Pearsall, Deborah M. *The Origins of Agriculture in the Lowland Neotropics.* San Diego: Academic Press, 1998.

Ramos Pérez, Demetrio. *El descubrimiento 'humano' de América: las suposiciones colombinas sabre los Caribes y su importancia como guía conductora.* Granada: Excelentísima Diputación Provincial, 1982.

Renfrew, Jane M. *Palaeoethnobotany, The Prehistoric Food Plants of the the Near East and Europe.* New York: Columbia University Press, 1973.

Sanders, William T., and Nichols, Deborah L. "Ecological Theory and Cultural Evolution in the Valley of Oaxaca." *Current Anthropology* 29, no. 1 (February 1998): 33-80.

Simoons, Frederick J. "The Geographical Hypothesis and Lactose Malabsorption, A Weighing of the Evidence." *American Journal of Digestive Diseases* 23 (November 1978): 964.

Spalding, Karen. *Huarochirí: An Andean Society Under Inca and Spanish Rule.* Stanford: Stanford University Press, 1984.

Todorov, Tzvetan. *La Conquête de l'Amérique: la question de l'autre.* Paris: Seuil, 1982.

Wright, Ronald. *Stolen Continents: The Americas Through Indian Eyes Since 1492.* New York: Houghton Mifflin, 1992.

第二章　大征服者與奪命疫疾

Alchon, Suzanne Austin. *Native Society and Disease in Colonial Ecuador.* Cambridge: University of Cambridge Press, 1991.

Alden, Dauril, and Miller, Joseph C. "Unwanted Cargoes: The Origin and Dissemination of Smallpox via the Slave Trade, c. 1560--1830." In *The African Exchange: Toward a Biological History of Black People,* edited by Kenneth F. Kiple. Durham: Duke University Press, 1998, pp. 35-109.

Ashburn, P.M. *The Ranks of Death: A Medical History of the Conquest of America.* New York: Porcupine Press, 1980.

Berte, J.P. «Les epidernies au Mexique au XVIe siecle.» *Asclepio* 35 (1083): 357-363.

Bono, Juan Angel del. *Peripecias y enfermedades en la conquista de América.* Buenos Aires: Editorial Plus Ultra, 1993.

Borah, Woodrow. "Introduction." In *The Secret Judgements of God: Native Peoples and Old World Disease in Colonial Spanish America,* edited by Noble David Cook and W. George Lovell. Norman: University of Oklahoma Press, 1992.

Brooks, Francis J. "Revising the Conquest of Mexico: Smallpox, Sources and Populations." *Journal of Interdisciplinary History* 24 (1993): 1-29.

Butzer, Karl W., ed. "The Americas Before and After 1492: Current Geographical Research." *Annals of the Association of American Geographers* 82, no. 3 (September 1992).

Cook, Noble David. *Born to Die, Disease and New World Conquest, 1492-1650.* Cambridge: Cambridge University Press, 1998.

Florescano, Enrique, and Malvido, Elsa, eds. *Ensayos sobre la historia de las epidemias en México.* 2 vols. México: Instituto Mexicano del Seguro Social, 1980.

Flórez Miguel, Marcelino. *Ambición y muerte en la conquista de América.* Valladolid: Ambito, 1992.

Gade, Daniel W. "Inca and Colonial Settlements, Coca Cultivation and Endemic Disease in the Tropical Forest." *Journal of Historical Geography* 5 (1979): 263-279.

Grohs, W altraud. "Los indios del Alto Amazonas del siglo XVI al siglo XVIII." *Bonner Amerikanistische Studien,* 2. Bonn, FRG: Univ. Bonn, Seminar für Völkerkunde, 1974.

Guerra, Francisco. "The Influence of Disease on Race, Logistics, and Colonization in the Antilles."

Journal of Tropical Medicine 49 (1966): 23-35.

Guerra, Francisco. «El efecto demográfico de las epidemias tras el descubrirniento de América.» *Revista de Indias* 46 (1986): 41-58.

Gutiérrez Estévez, Manuel, ed. *Sustentos, afflicciones y postrimerías de los indios de América.* Madrid: Casa de América, 2000.

Henige, David. "When Did Smallpox Reach the New World (and Why Does It Matter?)." In *Africans in Bondage: Studies in Slavery and the Slave Trade,* edited by Paul E. Lovejoy. Madison: University of Wisconsin Press, 1986, pp. 11-26.

Henige, David P. *Numbers from Nowhere: The American Indian Population Debate.* Norman: University of Oklahoma Press, 1998.

Jackson, Robert H. *Indian Population Decline: The Missions of Northwestern New Spain, 1687-1840.* Albuquerque: University of New Mexico Press, 1994.

Jennings, Francis. *The Invasion of America: Indians, Colonialism, and the Cant of Conquest.* Chapel Hill: University of North Carolina Press, 1975.

Joralemon, Donald. "New World Depopulation and the Case of Disease." *Journal of Anthropological Research* 38 (1982): 108-127.

Kiple, Kenneth F., ed. *The African Exchange: Toward a Biological History of Black People.* Durham: Duke University Press, 1987.

Kiple, Kenneth F., et al., eds. *The Cambridge World History of Human Disease.* Cambridge: Cambridge University Press, 1993.

Krech, Shepart. "Disease, Starvation and North Athapaskan Social Organization." *American Ethnologist* 5 (1978): 710-732.

Larsen, Clark Spencer. *Native American Demography in the Spanish Borderlands.* New York: Garland Publishers, 1991.

Lenihan, John, and Fletcher, William W., eds. *Health and the Environment.* New York: Academic Press, 1976.

López Austin, Alfredo. *Textos de medicina nahuatl.* México, DF: UNAM, 1975.

López Pinero, José Maria. "Las 'nuevas medicinas' americanas en 1a obra (1565-1574) de Nicolás Monardes." *Asclepio* 42 (1990): 3-68.

Lovell, W. George. "Disease and Depopulation in Early Colonial Guatemala." In *The Secret Judgements of God: Native Peoples and Old World Disease in Colonial Spanish America,* edited by Noble David Cook and George W. Lovell. Norman: University of Oklahoma Press, 1992, pp. 51-85.

Lovell, W. George. «Enfermedades del Viejo Mundo y mortandad amerindia: la viruela y el tabardillo en la sierra de los Cuchumatanes de Guatemala (1780-1810).» *Mesoamérica* 169 (1988): 239-285.

Lovell, W. George." 'Heavy Shadows and Dark Night': Disease and Depopulation in Colonial Spanish America." *Annals of the Association of American Geographers* 82 (1992): 426-443.

Lovell, W. George, and Lutz, Christopher H. "The Historical Demography of Colonial Central America." *Yearbook/CIAG* 17/18 (1990): 127-138.

Malvido, Elsa, and Viesca, Carlos. "La epidemia de cocoliztli de 1576." *Historias* (México) 11 (1985): 27-33.

McCaa, Robert. "Spanish and Nahuatl Views on Smallpox and Demographic Catastrophe in Mexico." *Journal of Interdisciplinary History* 25 (1995): 397-431.

McNeill, William H. *Plagues and Peoples.* Garden City, NY: Doubleday Anchor, 1976.

Mellardo Campos, Virginia, et al. «La medicina tradicional de los pueblos indígenas de México.» In *Biblioteca de la medicina mexicana.* Colaboración de Soledad Mata Pinzón et al. Dirección de Carlos Zolla. Coordinación de Virginia Mellado Campos. Revisión de María del Carmen Carrillo Parga. 3 vols. México: Instituto Nacional Indigenista, 1994.

Melvido, Elsa. "Factores de despoblación y reposición de Cholula (1641-1810)." *Historia Mexicana* 89 (1973): 52-110.

Merbs, Charles F. "Patterns of Health and Sickness in the Precontact Southwest." In *Precolumbian Consequences I: Archaeological and Historical Perspectives on the Spanish Borderlands West,* edited by David Hurst Thomas. Washington, DC: Smithsonian Institute Press, 1989, pp. 41-56.

Milner, G.R. "Epidemic Disease in the Postcontact Southeast: A Reappraisal." *Midcontinental Journal of Archaeology* 5 (1980): 39-56.

Molina del Villar, América. *La Nueva España y el matlazahuatl.* México, DF: CIESAS/Colegio de Michoacán, 2001.

Myers, Thomas P. «El efecto de las pestes sobre las poblaciones de la Amazonía alta.» *Amazonía Perú* 8, no. 15 (Agosto 1988): 61-82.

Narvaja, Benito R., and Pinotti, Luisa V. *Violencia, población e identidad en la colonización de América hispánica: las secuelas demográficas de la conquista.* Buenos Aires: Universidad de

Buenos Aires, Oficina de publicaciones del CBC, 1996.

Newman, Linda A. *Indian Survival in Colonial Nicaragua.* Norman: University of Oklahoma Press, 1987.

Newman, Linda A. *The Cost of Conquest: Indian Decline in Honduras Under Spanish Rule.* Boulder: Westview Press, 1986.

Newman, Linda A. *Life and Death in Early Colonial Ecuador.* Norman: University of Oklahoma Press, 1995.

Newman, M.T. "Aboriginal New World Epidemiology and Medical Care, and the Impact of Old World Disease Imports." *American Journal of Physical Anthropology* 45 (1976): 667-672.

Orellana, Sandra L. *Indian Medicine in Highland Guatemala.* Albuquerque: University of New Mexico Press, 1987.

Platt, Anne, and Patterson, Jane A., ed. *Infecting Ourselves: How Environmental and Social Disruptions Trigger Disease.* Washington, DC: Worldwatch Institute, 1996.

Platt, Stephen D., et al., eds. *Locating Health: Sociological and Historical Explorations.* Aldershot, Hants.; Brookfield, VT: Avebury, 1993.

Powell, Mary Lucas. "Health and Disease in the Late Prehistoric Southeast." In *Disease and Demography in the Americas,* edited by John W. Verano and Douglas H. Ubelaker.

Washington, DC: Smithsonian Institution Press, 1992, pp. 41-53.

Prem, Hanns J. "Disease Outbreaks in Central Mexico during the Sixteenth Century." In *The Secret Judgements of God: Native Peoples and Old World Disease in Colonial Spanish America,* edited by

Noble David Cook and W. George Lovell. Norman: University of Oklahoma Press, 1992, pp. 22-50.

Ramenofsky, Ann F. *Vectors of Death: The Archaeology of European Contact.* Albuquerque: University of New Mexico Press, 1987.

Raudzens, George, ed. *Technology, Disease, and Colonial Conquests, Sixteenth to Eighteenth Centuries: Essays Reappraising the Guns and Germs Theories.* Boston: Brill, 2001.

Reff, Daniel T. *Disease, Depopulation and Culture Change in Northwestern New Spain, 1518-1764.* Salt Lake City: University of Utah Press, 1991.

Rosenblat, Angel. "The Population of Hispaniola at the Time of Columbus." In *The Native Population of the Americas in 1492,* second edition, edited by William M. Denevan. Madison: University of Wisconsin Press, 1992, pp. 43-66.

Rouse, Irving. *The Taínos: Rise and Decline of the People Who Greeted Columbus.* New Haven: Yale University Press, 1992.

Royal, Robert. *1492 and All That: Political Manipulations of History.* Washington, DC: Ethics and Public Policy Center, 1992.

Sánchez-Albornoz, Nicolás. *La población de América latina: desde los tiempos precolombinos al año 2025.* Madrid: Alianza Editorial, 1985.

Sánchez-Albornoz, Nicolás. *The Population of Latin America: A History.* Translated by W.A.R. Richardson. Berkeley: University of California Press, 1974.

Settipane, Guy A. *Columbus and the New World: Medical Implications.* Providence: OceanSide Publications, 1995.

Smith, Marvin T. *Archaeology of Aboriginal Culture Change in the Interior Southeast: Depopulation during the Early Historic Period.* Gainesville: University of Florida Press, 1987.

Stannard, David E. *American Holocaust: Columbus and the Conquest of the New World.* New York: Oxford University Press, 1992.

Stodder, Ann L. W., and Martin, Debra L. "Health and Disease in the Southwest Before and After Spanish Contact." In *Disease and Demography in the Americas,* edited by John W. Verano and Douglas H. Ubelaker. Washington, DC: Smithsonian Institution Press, 1992.

Storey, Rebecca. *Life and Death in the Ancient City of Teotihuacán: A Modern, Paleodemographic Synthesis.* Tuscaloosa: University of Alabama Press, 1992.

Sweet D.G., *'A Rich Realm of Nature' Destroyed: The Middle Amazon Valley, 1640-1750.* Madison: University of Wisconsin Press, 1974.

Thornton, Russell. *American Indian Holocaust and Survival: A History Since 1492.* Norman: University of Oklahoma Press, 1987.

Verano, John W. "Prehistoric Disease and Demography in the Andes." In *Disease and Demography in the Americas,* edited by John W. Verano and Douglas H. Ubelaker. Washington, DC: Smithsonian Institution Press, 1992, pp. 15-24.

Verano, John W., and Ubelaker, Douglas H., eds. *Disease and Demography in the Americas.* Washington, DC: Smithsonian Institution Press, 1992.

Verlinden, Charles. «La population de 1'Amérique précolumbienne: Une question de méthode.» In *Méthodologie de l'histoire et des sciences humanes: mélanges en honneur de Fernand Braudel.*

Paris: N.p., 1972, pp. 453-462.

Way, A.B. "Diseases of Latin America." In *Biocultural Aspects of Disease,* edited by H. Rothschild. New York: Academic Press, 1981, pp. 253-291.

Weisman, Abner I. *Medicine Before Columbus: As Told in PreColumbian Medical Art.* New York: Pre-Cartesian Publications, 1979.

Whitmore, Thomas M. *Disease and Death in Early Colonial Mexico: Simulating Amerindian Depopulation.* Boulder: Westview Press, 1992.

Williams, Barbara J. "Contact Period Rural Overpopulation in the Basin of Mexico Carrying Capacity Models Tested with Documentary Data." *American Antiquity* 54, no. 4 (October 1998): 715-732.

Wood, Peter H. "The Impact of Smallpox on the Native Population of the Eighteenth Century South." *New York State Journal of Medicine* 87 (1987): 30.

Zambardino, Rudolph A. "Critique of David Heninge's 'On the Contact Population of Hispaniola: History of Higher Mathematics.'" *Hispanic American Historical Review* 58 (1978): 700-708.

Zambardino, Rudolph A. "Mexico's Population in the Sixteenth Century: Demographic Anomaly or Mathematical Illusion?" *Journal of Interdisciplinary History* 11 (1980): 1-27.

第三章　舊世界植物、動物移居新世界

Angulo, Rafael. *Historia de La alimentación del nuevo mundo.* Mérida, Venezuela: Editorial Futuro, 1991.

Antunez de Mayolo, Santiago. «La nutrición en el antiguo Perú.» A paper delivered at the III Congreso

Peruano, *El hombre y la cultura andina,* Lima, 1977.

Archetti, Eduardo P. *Guinea-pigs, Food, Symbol and Conflict of Knowledge* in *Ecuador.* Translated by Valentina Napolitano and Peter Worsley. New York: Berg, 1997.

Bergman, Roland. "Subsistence Agriculture in Latin America." In *Food, Politics and Society in Latin America,* edited by John C. Super and Thomas C. Wright. Lincoln and London: University of Nebraska Press, 1985.

Clausen, Curtis P., Bartlett, Blair Ralph, et al. *Introduced Parasites and Predators of Arthropod Pests and Weeds: A World Review.* Washington, DC: Agricultural Research Service, U.S. Dept. of Agriculture, 1978.

Cronk, Quentin C.B., and Fuller, Janice L. *Plant Invaders: The Threat to Natural Ecosystems.* London: Chapman and Hall, 1995.

Cronon, William. *Changes in the Land: Indians, Colonists and the Ecology of New England.* New York: Hill and Wang, 1983.

Elton, Charles S. *The Ecology of Invasions by Animals and Plants.* Chicago: University of Chicago Press, 2000.

Groves, R.H., and Burdon, J.J., eds. *Ecology of Biological Invasions.* Cambridge: Cambridge University Press, 1986.

Horkheimer, Hans. «Alimentación y obtención de alimentos en los Andes prehispánicos.» Translated by Ernesto More. In *Alternativas étnicas al desarrollo,* edited by David Tuchshneider and Javier Medina. La Paz: Hisbol, 1990.

Johannessen, Sissel, and Hastorf, Christine A., eds. *Corn and Culture in the Prehistoric New World.* Boulder: Westview Press, 1994.

Koopowitz, Harold, and Kaye, Hilary. *Plant Extinction: A Global Crisis.* Washington, DC: Stone Wall Press; Harrisburg, PA: Distributed by Stackpole Books, 1983.

Levin, Donald A. *The Origin, Expansion, and Demise of Plant Species.* New York: Oxford University Press, 2000.

Long, John L. *Introduced Birds of the World: The Worldwide History, Distribution and Influence of Birds Introduced to New Environments.* New York: Universe Books, 1981.

Melville, Elinor G.K. *A Plague of Sheep: Environmental Consequences of the Conquest of Mexico.* Cambridge: Cambridge University Press, 1994.

Milne, Lorus Johnson, and Milne, Margery. *Ecology Out of Joint: New Environments and Why They Happen.* New York: Scribner, 1977.

Parodi, Lorenzo R., and Mazocca, Angel. *Agricultura prehispánica y colonial: Edición conmemorativa del V centenario del descubrimiento de América.* Buenos Aires: Academia Nacional de Agronomía y Veterinaria, 1992.

Peloso, Vincent C. "Succulence and Sustenance: Region, Class, and Diet in Nineteenth-Century Peru." In *Food, Politics and Society in Latin America,* edited by John C. Super and Thomas C. Wright. Lincoln and London: University of Nebraska Press, 1985.

Plasencia, Pedro. *Episodios gastronómicos de la conquista de Indias.* Madrid: Mileto Ediciones, 2001.

Roosevelt, Anna Curtenius. *Parmana: Prehistoric Maize and Manioc Subsistence along the Orinoco and the Amazon.* New York: Academic Press, 1980.

Slatta, Richard W. *Comparing Cowboys and Frontiers.* Norman: University of Oklahoma Press, 1997.

Super, John C. *Food, Conquest and Colonization in SixteenthCentury Spanish America.* Albuquerque: University of New Mexico Press, 1988.

Super, John C. "The Formation of Nutritional Regimes in Colonial Latin America." In *Food, Politics, and Society in Latin America,* edited by John C. Super and Thomas C. Wright. Lincoln and London: University of Nebraska Press, 1985.

Todd, Kim. *Tinkering with Eden: A Natural History of Exotics in America.* New York: W.W. Norton, 2001.

Tortolero, Alejandro, coord. *Tierra, agua y bosques: historia y medio ambiente en el México central.* México, DF: Centre Français d'Études Mexicaines et Centroaméricaines, 1996.

Tortolero, Alejandro. *El agua y su historia: México y sus desafíos hacia el siglo XXI.* México, DF: Siglo XXI Eds., 2000.

Weismantel, Mary J. *Food, Gender, and Poverty in the Ecuadorian Andes.* Philadelphia: University of Pennsylvania Press, 1988.

Williams, David F., ed. *Exotic Ants: Biology, Impact and Control of Introduced Species.* Boulder: Westview Press, 1994.

Wilson, Charles L., and Graham, Charles L. *Exotic Plant Pests and North American Agriculture.* New York: Academic Press, 1983.

Wright, Thomas C., and Super, John C., eds. *Food, Politics, and Society in Latin America.* Lincoln and

London: University of Nebraska Press, 1985.

第四章　梅毒現身：一頁病史

Allison, Marvis J., et al. «La sífilis ¿Una enfermedad americana?» *Chungará/Arica* 9 (Agosto 1982): 275-283.

Arrizabalaga, Jon. *The Great Pox: The French Disease in Renaissance Europe.* New Haven: Yale University Press, 1997.

Baker, Brenda J., and Amelagos, George J. "The Origin and Antiquity of Syphilis: Paleopathological Diagnosis and Interpretation." *Current Anthropology* 29 (1988): 703-737.

Costa, Enzo Fernando. *Historia de la sífilis y de los hombres que lucharon contra ella.* Buenos Aires: Editorial Universitaria de Buenos Aires, 1977.

Crissey, John T. *The Dermatology and Syphilology of the Nineteenth Century.* New York: Praeger, 1981.

French, Roger, et al. *Medicine from the Black Death to the French Disease.* Aldershot, Hants.; Brookfield, VT: Ashgate Pub., 1998.

Guerra, Francisco. "The Dispute over Syphilis: Europe versus America." *Clio Medica* (Netherlands) 13 (1978): 39-62.

Guerra, Francisco. ''The Problem of Syphilis." In *First Images of America: The Impact of the New World on the Old,* edited by Fredi Chiappelli. 2 vols. Berkeley: University of California Press, 1972, pp. 845-851.

Luna Calderon, Fernando. *Primeras evidencias de sífilis en las Anti/las Precolombinas.* Santo Domingo, DR: Universidad Autonoma de Santo Domingo, 1977.

Quentel, Claude. *History of Syphilis.* Translated by Judith Braddock and Brian Pike. Baltimore: Johns Hopkins University Press, 1990.

Quentel, Claude. *Le mal de Naples: Histoire de la syphilis.* Paris: Seghers, 1986.

Tosti, Antonio. *Storie all'ombra del malfrancese.* Palermo: Sellerio editore, 1992.

第五章　食物與人口

Coats, Alice M. *The Plant Hunters: Being a History of the Horticultural Pioneers, Their Quests and Their Discoveries from the Renaissance to the Twentieth Century.* New York: McGraw-Hill, 1970.

Coe, Sophie D. *America's First Cuisines.* Austin: University of Texas Press, 1994.

Masson Meiss, Luis, et al. *De papa a patata: la difusión española del tubércula andino.* Editor científico e iconogáfico Javier López Linage. Barcelona: Lunwerg Editores, 1991.

National Research Council. *Lost Crops of the Incas: Little-Known Plants of the Andes with Promise for Worldwide Cultivation.* Washington, DC: National Academy Press, 1989.

Remesal, Agustín. *Un banquete para los dioses: comidas, ritos y hambres en el Nuevo Mundo.* Madrid: Alianza Editorial, 1993.

第六章　至今未停止的大交換後遺症

Abernethy, David B. *The Dynamics of Global Dominance: European Overseas Empires, 1415-1980.*

New Haven: Yale University Press, 2000.

Crosby, Alfred W. *Ecological Imperialism: The Biological Expansion of Europe, 900--1900.* Cambridge: Cambridge University Press, 1986.

Curtin, Phillip D. *Death by Migration: Europe's Encounter With the Tropical World in the Nineteenth Century.* Cambridge: Cambridge University Press, 1989.

Curtin, Phillip D. *Migration and Mortality in Africa and the Atlantic World, 1700--1900.* Aldershot, Hants.; Burlington, VT: AshgateNariorum, 2001.

Dean, Warren. *Brazil and the Struggle for Rubber: A Study in Environmental History.* Cambridge: Cambridge University Press, 1987.

Dean, Warren. "Ecological and Economic Relationships in Frontier History: São Paulo." In *Essays on Frontiers and World History,* by Philip Wayne Powell, et al.; edited by George Wolfskill and Stanley Palmer. College Station: Texas A & M University Press, 1983.

Dean, Warren. "Indigenous Populations of the São Paulo-Rio de Janeiro Coast: Trade, Aldeamento, Slavery, and Extinction." *Revista Histórica* (São Paulo) 117 (1984): 3-26.

Dean, Warren. *With Broadax and Firebrand: The Destruction of the Brazilian Atlantic Forest.* Berkerley: University of California Press, 1995.

Dobyns, Henry F. *Their Numbers Became Thinned: Native American Population Dynamics in Eastern North America.* Knoxville: University of Tennessee Press, 1983.

Karlen, Arno. *Man and Microbes: Disease and Plagues in History and Modem Times.* New York: G.P. Putnam's Sons, 1995.

Kiple, Kenneth F., and Beck, Stephen V. *Biological Consequences of the European Expansion, 1450-1800.* Aldershot, Rants.; Brookfield VT: AshgateNariorum, 1997.

Pohl, Hans, ed. *The European Discovery of the World and Its Economic Effects on Pre-Industrial Society, 1500-1800.* Stuttgart: Franz Steiner, 1990.

Rosset, Peter, and Benjarnins, Medea, eds. *The Greening of the Revolution: Cuba's Experiment with Organic Agriculture.* Melbourne, Vic., Australia: Ocean Press, 1994.

Trexler, Richard C. *Sex and Conquest: Gendered Violence, Political Order and the European Conquest of the Americas.* Ithaca: Cornell University Press, 1995.

Tucker, Richard P. *Insatiable Appetite: The United States and the Ecological Degradation of the Tropical World.* Berkeley: University of California Press, 2000.

Tyrrell, Ian R. *True Gardens of the Gods: Californian-Australian Environmental Reform, 1960-1930.* Berkeley: University of California Press, 1999.

Zarrilli, Adrián Gustavo. "Capitalism, Ecology and Agrarian Expansion in the Pampean Region, 1890-1950." *Environmental History* 6, no. 4 (October 2001).

中外文對照及索引

人名

四～五畫

六～十畫

十一～十五畫

十六畫以上

地名

三～五畫

六～十畫

十一～十五畫

十六畫以上

部族

五～十畫

十一畫以上

疾病

文獻

其他